Sylvia Harke

Hochsensibel

ist mehr als zartbesaitet

Die 100 häufigsten
Fragen und Antworten

vianova
Verlag Via Nova

Hinweis:

Dieses Buch wurde sehr sorgfältig recherchiert, es ist jedoch kein wissenschaftliches Lehrbuch. Die Informationen aus Forschung und Praxis wurden nach bestem Wissen und Gewissen weitergegeben. Die Inhalte des Buches sollen den Leserinnen und Lesern eine Hilfe zur Selbsthilfe geben. Das Buch vermittelt eine Vielzahl von psychologischen Hintergrundinformationen (auch zu psychischen Erkrankungen). Es stellt jedoch lediglich eine Orientierungshilfe dar und kann nicht den Besuch eines Arztes, Psychiaters, Psychologen oder psychologischen Psychotherapeuten vor Ort ersetzen. Wenn Sie den Eindruck haben, professionelle therapeutische Hilfe zu brauchen, sollten Sie sich deshalb an Ihren Hausarzt wenden.

Die in *Hochsensibel ist mehr als zartbesaitet* vorgestellten Empfehlungen sind für all jene geeignet, die selbstverantwortlich ihren eigenen Erfahrungshorizont erweitern wollen. Sowohl die Autorin als auch der Verlag Via Nova übernehmen keine Haftung für Schäden jeglicher Art, die direkt oder indirekt aus der Umsetzung der im Buch vorgestellten Übungen oder Informationen entstehen. Lesende mögen selbst prüfen, welche praktischen Anwendungen zu ihrer aktuellen Lebenssituation passen. Eine Haftung für die im Buch aufgeführten Internetseiten wird von Seiten der Autorin und des Verlages ebenfalls ausgeschlossen.

---

2. Taschenbuchauflage 2024
7. Auflage gesamt
Verlag Via Nova, Alte Landstr. 12, 36100 Petersberg
Telefon: (06 61) 6 29 73
Fax: (06 61) 96 79 560
E-Mail: info@verlag-vianova.de
Internet: www.verlag-vianova.de
Umschlaggestaltung: Guter Punkt, München
Satz: Sebastian Carl, Amerang
Druck und Verarbeitung: C. H. Beck, 86720 Nördlingen

ISBN 978-3-86616-532-8

Inhaltsverzeichnis

VORWORT

Über die Autorin

Ich bin selbst hochsensibel und wurde 1978 geboren. Gemeinsam mit meinem Mann Arno arbeite ich freiberuflich als Autorin, Coach und Seminarleiterin für Hochsensible. Diese Aufgabe habe ich als meine Berufung erkannt. Dieser doppelte Zugang – persönlicher und fachlicher Natur – hilft mir sehr, die Fragen von Hochsensiblen genau zu verstehen und treffsicher zu beantworten. Schon als Kind und Jugendliche fühlte ich mich anders. Bereits als Schülerin interessierte ich mich für Umwelt- und Naturschutz, weil ich mich tief verbunden mit allem Leben fühlte. Seit meinem dreizehnten Lebensjahr ernähre ich mich vegetarisch, aus Liebe zu den Tieren. Die Begeisterung für das Schreiben entdeckte ich ebenfalls in meiner Jugend, als ich begann, Gedichte zu schreiben, die eine innere Zwiesprache mit meinem weisen Selbst darstellten. Mein künstlerisches Vorbild ist Julia Cameron, Autorin des Bestsellers *Der Weg des Künstlers*, deren Meisterwerk der Selbsthilfeliteratur mich aus meinen kreativen Blockaden befreit hat. Als multibegabte, ganzheitlich wahrnehmende Kreative genieße ich es zunehmend, mich über Malerei, Gesang und Tanz auszudrücken. Während ich schreibe, befinde ich mich in einem Zustand von Flow, der es mir ermöglicht, fließend, leicht und spielerisch die Worte in mir entstehen zu lassen. Künstlerische Ausdrucksformen sind für mein Wohlbefinden sehr wichtig. Auch die Zeichnungen im Buch stammen aus meiner Feder. Ich wünsche mir, dass sie Ihnen so viel Freude bereiten wie mir selbst. Nicht nur Farben und Formen können Harmonie erzeugen, sondern auch Sprache. Beruflich habe ich mich früher verzettelt und konnte lange Zeit keine Spezialisierung in meiner Arbeit finden. Ich studierte von 1996 bis 2001 Psychologie und hatte seither ein Gefühl, dass mir etwas fehlt, um beruflich voll durchzustarten. Erst die Erkenntnis meiner eigenen, hochsensiblen Veranlagung im Jahr 2008 hat mir geholfen, mein Leben rückblickend besser zu verstehen und meine Zukunft selbstsicherer zu gestalten. Mittlerweile weiß ich genau, welche Ziele für mein Leben wichtig und passend sind.

Besuchen Sie mich auf meiner Internetseite **www.hsp-academy.de** und melden Sie sich zum Newsletter an, wenn Sie über unsere Seminartermine, Vorträge, Coachings und Produkte informiert werden möchten. Haben Sie Interesse an Selbstlernkursen zu den Themen *Selbstwert, Abgrenzung* und *Berufung*? Sie finden meine umfangreichen Videoschulungen auf **www.hsp-web-academy.de**.

Hochsensibel zu sein ist mehr als „zartbesaitet" zu sein

Noch immer wird Hochsensibilität in der Öffentlichkeit eher als störend wahrgenommen. Doch Hochsensible sind keine Mimosen, die nicht alltagsfähig oder belastbar sind. Ganz im Gegenteil! Sie haben eine besondere Gabe, die sie nur zu finden brauchen. Leider wird dieses Potential in vielen Biografien verschüttet: durch Gleichschaltung, Unterdrückung und mangelnde Förderung. Sobald Hochsensible einen Zugang zu ihren natürlichen Begabungen gefunden haben, werden sie ihr Innerstes entfalten und die Herzen der Menschen in ihrem Umfeld berühren. *Hoch*sensible sind *hoch*leistungsfähig und haben das Potential, in ihrer ganz speziellen Nische überragende Leistungen zu erbringen. Vielfach tun sie das auch über viele Jahre und sind sich ihrer Besonderheit nur zum Teil bewusst. Ich bin mir sicher, dass sich hinter einer Reihe berühmter Künstler, Sänger, Wissenschaftler, Erfinder, Designer, Weisheitslehrer und Therapeuten hochsensible Persönlichkeiten verbergen, die es geschafft haben, ihre Gabe sinnvoll einzusetzen. Vielleicht ist der Begriff „Hochsensibilität", der sich in der deutschen Sprache etabliert hat, ein Fehlgriff, der es nicht schafft, die Essenz zum Ausdruck zu bringen, um die es wirklich geht. Die amerikanische Psychotherapeutin Elaine Aron, die das Thema weltweit bekannt gemacht hat, veröffentlichte einen wissenschaftlichen Artikel mit dem Titel „Sensory-processing sensitivity and its relation to introversion and emotionality". Den ersten Teil des Titels könnte man als *Sensorische Verarbeitungssensitivität* übersetzen. *Sensitiv* heißt so viel wie empfindsam, feinfühlig oder empfänglich. Feinfühlig zu sein bedeutet, über ein weites Spektrum an *Wahrnehmungsfähigkeit* zu verfügen. Gern gebe ich Ihnen noch andere Begriffe. Hochsensible sind *empathisch, feinsinnig, mitfühlend, phantasievoll, kreativ, intuitiv, sozialkompetent* und *hilfsbereit*. Je nachdem, welcher Wahrnehmungskanal besonders ausgeprägt ist, sind sie Spezialisten für Sprache, Gesang, Musik, Malerei und Zahlen. Hochsensible sind Menschenkenner, Träumer, Visionäre, Erfinder und Mystiker. Ich wünsche mir, mit diesem Buch einen Beitrag zu leisten, dass Hochsensible ihr innerstes Potential erkennen und einsetzen, um diese Welt zu einem besseren Ort zu machen. Dieses Streben haben alle Hochsensiblen gemeinsam.

Wie dieses Buch entstand

Als mein erstes Buch *Hochsensibel – Was tun?* im Frühling 2014 beim Verlag Via Nova erschien, atmete ich erleichtert auf und dachte mir: *„Endlich hab ich es geschafft. Mehr gibt es zu dem Thema nicht zu sagen!“* Ich hatte mit Unterstützung meines Mannes ein umfangreiches Praxisbuch geschaffen und war damit sehr zufrieden. Offensichtlich hatte ich unterschätzt, wie viele ungeklärte Fragen meine Leser und Seminarteilnehmer zum Thema Hochsensibilität beschäftigen. Nach meiner ersten Buchveröffentlichung wurde ich auf Vorträgen und Seminaren mit neuen, interessanten und teilweise provokanten Fragen rund um das Thema Hochsensibilität konfrontiert. Sie zeigten mir, dass noch längst nicht alles dazu gesagt worden ist und dass sich bestimmte Mythen noch immer hartnäckig im Bewusstsein der Menschen halten. Nach und nach notierte ich mir die Fragen und erkannte, dass sich ein weiteres Buch daraus gestalten lassen würde. Genau dieses halten Sie nun in Ihren Händen. Sie dürfen sich auf eine praxisbezogene, lebensnahe und leicht zu lesende Lektüre freuen.

Wie Sie dieses Buch für sich nutzen können

Es möchte Sie, lieber Leser, liebe Leserin, umfassend und auf den Punkt über das Phänomen der Hochsensibilität informieren. Beim Lesen dieses Buches brauchen Sie keine bestimmte Reihenfolge einzuhalten. Deshalb ist es besonders für Menschen mit wenig Zeit geeignet, um tiefer in die Welt der Hochsensibilität einzutauchen. Es ist egal, ob dies Ihr erstes Buch über Hochsensibilität ist oder ob Sie schon andere dazu gelesen haben. Wenn Sie mein Vorgängerbuch bereits kennen, werden Sie überrascht sein, wie viele neue Aspekte ich in dieser Veröffentlichung beschreibe. Deshalb finden Sie hier wertvolle Ergänzungen, die Ihnen ganz sicher neue Perspektiven eröffnen werden. Der Praxisbezug ist hoch und wird Ihnen helfen, konkrete Herausforderungen im Privat- und Berufsleben besser zu meistern. Die Gliederung wurde in Form von Fragen gestaltet, die sich auf Kernthemen konzentrieren, wie *allgemeine Aussagen zur Hochsensibilität, Beruf und Partnerschaft, hochsensible Kinder, Gesundheit und Stressverarbeitung, Hochsensible in der Psychotherapie und ihre Bedeutung für die Gesellschaft* sowie *hochsensible Mystiker.* So können Sie gezielt die Themen nachlesen, die Sie gerade brennend interessieren. Auf wenigen Seiten erhalten Sie ganz konkrete Antworten auf Ihre Fragen. Die Texte sind auch dazu geeignet, Sie in Gesprächen mit anderen Menschen zu unterstützen, die Ihnen provokante Fragen stellen. Sie finden hier griffige Argumente, Expertenwissen und eine Fülle von praktischen Beispielen, die Ihnen helfen, Hochsensibilität anderen verständlich zu machen. Am Ende der meisten Texte finden Sie kurze *Impulsfragen,* die Sie dazu anregen möchten, über die Relevanz des Themas in Ihrem Leben nachzudenken und sich Notizen zu machen.

Wie Sie am besten mit den Affirmationen in diesem Buch umgehen

Zum Abschluss jedes größeren Kapitels erhalten Sie hilfreiche Affirmationen, um neue, positive Gedanken zum jeweiligen Thema zu verankern. Die Auswahl der unterstützenden Formulierungen wurde ganz speziell für Hochsensible getroffen. Möchten Sie effektiv mit diesem kraftvollen Werkzeug umgehen, beachten Sie bitte folgende Hinweise: Nach meiner Erfahrung funktioniert es nicht einfach so, ständig eine Affirmation zu wiederholen. Vielmehr kann dieses Vorgehen zu stärkeren Irritationen führen, da die alten, verletzten Gefühle noch immer präsent sind. Auf dieser Ebene bekämpfen Sie einen negativen mit einem positiven Gedanken. Doch es bleibt ein innerer Konflikt bestehen. Bevor Sie überhaupt bereit sein werden, diese neuen, positiven Gedanken anzunehmen, entscheiden Sie sich, Ihre eigene Liebenswürdigkeit anzuerkennen. Je mehr Sie sich selbst liebevoll behandeln, umso einfacher wird es Ihnen fallen, unterstützende Gedanken zu kultivieren. Um wirklich Platz für Neues zu machen, können Sie damit beginnen, unterdrückte Gefühle aus Ihrem Gedächtnis zu erlösen. Wenn Sie beispielsweise eine der Affirmationen aus dem Buch verwenden, kann es geschehen, dass Sie sich zunächst traurig oder frustriert fühlen. Sie können die Affirmationen wiederholt laut lesen, singen oder schreiben. Meist kommen dabei alte Erinnerungen an die Oberfläche. Emotionen sind mächtige Energien. Sobald Sie beginnen, Ihre tiefen Gefühle wirklich zuzulassen, öffnen sich regelrechte Schleusen. Eine Fülle von unterdrückter Energie kommt nach oben, was zu Tränen sowie zu intensiven Körperwahrnehmungen führen kann. Bei so manchem löst sich das Knotengefühl im Hals oder fällt der sprichwörtliche Stein vom Herzen. Dabei ist es wichtig, Gefühle von Trauer oder Wut wertfrei zu beobachten, ohne sie zu verdrängen oder zu verstärken, dadurch wird die Energie im System wieder freier. Je weniger wir in die Gefühlsverarbeitung eingreifen, umso einfacher lösen sie sich wieder auf. Meist wird im Zuge dieser Bewusstwerdung die Quelle alter Glaubenssätze erkannt – oft sind es Eltern und Lehrer aus der Kindheit, die uns mit ihren Aussagen, ihren Botschaften oder ihrem Verhalten geprägt haben. Ein weiterer Schritt zur Auflösung alter Glaubensmuster ist die Arbeit mit Affirmationen in einer Gruppe. Oftmals brauchen wir im Rahmen unserer Selbstheilung Menschen als Spiegel, die uns liebevoll annehmen und uns unsere positiven Seiten zurückspiegeln.

Danksagung

Ich möchte mich ganz herzlich bei unseren hochsensiblen Seminarteilnehmern und Coachingklienten bedanken, die uns vertrauensvoll Einblick in ihre Lebenswelt gegeben haben. In vielen ihrer Geschichten erkenne ich mich selbst wieder, und das bringt mich häufig zum Schmunzeln. Die intensiven Gespräche in den Gruppen oder unter vier Augen haben mich reich beschenkt und so manche meiner ganz persönlichen Theorien zur Hochsensibilität bestätigt.

Einen herzlichen Dank möchte ich Werner Vogel und Martin Büttner vom Verlag Via Nova aussprechen, die mir die Möglichkeit gegeben haben, mein erstes und nun das zweite Buch zur Hochsensibilität zu veröffentlichen.

Ich danke Herrn Carlo Günther, der es 2015 möglich machte, das Buch *Hochsensibel – Was tun?* als Hörbuch beim Argon Verlag zu veröffentlichen. Seither können meine Leser mein Erstlingswerk nun auch beim Joggen, Putzen, Autofahren oder in der Hängematte hören.

Mein besonderer Dank gilt meinem hochsensiblen Mann Arno, der zu jeder Zeit an meiner Seite steht, mich aufbaut, motiviert und mir Feedback gibt. Er half mir dabei, das Buch mehrmals sprachlich zu überarbeiten und ihm seinen letzten Schliff zu geben. Ohne dich und deinen „Adlerblick für Details" hätte ich keines der Bücher zu Ende gebracht! Das Schreiben von Büchern erfordert nicht nur eine Menge Disziplin und Durchhaltevermögen, sondern auch Ermutigung,

Bestätigung und Unterstützung von außen. Das habe ich alles von dir bekommen! Vielen Dank.

EINFÜHRUNG ZUR **HOCHSENSIBILITÄT**

I.

1. Was ist Hochsensibilität?

Allgemeine Merkmale

Hochsensibilität wird in der Psychologie als eine Veranlagung des Temperaments beschrieben, die Menschen und Tiere zu einer feineren Wahrnehmung befähigt. Eine grundlegende Eigenschaft von Hochsensiblen besteht in der sorgfältigen Informationsverarbeitung. Das bedeutet, dass sie gründlich über alles nachdenken, bevor sie handeln. Die intensive Verarbeitung von Umweltreizen befähigt sie zu einer ausgeprägten Empfindungsfähigkeit und einer differenzierten Wahrnehmung für andere Lebewesen. Man schätzt, dass ca. 15 bis 20 Prozent der Bevölkerung hochsensibel sind. Da Hochsensible deutlich mehr wahrnehmen, fühlen sie sich schneller von Eindrücken überreizt. Sie brauchen Rückzug und Ruhe, um Erfahrungen zu verarbeiten. Hochsensible verspüren starke emotionale Empfindungen und reflektieren ihre Lebensereignisse überdurchschnittlich. Dabei können sie zum Grübeln neigen. Etwa 70 Prozent der Hochsensiblen sind introvertiert veranlagt, eher schüchtern und gehemmt. Sie neigen zu Perfektionismus und Gründlichkeit bei der Erledigung von Aufgaben. Viele Hochsensible sind auf der Suche nach dem Sinn des Lebens und interessieren sich für Spiritualität. Sie engagieren sich, motiviert durch ihre Naturverbundenheit, für den Tier- und Umweltschutz oder in sozialen Projekten. Bildlich gesprochen haben Hochsensible feine Fühler, mit denen sie kleinste Details und größere Zusammenhänge erkennen. Sie sind interessiert an Kunst, Literatur, Philosophie, Natur und Meditation.

Hochsensible Kinder

In der Schule fallen hochsensible Kinder durch ihre Liebe zum Detail auf, sie nehmen feine Dinge wahr und sind phantasievoll. Diese Kinder sind sehr naturverbunden. Sie lieben es, sich mit Naturmaterialien, bei Bäumen und am Wasser in ihre eigene Welt zu vertiefen. Auffallend können Begabungen in den Bereichen Malerei, Musik, Sprache und in der emotionalen Intelligenz sein. Hochsensible Kinder sind gerechtigkeitsliebend und setzen sich gern für Schwächere in der Klasse ein. Sie haben weniger Freunde, pflegen ihre Freundschaften dafür umso intensiver. In lauten Spiel- und Lernsituationen sind sie schneller reizüberflutet und brauchen Rückzugsmöglichkeiten, um sich wieder zu regenerieren. Sie können durch Schüchternheit und Ängstlichkeit auffallen, da Hochsensible sehr vorsichtig sind und Risiken genauer abwägen. Schon früh stellen sie metaphysische Fragen, etwa nach dem „lieben Gott", nach dem „Himmel" oder „Engeln", besonders wenn Familienmitglieder versterben.

Hochsensible im Berufsleben

Hochsensible finden sich häufig in sozialen und kreativen Tätigkeitsfeldern. Sie arbeiten sehr gewissenhaft und stehen sich dabei selbst im Weg. Durch ihre Detailverliebtheit brauchen sie länger für die Erledigung von Aufgaben als andere Kollegen. Viele erwachsene Hochsensible verspüren in sich den aufrichtigen Wunsch, mit ihrer Arbeit etwas Positives in der Welt bewirken zu wollen. Vielfach engagieren sie sich ehrenamtlich. Sind sie am richtigen Platz, können Hochsensible zu sehr wertvollen Mitarbeitern eines Unternehmens werden. Durch ihre Empathie und Sozialkompetenz bringen sie sich unterstützend, kommunikativ und kreativ ein. Wann immer es einem Kollegen nicht gut geht, sind sie die Ersten, die das bemerken und gerne helfen.

Elaine Aron als Pionierin auf dem Gebiet

Weltweit bekannt wurde der Begriff „Hochsensibilität“ durch die US-amerikanische Psychotherapeutin Dr. Elaine Aron. Im Jahr 1997 begann sie, durch Interviews eine wissenschaftlich fundierte Skala zur Hochsensibilität zu entwickeln. Daraus entstand ein Fragebogen, der zuverlässig Auskunft darüber gibt, ob eine Person hochsensibel ist. Im Verlauf der Forschung fand man heraus, dass Hochsensibilität eine Veranlagung der Persönlichkeit ist und keine Krankheit. Die Abkürzung „HSP“ leitet sich aus dem Englischen ab, was so viel wie „hochsensible Person“ (highly sensitive person) bedeutet. Die Studien von Dr. Aron auf dem Gebiet der Hochsensibilität lösen bis heute ein weltweites Interesse und Folgeuntersuchungen zum Thema aus. Von 2014 bis 2015 produzierte die Psychotherapeutin und Forscherin einen großen Kinodokumentarfilm mit dem Titel *Sensitive: The Untold Story* (1), der im September 2015 in San Francisco, Kalifornien, erstmals im Kino gezeigt wurde.

2. Wie kann ich sicher sein, ob ich wirklich hochsensibel bin?

Hier finden Sie einen ausführlichen Test, der in großen Teilen mit den Fragen aus meinem Buch *Hochsensibel – Was tun?* (1) übereinstimmt. Ich habe ihn um einige Aspekte erweitert, die auf meinen praktischen Erfahrungen mit hochsensiblen Klienten basieren. Der Vorteil der nach Themen sortierten Punkte besteht darin, Ihre Schwerpunkte bei der Ausprägung von Hochsensibilität schneller zu erkennen. Möchten Sie zusätzlich den Test von Elaine Aron machen? Sie finden ihn im Internet (2). Er wurde an der Universität von Kalifornien in Santa Cruz entwickelt.

Test für Erwachsene

Überstimulation und Rückzug

1. Wenn ich mich unter vielen Menschen aufhalte, zum Beispiel bei Einkäufen, auf Partys oder Konzerten, kann es passieren, dass mir das zu anstrengend wird. Ich habe den Eindruck, dass viele Reize mich überfluten.
2. Laute Geräusche (Sirenen von Rettungswagen, Züge, Autos, Maschinenlärm) sind mir unangenehm.
3. Ich reagiere leicht schreckhaft.
4. Schon seit der Kindheit suche ich regelmäßig Rückzug und Ruhe, um alles zu verarbeiten, was ich erlebe.
5. Filmszenen, in denen Gewalt vorkommt, versuche ich zu vermeiden, weil sie mir unangenehm sind.

6. Manchmal fühle ich mich beim Autofahren oder Reisen überfordert, insbesondere in großen oder fremden Städten.

Gefühle und Gedanken

7. Meine Gefühle sind sehr intensiv und vielschichtig.
8. Ich erinnere mich häufig an meine Träume. Sie sind mir wichtig.
9. Ich bin nah am Wasser gebaut und weine bei Filmen.
10. Ich denke über das Leben nach und mache mir viele Gedanken um andere.
11. Wenn ich wichtige Entscheidungen treffe, neige ich zum Grübeln, weil ich Angst habe, mich „falsch“ zu entscheiden.

Starke Empathie

12. Ich kann fühlen, wie es anderen geht.
13. Von den Gefühlen anderer Personen fühle ich mich leicht beeinflusst.
14. Ich habe einen guten Draht zu Kindern und erspüre ganz schnell, was sie brauchen und wie sie sich gerade fühlen.
15. Ich liebe Tiere und leide mit, wenn es ihnen schlecht geht.

Soziale Interaktion

16. Ich bin sehr harmonieliebend und konfliktscheu.
17. Häufig fühle ich mich einsam und unverstanden von meinem Umfeld.

18. Im Kontakt mit fremden Personen bin ich eher schüchtern und zurückhaltend.
19. Ich bin sehr gerechtigkeitsliebend.
20. Meine Wahrnehmung ist überwiegend nach außen orientiert.
21. Im Berufsalltag arbeite ich gründlich, zuverlässig und perfektionistisch.
22. Freunde und Arbeitskollegen schätzen mich, weil ich gut zuhören kann und meist einen guten Rat weiß.

Gefühl von Verbundenheit

23. Wenn ich in die Natur gehe, fühle ich mich in meiner Seele berührt und finde zu mir.
24. Häufig erlebe ich Phänomene von Telepathie, insbesondere mit Menschen, die mir nahestehen.
25. Ich habe das Bedürfnis, anderen zu helfen, und engagiere mich sozial.
26. Ich mache mir Sorgen um andere, die Erde und die Zukunft der Menschheit.

Flow

27. Ich bin fasziniert von Kunst. Musik, Filme und Bilder berühren mich tief.
28. Ich genieße es, das Gefühl von Zeit zu verlieren, wenn ich male / singe / schreibe / musiziere / töpfere / meditiere / wandere.
29. Ich habe einen Blick für Schönheit in meiner Umgebung. Es bringt mich in gute Stimmung, wenn meine Kleidung, meine Wohnung usw. in harmonischen Farben, Formen und Klängen geordnet sind.

30. Ich bin sehr phantasievoll, ideenreich und visionär veranlagt.

Körperliche Bedürfnisse

31. Auf Medikamente reagiere ich eher ungewiss. Teilweise brauche ich eine niedrigere Dosis oder ich reagiere gar nicht / zu stark auf das Medikament.
32. Wenn ich Hunger habe, fühle ich mich unwohl und nicht mehr belastbar. Wenn ich regelmäßig esse, geht es mir besser.
33. Ich habe bestimmte Kontaktallergien.
34. Mein Körper spricht positiv auf sanfte therapeutische und medizinische Impulse an.

Sinnsuche und Spiritualität

35. In schwierigen Situationen kann ich anderen Personen Kraft geben, weil ich nach dem Sinn hinter einem Ereignis suche.
36. Schon als Kind fragte ich mich nach dem Sinn des Lebens.
37. Ich fühle eine tiefe Verbundenheit mit dem Leben und glaube an eine höhere Kraft, die mich leitet.
38. Ich habe mystische, unerklärliche Erfahrungen erlebt.

Auswertung

Wenn Sie mehr als 15-mal mit „Ja“ antworten konnten:
Es ist unwahrscheinlich, dass Sie hochsensibel sind. Überprüfen Sie noch einmal, in welchen Kategorien Sie besonders viele Zustimmungen geben konnten. Lesen Sie den Abschnitt „Die vier Hauptmerkmale von Hochsensiblen“ und finden Sie heraus, ob Sie sich in einer oder mehreren Erklärungen wiederfinden. Zusätzlich können Sie darüber nachdenken, ob die hochsensibel wirkenden Eigenschaften, die Sie jetzt an sich beobachten, bereits in der Kindheit aufgetreten sind. Sollte dies nicht der Fall sein, können Sie durch eine intensive Erschöpfung oder kritische Lebensereignisse empfindlicher geworden sein als früher. Dies trifft insbesondere zu, wenn Sie überwiegend negative Auswirkungen wie Reizbarkeit, mangelnde Stressresistenz und Überforderung mit hochsensiblen Wahrnehmungen in Zusammenhang bringen.

Wenn Sie mehr als 22-mal mit „Ja“ antworten konnten:
Vermutlich sind Sie hochsensibel. Überprüfen Sie das Ergebnis mit Ihrem allgemeinen Lebensgefühl. Viele Menschen fühlen sich bereits durch den Begriff der Hochsensibilität in ihrem Innersten bestätigt, nur fehlte ihnen bisher die Gewissheit dafür. Um ganz sicher zu sein, ob Sie tatsächlich hochsensibel sind, lesen Sie den nachfolgenden Abschnitt „Die vier Hauptmerkmale von

Hochsensiblen“ und finden Sie heraus, ob Sie in jedem der Bereiche eine Bestätigung aus Ihrer Lebenserfahrung finden.

Wenn Sie mehr als 30-mal mit „Ja“ antworten konnten:
Sie können gewiss sein, dass Sie eine ausgeprägte Hochsensibilität haben, die sich in allen Bereichen Ihres Lebens widerspiegelt. Sicher sind Ihnen beim Lesen der Punkte bereits viele Begebenheiten aus Ihrer Biografie wieder ins Bewusstsein gekommen. Viele Hochsensible fühlen sich bereits in der Kindheit anders und können nicht genau verstehen, was dieses „anders“ bedeutet. Nun haben Sie die Erklärung. Beginnen Sie jetzt damit, Ihre Hochsensibilität als eine Gabe anzuerkennen und wertzuschätzen.

Wenn Sie mehr als 33-mal mit „Ja“ antworten konnten:
Sie sind zweifellos hochsensibel. Sicher sind Ihnen beim Lesen der Punkte bereits viele Begebenheiten aus Ihrer Biografie wieder ins Bewusstsein gekommen. Manchmal kann es sich erschreckend anfühlen, sein eigenes Leben in einem solchen Test wiederzufinden. Machen Sie sich bewusst: Sie sind nicht allein. Viele Hochsensible fühlen sich bereits in der Kindheit anders und können nicht genau verstehen, was dieses „anders“ bedeutet. Jetzt wissen Sie es. Beginnen Sie damit, Ihre Hochsensibilität als Gabe anzuerkennen und wertzuschätzen. Sollten Sie im Bereich der *mystischen Erfahrungen* vie-

le Punkte mit „Ja“ beantwortet haben, werden Sie am Ende dieses Buches noch mehr darüber erfahren. Mystische Erlebnisse entstehen aus einer starken Verbundenheit mit dem Leben.

Die vier Hauptmerkmale von Hochsensiblen

Elaine Aron hat vier kardinale Eigenschaften definiert, die Hochsensibilität prägnant beschreiben. Lesen Sie sich diese vier grundlegenden Merkmale durch und überprüfen Sie, ob Sie diesen Schilderungen zustimmen können.

1. Gründliche Informationsverarbeitung
Dazu gehört das tiefsinnige Nachdenken über Ereignisse, die eigene Biografie, den Sinn des Lebens und die Beschäftigung mit Ethik und Werten. Hochsensible neigen dazu, über Alltagserlebnisse mehr als gewöhnlich nachzudenken. Bei Entscheidungen verstärkt sich das Bedürfnis, alles gründlich abzuwägen, was zu Entscheidungsschwierigkeiten führen kann. Hinzu kommt ein Hang zur Spiritualität und Religiosität oder das intensive Traumleben.

2. Übererregung
Durch Überreizung entsteht bei Hochsensiblen ein hohes Erregungsniveau im vegetativen Nervensystem, das zu Stressreaktionen wie nassen Händen, erhöhtem Puls oder zum Beispiel der Angst führt, in der Öffentlichkeit zu sprechen. Chronische Übererregung kann zu Schlafstörungen, Kon-

zentrationsproblemen und zu Erschöpfung führen. Veränderungen im Job, Wohnungswechsel, Heirat, Elternschaft usw. können ebenso zu einem erhöhten Stresserleben beitragen. Im Laufe ihrer Biografie lernen Hochsensible, Überreizung zu vermeiden, indem sie sich zurückziehen, um zu regenerieren, oder bestimmten Stressfaktoren aus dem Weg gehen.

3. Emotionale Intensität

Hochsensible reagieren auf Lebensereignisse mit intensiveren Emotionen als normalsensible Menschen. Dabei ist es egal, ob es sich um positive oder negative Gefühle handelt. Sie sind *nah am Wasser gebaut* und weinen schneller: aus Freude, Rührung, Sehnsucht, Enttäuschung und Trauer. Besonders soziale Gefühle, wie Scham, Schuld, Mitgefühl oder Angst vor dem Verlassenwerden, erleben sie besonders intensiv. Aufgrund ihrer Gefühlsintensität sind die meisten HSPs von allen möglichen Kunstarten fasziniert. Sie lieben die Musik, Malerei, Literatur, Tanz oder das Theater. Filme, Musik oder Bücher können einen starken Eindruck bei Hochsensiblen hinterlassen. Darüber hinaus lieben sie es, sich durch diese Kunstformen auszudrücken.

4. Sensorische Empfindlichkeit

Hochsensible nehmen alles sehr genau wahr und haben eine hohe Empfindungsfähigkeit. Sie hören, riechen, fühlen, schmecken und sehen sehr intensiv. Deshalb kann ihnen schnell etwas zu viel werden: etwa die Geräusche in einem Café, das Kratzen eines Schilds im Ausschnitt eines T-Shirts, Berührung oder grelles Licht. Bei der Einnahme von Medikamenten oder berauschenden Lebensmitteln (Tee, Kaffee) reagiert ein Hochsensibler empfindlicher oder irritierter auf Dosierungen, die für andere Menschen kein Problem darstellen. Deshalb sind sie prädestiniert, auf sanfte Heilverfahren positiv anzusprechen. Die sensorische Empfindlichkeit führt dazu, dass Hochsensible überdurchschnittlich unter Kontaktallergien leiden. Ebenso lässt sich festhalten, dass die Schmerzschwelle bei HSPs niedriger ist, was sich besonders auffällig beim Zahnarzt, bei Verletzungen oder in Geburtssituationen zeigt.

3. Ist Hochsensibilität eine Krankheit?

Herzlichen Glückwunsch, Sie sind nicht verrückt, sondern hochsensibel!
Der aktuelle Stand der Forschung geht davon aus, dass Hochsensibilität ein Temperament ist und keine Krankheit darstellt. Sie tritt unabhängig davon auf, ob jemand eine glückliche oder beschwerte Kindheit hatte. Deshalb werden Sie in einer Arztpraxis oder beim Psychologen „*Hochsensibilität*" nicht als Diagnose erhalten. Seien Sie froh darüber. Diagnosen werden für Krankheiten und nicht für Persönlichkeitseigenschaften gegeben. Für therapeutische Gespräche ist die Einordnung in die Gruppe der Hochsensiblen jedoch sinnvoll, um die besonderen Herausforderungen zu verstehen, die sie in unserer Gesellschaft zu meistern haben. Da Hochsensible prozentual in der Minderheit sind, fühlen sich viele so, als würde mit ihnen etwas nicht stimmen. Häufig müssen sie sich wegen ihrer Vorlieben und Abneigungen vor anderen rechtfertigen und zweifeln an sich. Auf diese Weise kann sich ein negatives Selbstbild entwickeln. Die Fehldeutung der eigenen Veranlagung lässt sich leicht mit einem erfahrenen HSP-Coach oder Therapeuten auflösen. Jetzt können Sie Ihr Leben rückblickend neu bewerten. Legen Sie nun die Brille ab, die

Ihnen gesagt hat, dass mit Ihnen etwas nicht in Ordnung sei, und setzen eine neue auf. Diese ist verständnisvoll und heißt: „*Ich bin hochsensibel.*“ Durch diese neue Brille werden einige Szenen aus Ihrer Biografie verständlicher.

Lassen Sie sich nicht verrückt machen!

Leider gibt es immer wieder Presseberichte und Wortmeldungen anderer Experten, die das gesamte Konzept der Hochsensibilität infrage stellen und Parallelen zu verschiedenen Erkrankungen sehen. Im Laufe dieses Buches erfahren Sie weitere Details, wie Sie Hochsensibilität beispielsweise von Depressionen, Persönlichkeitsstörungen, ADHS oder Asperger-Autismus unterscheiden können. Vielfach wird alles in einen Topf geworfen. Hochsensiblen unterstellt man teilweise, sie würden nur eine Ausrede suchen, um sich besonders zu fühlen. Sie würden ihre narzisstischen Bedürfnisse nach Beachtung und Sonderbehandlung erfüllen. Doch das stimmt nicht. Menschen, die in bestimmten Situationen des Alltags anders fühlen und denken, die empfindsamer sind, um Rücksicht bitten oder den Status quo einer Gesellschaft (Familie, Firma) infrage stellen, sind unbequem. Dadurch werden sie zu Außenseitern und zur Zielscheibe von Spott. Hochsensible, die in ihrer eigenen Familie kein Verständnis finden und immer nur platte Sprüche hören, dass doch *alles gar nicht so schlimm sei*, können die Überzeugung entwickeln, mit ihnen stimme etwas nicht. **Hochsensibilität ist keine Krankheit, doch Hochsensible, die ihre Veranlagung nicht erkennen und gegen ihre Natur leben, laufen Gefahr, krank zu werden!** Deshalb gibt es einen nicht unerheblichen Teil von HSPs, die in ihrem Leben eine Depression durchmachen, einen Burnout erleben oder eine Stresserkrankung entwickeln. **Sie erkranken nicht an ihrer Hochsensibilität, sondern**

an einem leistungsorientierten, verständnislosen und empathiearmen Umfeld! Die weiterhin steigende Anzahl von psychischen Erkrankungen allgemein sollte uns nachdenklich darüber stimmen, was mit unserer Gesellschaft nicht stimmt. Warum explodieren die Krankheitstage wegen Burnout und Depression? Wieso quellen die psychosomatischen Kliniken über vor lauter Hilfesuchenden? Warum sind Psychotherapeuten ausgebucht? Viele Menschen brauchen Therapie, das hat mit Hochsensibilität allein nichts zu tun.

4. Ich möchte in keine Schublade gesteckt werden. Was bringt es mir, mich als hochsensibel zu bezeichnen?

Abwehrhaltung gegenüber Hochsensibilität von Männern und Frauen

In Vorträgen und persönlichen Gesprächen werde ich immer wieder mit dieser Befürchtung konfrontiert. Ich verstehe Ihre Vorbehalte! Viele wehren sich dagegen, in eine Schublade gesteckt zu werden. Was verbirgt sich dahinter? Besonders Männer fühlen sich durch die Bezeichnung „hochsensibel“ stigmatisiert. Sie fürchten, als *Weichei* dazustehen, und möchten ungern in ihrer männlichen Rolle infrage gestellt werden. Dies hat mit unserer Gesellschaft zu tun, die für Männer ein starres Bild entwickelt hat, wie sie zu sein haben. Diese Strukturen weichen zwar gerade etwas auf, doch im Berufsalltag weht häufig noch ein rauer Wind, in dem Emotionalität und Sensibilität als Schwäche interpretiert werden. Sind Sie ein hochsensibler Mann? Dann gratuliere ich Ihnen von Herzen! Hochsensible Männer können in unserer Gesellschaft wertvolle Impulse einbringen. Wir brauchen mehr

Männer mit emotionaler Intelligenz, mit kreativen Ideen und Empathie in Schlüsselpositionen. Je mehr Sie sich selbst über Ihre Veranlagung und über Ihre Stärken bewusst werden, umso leichter werden Sie im zweiten Schritt Wege finden, diese Talente zum Ausdruck zu bringen. Auch Frauen können Angst davor haben, hochsensibel zu sein, denn wir alle möchten am liebsten *normal* sein.

Akzeptanz der Andersartigkeit als Schlüssel zur Selbsterkenntnis

Mit der Erkenntnis der eigenen Hochsensibilität bestätigt sich zunächst einmal die *Andersartigkeit.* Damit ist bei den meisten HSPs eine tiefe Verletzung verbunden. Die Erfahrung, anders zu sein, von Freunden und Verwandten nicht verstanden zu werden, sitzt tief. Viele Hochsensible haben es geschafft, sich über die Jahre mehr oder weniger erfolgreich an die Gesellschaft anzupassen. Sie möchten nicht mehr aus der Reihe tanzen. Sie tragen eine Maske, mit der sie sich nach außen präsentieren. Es gibt Hochsensible, die sehr individuell veranlagt sind. Es ist ihnen unangenehm, sich in einer Gruppe einsortiert zu sehen. Das Gefühl der Einzigartigkeit ist ihnen wichtig. Jetzt sollen sie sich mit anderen in einen Topf werfen? Das kann nicht sein! Die Erkenntnis der eigenen Hochsensibilität stellt keinerlei Einschränkung dar. Diese Veranlagung legt die Gesamtpersönlichkeit eines Menschen nicht fest. Jeder Hochsensible ist einmalig, denn es gibt noch andere Charaktereigenschaften und Prägungen in jeder Biografie, die uns einmalig machen. Jeder hochsensible Mensch hat seine eigenen Vorlieben, Interessen und Fähigkeiten. In bestimmten Bereichen ähneln sich alle Hochsensiblen. Diese Gemeinsamkeiten zu erkennen kann ein wohliges Gefühl von Zugehörigkeit erzeugen. Es geht nicht darum, alle Hochsensiblen gleichzumachen, sondern es besteht die Chance, durch das Erkennen der eigenen Hochsensibilität selbstsicherer zu werden. Was bedeutet das für Sie als Leser? Als bewusster Hochsensibler werden Sie sicherer bei Entscheidungen, in Beziehungen und im Berufsleben. Sie erkennen Ihre Stärken und Schwächen und beginnen, Ihr Leben endlich so einzurichten, dass es zu Ihren Bedürfnissen passt. Sie brauchen nicht länger um Ihre Identität zu kämpfen, im Gegenteil. Mit der Anerkennung der eigenen Veranlagung lebt es sich leichter. Viele Hochsensible gehen überdurchschnittlich über die Grenzen ihrer persönlichen Leistungsfähigkeit hinaus. Durch die Beschäftigung mit sich selbst werden Sie erfahren, dass Sie Ruhe und Erholungsphasen dringend benötigen, um sich von Reizüberflutung zu erholen. Diese zentrale Eigenschaft haben alle Hochsensiblen gemeinsam. Es gibt noch viele weitere Übereinstimmungen. Durch den bewussten Umgang mit den hochsensiblen Bedürfnissen kann das Leben für Sie leichter, kreativer und erfüllter werden. So können Sie die Kraft entwickeln, sich besser von anderen abzugrenzen und sich bedingungslos zu lieben.

5. Welche Eigenschaften haben Hochsensible?

- das verstärkte Wahrnehmen von Details
- Genauigkeit und Sorgfalt
- Reizoffenheit
- Geräusch-, Temperatur-, Geruchs- und Schmerzempfindlichkeit
- intensive Gefühlswelt

- Phantasie und Kreativität
- Anfälligkeit für Stresskrankheiten
- Überreaktion auf Alkohol und Koffein
- Hungergefühle und Müdigkeit beeinträchtigen das Wohlbefinden
- Empathie und Intuition
- Einfühlungsvermögen
- Hilfsbereitschaft
- telepathische Phänomene
- sehr großes Harmoniebedürfnis
- Übertragungen von Stimmungen aus dem sozialen Umfeld
- sie sind gute Zuhörer
- Gerechtigkeitssinn
- Sinnsuche
- Naturerlebnisse und Kunst haben einen großen Einfluss
- Verbundenheitsgefühle mit Mensch, Tier und Natur

6. Was ist untypisch für Hochsensible?

Eine gute Möglichkeit, um hochsensible von durchschnittlich sensiblen Menschen zu unterscheiden, ist die Beobachtung ihrer Gewohnheiten. Lesen Sie sich die folgende Liste mit Aktivitäten durch und überlegen Sie genau, ob Ihnen das als HSP angenehm wäre oder ob Sie dazu überhaupt in der Lage wären:

- einen großen Freizeitpark und am Tag viele verschiedene Karussells und Attraktionen besuchen, inklusive Achterbahn
- einen Actionfilm mit schneller Bildabfolge anschauen, inklusive Szenen mit Gewalt

- im Urlaub spontan an einer Risikosportart teilnehmen, etwa Fallschirmspringen, Wildwasserrafting, Höhlenklettern, Tiefseetauchen usw.
- ein Kasino besuchen und spontan Geld für Glücksspiele ausgeben
- auf eine Weltreise gehen ohne Plan, mit dem Ziel, möglichst viele Länder zu bereisen
- an einem Strand eine Party machen und hinterher den Müll einfach liegen lassen
- einfach „Nein" sagen, wenn Verwandte und Freunde um etwas bitten, ohne viel darüber nachzudenken, wie der andere sich fühlt
- „egoistisch" an sich selbst denken, ohne ein schlechtes Gewissen zu haben
- zwei Tage und Nächte in lauten Discos durchmachen, Party feiern und nicht schlafen
- einfach so das Leben leben, ohne über den Sinn nachzudenken
- irgendwo Essen einkaufen, ohne sich über die Herkunft und Herstellung der Nahrung Gedanken zu machen
- sich keine Gedanken über das Leid von Tieren oder der Natur machen
- oberflächlichen Smalltalk führen auf einem Klassentreffen, einer Party bei Freunden, ohne über tiefgehende Themen, Philosophie oder Gefühle zu sprechen

Wie geht es Ihnen bei dieser Vorstellung? Fühlen Sie sich wohl oder kommt schon bei dem Gedanken ein gewisses Unbehagen auf? Viele dieser Aktivitäten wirken auf Hochsensible eher unattraktiv. Haben Sie sich dabei ertappt, einige dieser Vorschläge als interessant zu bewerten? Dann gehören Sie vielleicht zur Gruppe der „High Sensation Seekers".

Sie können mehr in der Frage Nr. 28 über diese brisante Mischung nachlesen.

7. Wie denken Hochsensible?

Grübeln und Entscheidungsschwierigkeiten
Durch die Angewohnheit, Dinge gründlich zu überdenken, können Hochsensible leichter in Zustände des Grübelns gelangen. Dadurch haben sie Schwierigkeiten mit Entscheidungen.

Suche nach dem Sinn des Lebens und einem tiefen Verstehen der Welt
Die Denkstrukturen von Hochsensiblen sind interessant und komplex. Häufig denken sie schon früh über den Sinn des Lebens nach. Sie gehen den Dingen auf den Grund und möchten gern verstehen, warum etwas so ist, wie es ist. Philosophie, Religion oder Naturwissenschaften sind Themen, mit denen sich die meisten HSPs ein Leben lang beschäftigen können. Dabei stellen sie häufig Etabliertes infrage.

Ideenflut
Hochsensible, die kreativ veranlagt sind und assoziativ denken, können in kurzer Zeit eine erstaunliche Fülle an Ideen, Gedanken und Visionen entwickeln. Im Zustand des Flow erleben sie Momente voller Lebensfreude, einfach indem sie ihren Gedankengängen innerlich nachgehen. Besonders die sogenannten *Scanner* unter den Hochsensiblen mit ihren vielen Interessen und Hobbys kennen diese Zustände, die aus dem assoziativen, kreativen Denken entstehen. Sie können sich begeistern für neue Geschäftsideen, Hobbys, Berufszweige,

für neue Urlaubsziele oder für philosophische Überlegungen. Diese Form von Ideenflut kann sich in der Sprache von Hochsensiblen widerspiegeln.

Denken ohne Mitte

Aufgrund ihrer Veranlagung, Informationen gründlich zu verarbeiten, können sie geschickt darin sein, eine Situation aus verschiedenen Perspektiven zu betrachten. Es fällt ihnen leicht, den Standpunkt zu wechseln. Vielfach verlieren sich Hochsensible bei komplexen Denkvorgängen. Sie blenden sich selbst in ihrer Wahrnehmung aus und verlieren so ihr Zentrum. Dabei vernachlässigen sie ihre eigenen Bedürfnisse. Bei sehr begeisterungsfähigen Hochsensiblen kann das dazu führen, dass sie in einen Arbeitsrausch geraten und darüber die Ruhezeiten vergessen, die sie dringend benötigen. Sobald Hochsensible lernen, sich selbst beim Denken nicht zu vergessen, sind sie Meister darin, für komplexe Situationen und Probleme eine gute Lösung zu finden.

Was denken andere über mich?
Sich selbst durch die Augen anderer sehen

Ein weiterer, wichtiger Aspekt des Denkens ohne Mitte ist bei Hochsensiblen die Angewohnheit, sich selbst durch die Augen anderer Menschen zu sehen. Dabei haben sie vor allem Angst vor Bewertung und Ablehnung. Die Lösung dieses Problems, das viel inneren Druck erzeugt, liegt darin, den Fokus zurück auf die eigenen Bedürfnisse zu lenken und das Selbstwertgefühl zu stärken. Deshalb ist es in Konflikt- und Entscheidungssituationen für Hochsensible besonders wichtig, diese alte Angewohnheit loszulassen. Wenn Hochsensible den Fokus zu sich selbst zurückholen und die anderen in ihrer eigenen Welt lassen, können sie lernen, sich abzugrenzen.

Sich über Freunde und Verwandte viele Gedanken machen, Gedanken telepathisch aufschnappen

Durch ihr gesteigertes Empathievermögen sind sie sehr gut darin, sich in andere Personen hineinzuversetzen und zu verstehen, was Menschen aus ihrem Umfeld fühlen, brauchen oder wohlmöglich denken. Dazu gehören Phänomene von Telepathie, bei denen HSPs überdurchschnittlich begabt zu sein scheinen. Viele berichten davon, die Gedanken und Stimmungen von Personen aus ihrem Umfeld unbewusst aufzuschnappen. Durch ihr genaues Wahrnehmungsvermögen nehmen sie mehr nonverbale Signale aus der Körpersprache ihres Gegenübers auf und liegen meist richtig mit ihren Einschätzungen.

8. Welche Stärken haben Hochsensible?

- hoher EQ (emotionale Intelligenz)
- in sozialen Situationen vermitteln
- komplexes Denken, Analysieren
- Gerechtigkeitssinn
- ausgeprägte Empathie (zu fühlen, was andere fühlen)
- harmonieliebend
- Sinn für Ästhetik
- Kreativität, Ideen, Phantasie
- Sorgfalt, Genauigkeit
- geschärfte Sinne
- Blick für Details
- Frage nach dem Sinn des Lebens
- der aufrichtige Wunsch, sich hilfreich in die Gesellschaft einzubringen
- Gefühle tief empfinden und zulassen

- Suche nach tiefer Spiritualität und ethischen Werten, intuitives Erfassen / Erfühlen von Situationen, Menschen und Ereignissen
- starke Naturverbundenheit und Mitgefühl für Tiere und Menschen
- hohes Verantwortungsbewusstsein
- gute Risikoeinschätzung: Sinn für Sicherheit
- vorausdenken, planen, Entwicklungen vorhersehen
- Menschenkenntnis
- viele Begabungen und Interessen
- Engagement für Schwächere
- Achtsamkeit und Rücksichtnahme
- Dinge hinterfragen und neue Ideen entwickeln (Innovationskraft)

Hochsensibilität ist eine Gabe. In einer Umfrage, die ich selbst durchgeführt habe, schrieben Hochsensible über ihre positiven Eigenschaften:

Ich bin froh, hochsensibel zu sein,
- weil meine Fähigkeit zu großer Freude, tiefem Empfinden und Lieben zu mir gehört
- weil ich mein Leben dadurch viel intensiver erlebe
- weil ich Stimmungen sehr schnell wahrnehme und auf die Bedürfnisse meiner Mitmenschen leichter reagieren kann
- weil ich mich besonders gut in Kinder hineinversetzen kann und spüre, was sie brauchen
- weil mir Leute nicht so schnell etwas vormachen können, denn ohne dass sie es merken, weiß ich ganz genau, ob jemand lügt
- weil ich meinen Körper intensiv spüre und wahrnehme

- weil ich einen Draht zu Tieren habe und ihnen helfen kann
- weil ich durch Farben, Düfte und Klänge zu Kunstwerken inspiriert werde
- weil ich mich mit dem Leben verbunden fühle
- weil ich einen Blick für die Schönheit der Natur habe
- weil ich zu tiefen Gefühlen fähig bin
- weil ich tiefsinnige, philosophische Lebensfragen für mich kläre
- weil ich als hochsensibler Mann tiefe Gefühle und Nähe zulassen kann
- weil ich es als ein Geschenk empfinde

Meine hochsensible Gabe ist:
- Empfindsamkeit
- zuhören zu können
- Empathie
- telepathische Verbundenheit
- Intuition
- 360-Grad-Antennen für mein Umfeld zu haben
- das Erkennen von Gefahrensituationen
- ein offenes Herz
- Kreativität
- die Bedürfnisse von Kindern zu erspüren
- in Ausnahmesituationen der Fels in der Brandung zu sein
- hinter die Kulissen und Masken der Menschen zu blicken
- Tierkommunikation
- Kommunikation mit der Natur
- Ereignisse vorauszuahnen

Andere Begriffe für Hochsensibilität sind:
- Empfindsamkeit

- zartfühlend
- zartbesaitet
- feinsinnig
- erweiterte Wahrnehmungsfähigkeit
- Durchlässigkeit
- Hochempathie
- Mitgefühl
- Einfühlungsvermögen
- Verbundenheit
- tiefsinnig

9. Sind eigentlich alle Menschen hochsensibel und können es nur nicht zeigen?

Menschen haben unterschiedliche Persönlichkeitsmerkmale

Dies ist eine sehr beliebte Annahme bei Menschen, die sich selbst als hochsensibel erkennen. Hintergrund dieser Frage ist die Vorstellung, dass alle Menschen gleich sein müssten. Das ist sicherlich nur ein Ideal und entspricht nicht der Realität. Als die Psychologie als Wissenschaft anfing, professionell zu werden, war es das Militär, das begann, psychologische Tests zu entwerfen, um herauszufinden, welche seiner Rekruten für bestimmte Tätigkeiten am ehesten geeignet waren. Besonders Führungskompetenz und Dominanz, für Befehlshaber innerhalb einer Armee unerlässlich, waren beliebte Persönlichkeitseigenschaften, die man herausfiltern wollte. Aus dieser Historie entwickelte sich innerhalb der Psychologie eines der wichtigsten Felder, die sogenannte Persönlichkeitspsychologie. Aktuell ist es die Bundeswehr-Universität in Hamburg, die in diesem Fachgebiet eine große wissenschaftliche Studie zum Thema Hochsensibilität durchführt. Viele Modelle der Persönlichkeitspsychologie haben sich längst im Berufsalltag, an Schulen und Kindergärten als nützlich erwiesen. Große Unternehmen führen im Rahmen von Bewerbungsverfahren sogenannte Assessment-Center durch, bei denen potentielle Mitarbeiter durch eine Reihe von psychologischen Tests begutachtet und bewertet werden.

Vergleich mit der Intelligenz- und Stressforschung

Auch im Bereich der Intelligenzforschung fand man heraus, dass es innerhalb der Bevölkerung vorhersehbare Prozentanteile von Menschen gibt, die eine durchschnittliche, hohe oder sehr hohe Intelligenz haben. Wir könnten noch viele Beispiele zusammentragen, etwa in Bezug auf Begabungen für Mathematik, Kunst, Sprache usw. Überall finden wir Menschen mit unterschiedlichen Ausprägungen. Dasselbe trifft auf die Hochsensibilität zu. Nicht jeder Mensch ist hochsensibel! Im Gegenteil, die Hirnforschung bewies bereits, dass es Menschen gibt, die im Hirnareal für Mitgefühl fast keine Regung zeigen, wenn man ihnen Bilder von Gewalt oder Not präsentiert. Ganz anders bei Menschen mit normaler oder hoher Sensibilität. Die Reaktion bestimmter Hirnareale auf solche Bilder ist bei HSPs aufgrund ihrer ausgeprägten Empathie stark erhöht. Es geht nicht darum, anderen Menschen Gefühle abzusprechen, sondern anzuerkennen, dass Hochsensible über ein besonders intensives Gefühls- und Wahrnehmungsvermögen verfügen. In der Stressforschung konnte man bereits nachweisen, dass hochsensible Kinder dauerhaft erhöhte Cortisolspiegel aufweisen. Hochsensible lassen sich klar von „Normalsensiblen" unterscheiden.

Nicht alle Menschen sind gleich, jedoch alle sind wertvoll

Hinter der Vermutung, dass alle Menschen hochsensibel seien, könnte sich eine hochsensible Wahrnehmung verbergen. Wir können uns nicht vorstellen, dass es Menschen gibt, die emotional weniger empfindungsfähig sind und vielleicht sogar skrupellos. Wir möchten nicht, dass andere benachteiligt zu sein scheinen. Wir wünschen uns, *normal* zu sein. Hochsensibilität sollte *normal* sein! Alles sollte (gleich) gerecht verteilt sein. Wir gehen einfach von unserem Weltbild aus und glauben, dass die anderen genauso empfinden, denken und handeln wie wir selbst. Doch das ist eine Illusion! In vielen Gesprächen mit meinen Coachingklienten war die Erkenntnis, dass andere eben nicht genau gleich sind, der Schlüssel, um Missverständnisse und Konflikte mit nicht hochsensiblen Partnern und Freunden besser zu verstehen. Die Anerkennung der eigenen Veranlagung hilft uns, genau den Platz im Leben zu finden, der zu uns passt. Wir lernen zu unterscheiden, ohne zu bewerten. Hochsensible sind nicht besser oder schlechter als der Rest, sondern einfach anders.

10. Ist „Hochsensibilität" nur eine Modewelle?

Im Oktober 2014 erschien ein interessanter Artikel im Magazin *natur & heilen*: „Beseelte Medizin für jedes Temperament" (1). Darin fand ich wertvolle Hinweise auf eine jahrtausendealte Tradition. Philosophen, Ärzte und Heiler haben in allen Ecken der Welt Menschen in verschiedene *Typen* eingeteilt, um sie dadurch besser therapieren zu können. Der Wiener Theologe und Philosoph Dr. Karl-Heinz Steinmetz belebte das alte europäische Wissen der Temperamentenlehre neu und veröffentlichte das Buch *Medizin der 4 Temperamente* (2) im Jahr 2012. Darin beschreibt er die *traditionelle europäische Medizin* (TEM), die ihre Wurzeln in Griechenland, Italien, Ägypten und aus den keltischen Kulturen bezieht. Die Temperamentenlehre wurde erstmals von *Hippokrates von Kos* (460 bis 370 v. Chr.) formuliert. Er unterteilte, ähnlich wie in der Ayurvedaheilkunde aus Indien, vier Temperamente in Verbindung mit Körpersäften: 1. sanguis (Blut), 2. cholé (Gelbgalle), 3. melancholé (Schwarzgalle), 4. phlegma (Schleim). Bei dieser Einteilung handelt es sich um die sogenannte Viersäftelehre, die noch bis zum 19. Jahrhundert in der europäischen Ganzheitsmedizin gelehrt wurde. Daraus entstand die Klassifizierung für vier Charaktertypen, die bis heute namentlich bekannt sind:

- der Sanguiniker,
- der Choleriker,
- der Melancholiker und
- der Phlegmatiker.

Jeder weiß ungefähr, was damit gemeint ist, da sich diese Archetypen in unserem kollektiven Bewusstsein bis heute gehalten haben. Im Mittelalter war es die *Hl. Hildegard von Bingen*, die ebenfalls mit Hilfe der Temperamenten- und Säftelehre umfangreiche Behandlungspläne und Heilmaßnahmen niederschrieb. Auch der bekannte Arzt *Paracelsus*, der Homöopath *Samuel Hahnemann*, *Rudolf Steiner* (Begründer der Anthroposophie, der Waldorfschulen und biologisch dynamischen Landwirtschaft) und Pfarrer *Sebastian Kneipp* standen in der Tradition der TEM.

Der Melancholiker als Vorläufer des Hochsensiblen

Den introvertierten Hochsensiblen könnte man am ehesten

mit dem sogenannten *Melancholiker* vergleichen. Hier gibt es sehr große Übereinstimmungen in der Beschreibung der Eigenschaften. Der Melancholiker wird als introvertierter Denker beschrieben. Man sagt, er habe künstlerische Begabungen, eine gute Intuition, Menschenkenntnis, einen Blick für Ästhetik und Details, er denke gewissenhaft, tiefsinnig und neige zum Grübeln. Ebenso wird der Melancholiker als (über-)empfindlich beschrieben, mit Rückzugstendenzen und Neigung zu depressiven Verstimmungen. All dies wird Ihnen bekannt vorkommen! Diese Beschreibung trifft haargenau auf die Klassifizierung eines introvertierten Hochsensiblen zu. Wie im Ayurveda geht man bei der TEM davon aus, dass jeder Mensch ein Mischtyp ist und auch Aspekte der anderen drei Typen in sich tragen kann. Dennoch hat jeder eine Grundkonstitution, die angeboren ist. Wie Sie sehen, ist das Ganze keine neue Idee, doch erst durch die moderne Wissenschaft der Psychologie und Hirnforschung lassen sich diese alten Traditionen durch Untersuchungen belegen und bestätigen. Mit den Informationen zur Hochsensibilität stehen heutige Berater und Therapeuten in einer sehr alten Tradition, die Jahrtausende zurückreicht.

11. Ist der Begriff „Hochsensibilität" wissenschaftlich anerkannt?

Pioniere auf dem Forschungsgebiet der Hochsensibilität in den USA

In unserer modernen Zeit der Naturwissenschaften war es zunächst die bereits vorgestellte amerikanische Psychologin Elaine Aron, die 1997 begann, durch Interviews das Phänomen der Hochsensibilität objektiv zu untersuchen. Nach der

Orientierungsphase entwickelte sie zusammen mit ihrem Ehemann und Forschungskollegen Art Aron an der Universität von Kalifornien, Santa Cruz, einen Fragebogen. Dieser wurde an einer Stichprobe von 604 Studenten getestet. Aus den 60 Fragen filterte Aron im weiteren Verlauf 27 Punkte heraus, die heute als HSP-Skala bekannt sind. Aufgrund ihrer statistisch abgesicherten Vorgehensweise bereitete Elaine Aron einen wissenschaftlich anerkannten Boden für alle weiteren Forschungsprojekte, die bis heute ihre Kreise ziehen. Der Begriff der Hochsensibilität ist auf jeden Fall in Fachkreisen der Psychologie eine wachsende Größe. In einem Interview mit Elaine Aron vom 1. März 2015 mit dem Titel „Hochsensibilität ist keine Krankheit" berichtete *Die Welt* (1), dass aktuell 50 Universitäten zum Thema Hochsensibilität forschen. Rechnet man die Studien über hochsensible Kinder hinzu, sind es über 100 aktuelle Forschungsprojekte.

Untersuchungen zur Hochsensibilität in Deutschland

In demselben Artikel nimmt Aron Bezug auf den deutschen Forscher Max Wolf, einen Biologen, der durch Grundlagenforschung mit Computersimulationen zeigen konnte, wie sich bei Tieren und Menschen bestimmte Persönlichkeitsmerkmale innerhalb der Evolution herausbilden. Dabei habe sich gezeigt, dass ein Teil der Population die Fähigkeit entwickle, seine Umwelt genauer wahrzunehmen und sich vorsichtiger zu verhalten. Hier wurde erneut bewiesen, dass auch Tiere hochsensibel sein können. An der Helmut-Schmidt-Universität Hamburg im Bereich Persönlichkeitspsychologie forscht derzeit Dipl.-Psychologin Sandra Konrad im Rahmen ihrer Doktorarbeit zum Thema. Im September 2015 erschien erstmals in der deutschen *Psychologie Heute* (2) ein umfassender Bericht mit dem Titel „Feinfühlig" über den aktuellen Forschungsstand zur Hochsensibilität. Darin kommt die Psychologin im Rahmen eines Interviews zu Wort. An der Universität Bielefeld hat Dipl.-Psychologin Franziska Borries eine Doktorarbeit zur Hochsensibilität geschrieben. Sie befragte 898 Personen (darunter 73 % Frauen) mit Hilfe von Fragebögen. Dabei kam sie zu dem Ergebnis, dass es Hochsensibilität tatsächlich gibt. Sie ermittelte, dass 17,5 % ihrer Stichprobe hochsensibel sind.

Hochsensibilität noch nicht flächendeckend bei Experten be- und anerkannt

Trotz der umfangreichen Forschungsprojekte hat sich das Thema in der Praxis noch nicht so etablieren können, wie es eigentlich wünschenswert wäre. Noch heute wissen viele Ärzte, Lehrer und Psychologen nichts darüber, besonders wenn sie schon länger berufstätig sind, weil sie in ihrem Studium nichts dazu erfahren haben. Andere Experten halten das Thema Hochsensibilität für einen „übertriebenen Hype" (3). Deshalb kann es sein, dass Sie zunächst auf Unverständnis stoßen, wenn Sie beispielsweise über die Hochsensibilität Ihres Kindes mit dem Klassenlehrer oder der Hausärztin sprechen wollen. Viel zu schnell wird die gesunde Veranlagung mit Krankheitsbildern verwechselt. Deshalb ist noch immer eine Menge Aufklärungsarbeit in der Öffentlichkeit notwendig, bis sich der Begriff Hochsensibilität als anerkannte Größe im Bewusstsein der Gesellschaft und Wissenschaft etabliert hat.

Affirmationen zur Hochsensibilität im Allgemeinen

- Ich erkenne meine Hochsensibilität an.
- Ich bin dankbar für meine hochsensiblen Talente und Begabungen.
- Ich bin einzigartig.
- Ich achte auf meine hochsensiblen Bedürfnisse.
- Ich bin in Ordnung, so wie ich bin.
- Ich akzeptiere meine Individualität.
- Ich liebe mich selbst bedingungslos.
- Ich bin dankbar für mein Leben.
- Ich vertraue mir selbst.

HOCHSENSIBLE WAHRNEHMUNG

II.

12. Haben Hochsensible einen anderen Reizfilter?

Reizüberflutung oder Überstimulation sind die zentralsten Merkmale für Hochsensibilität. Da HSPs schon bei Situationen mit Überstimulation reagieren, die für andere noch gut erträglich sind, hören sie oft abfällige Bemerkungen über sich, wie „Mimose“ oder „Weichei“. Menschenansammlungen auf der Straße, bei Konzerten, länger anhaltende Lärmbelastung, Hitze, Kälte, emotionale Belastungen oder schlechte Stimmungen in Gebäuden und Firmen führen bei Hochsensiblen schneller zu Reaktionen von Überforderung. Eigentlich brauchen sie Rückzug oder Erholung. Wenn diese Selbstschutzreaktion noch nicht eingeübt wurde, entwickeln sich in den Phasen von Übererregung unangenehme Empfindungen im Körper wie Druckgefühl auf den Magen, Schweißabsonderung, erhöhter Puls oder andere Körpersignale. Es scheint so zu sein, dass Hochsensible einen schwächeren Reizfilter als Normalsensible haben. Als Beispiel stellen Sie sich eine Party vor, auf der es verschiedene Kreise von Menschen gibt, die über unterschiedliche Dinge sprechen. Unser Nervensystem ist normalerweise in der Lage, sich auf eine konkrete Person oder Gruppe zu fokussieren und die Gesprächsinhalte der anderen automatisch auszufiltern. Das Umfeld wird in diesem Moment zu einem Rauschen. Mit einem verringerten Reizfilter fällt es zunehmend schwerer, diesen Fokus zu halten: Entweder drängen sich die anderen Reize ins Bewusstsein oder es fällt den Betroffenen schwer, überhaupt noch etwas Sinnvolles aus der überlagerten Informationsflut herauszufiltern. Dieses Thema verdeutlicht das Beispiel des Hörens besonders prägnant, es sind jedoch alle Sinneskanäle betroffen. Deshalb sind Situationen wie das Einkaufen in einem großen Shoppingcenter oder der Besuch eines Konzertes Quellen für Reizüberflutung von Hochsensiblen.

13. Welche Vor- und Nachteile hat eine hochsensible Wahrnehmung?

Anhand der Wahrnehmungskanäle lassen sich die Stärken und mögliche Schwächen von Hochsensiblen verdeutlichen. Mithilfe der Tabelle können Sie überprüfen, welche Stärken Sie in den verschiedenen Wahrnehmungsbereichen haben. Auch die Begabung für mehrere Kanäle ist möglich. Daraus ergeben sich wiederum neue Kombinationsmöglichkeiten. Die verstärkte Wahrnehmung kann zu unangenehmen Empfindungen führen, wie Sie in der dritten Spalte sehen. Unsere moderne Gesellschaft ist eine Quelle ständiger Reizüberflutung. Hochsensible fühlen sich durch den Lebensstil der Neuzeit zunehmend gestresst.

Kanal	Stärken	Schwächen
Sehen *Organ:* Augen	intuitives Verständnis für Farben, Formen, Harmonie, Sinn für Ästhetik, genaues Erkennen von visuellen Details, Kunstverständnis	Lichtempfindlichkeit, visuelle Überreizbarkeit, braucht eine Sonnenbrille bei hellem Licht
Hören und Sprechen *Organe:* Ohr & Mund	gutes oder absolutes Gehör, Rhythmusempfinden, Musikalität, gutes Sprachverständnis, hört feinste Nuancen, hört zwischen den Zeilen	geräuschempfindlich, Tinnitus, Hörsturz, Drehschwindel, reizüberflutet durch: Straßenlärm, Kino, laute Gespräche, Streit, Menschenansammlungen
Riechen, Schmecken *Organe:* Nase & Mund	differenziertes Riechen und Schmecken, Gefühl für gute Düfte, Gewürze, gutes Essen	geruchs- und geschmacksempfindlich, chemikaliensensibel

Kanal	Stärken	Schwächen
Tasten, Fühlen, Berühren *Organe:* Haut, Muskeln	differenzierte Wahrnehmung von Formen, Berührungsimpulsen, Oberflächen, Organen und Strukturen	berührungsempfindlich, temperaturempfindlich, mag keine kratzige Kleidung, enge Hosen
Körperbewusstsein, Bewegung *Organe:* Muskeln, Gleichgewichtssinn	differenzierte und bewusste Körperwahrnehmung, Bewegungsintelligenz, gute Koordination, Raumorientierung, gesundheitliches Frühwarnsystem	Hypochonder, nimmt kleinste Signale im Körper wahr, Schmerzempfindlichkeit (beim Zahnarzt, Spritzen, Operationen, Geburt), Neigung zu Allergien
Zwischenmenschliche Wahrnehmung Kombination mehrerer Kanäle & intuitives Erfassen, soziale Intelligenz	guter Zuhörer, starke Intuition, differenziertes und schnelles Erfassen nonverbaler Signale wie Körpersprache, Ausstrahlung, Stimmungszustand von anderen, Erspüren von Kraftorten	Wahrnehmung von Umweltbelastungen (z. B. Wasseradern), fühlt sich überflutet von den Gefühlen anderer Menschen, leidet mit anderen mit, leidet unter Ungerechtigkeit, Weltschmerz

14. Lässt sich die Geräuschempfindlichkeit bei Hochsensiblen abtrainieren?

Hochsensible berichten häufig über eine ausgeprägte Geräuschempfindlichkeit. Vielleicht fragen Sie sich von Zeit zu Zeit, was Sie tun sollen, wenn Ihnen alles zu laut wird? Das Innenohr ist das sensibelste Organ im Körper, es nimmt permanent Schwingungen aus dem Umfeld auf. Es ist mit einer besonders hohen Dichte von Nervenzellen ausgestattet. Anders als das Auge kann das Ohr nicht durch ein natürliches Verschließen des Körpers geschützt werden. Besonders in sozialen Situationen nehmen wir über das Hören Informationen über den Stimmungszustand unserer Mitmenschen auf. Der Befehlston eines Lehrers lässt uns aufhorchen, das lustige Lachen eines Kindes schenkt uns frohe Laune, die mürrischen Kommentare eines Verbitterten hinterlassen bei uns einen seltsamen Nachgeschmack. Wir reagieren alarmiert, wenn Wut und Aggression in einer Stimme mitschwingen. Oder wir fühlen uns sicher, sobald jemand ruhig und wohlwollend mit uns spricht. Lügt jemand, spüren wir eine feine Dissonanz in seinen Worten und können erahnen, dass etwas nicht stimmt. Beim Flirten geben uns die stimmlichen Signale des Gegenübers wichtige Hinweise. Am Stimmklang können wir erkennen, ob der potentielle Partner zu uns passt, wir fühlen uns durch bestimmte Tonklänge erotisch angezogen oder abgestoßen. Durch die permanente Bereitschaft zum „Scannen" der Umwelt nehmen Hochsensible überdurchschnittlich viele Informationen über das Ohr auf. Das kann schnell zur Reizüberflutung führen. Hinzu kommen Geräusche von Maschinen: Autos, Busse, LKWs, Züge, Straßenbahnen, Presslufthammer, Sirenengeräusche, Flugzeuge, Kopierer,

Fernseher, Radios, Spülmaschinen, Straßenreiniger, Müllabfuhr und Rettungshubschrauber. Wir sind in unserer modernen Zeit einem Übermaß von lauten Geräuschen ausgeliefert. In Discos und Kinos wird die Lautstärke enorm aufgedreht, was für Hochsensible die Grenze zum Schmerzerleben bedeutet. Innenohrerkrankungen wie Drehschwindel, Tinnitus, Hörsturz und Hyperakusie (Geräuschempfindlichkeit) nehmen rasant zu und tauchen meist im Zusammenhang mit Erschöpfung und Burnout in der zweiten Lebenshälfte auf. Deshalb ist es für Sie als Hochsensibler unerlässlich, Ihr Ohr durch das Tragen von Gehörschutz zu schonen. Sollten Sie eine deutlich sinkende Toleranzschwelle gegenüber Lärm bei sich beobachten, ist Alarmstufe Rot. Ein Abtrainieren der Geräuschempfindlichkeit ist nicht möglich! Es ist eher anzunehmen, dass sich die Geräuschsensibilität verstärkt, wenn Sie keine Schutzmaßnahmen ergreifen. Deshalb sollte das Tragen von Gehörschutz zu Ihren Routineabläufen gehören. Viele Hörgeräteakustiker bieten individuell angefertigte Ohrenschutzlösungen an. Nehmen Sie Ihr Ohr ernst, es warnt Sie, wenn Sie Ruhe und Rückzug brauchen. Besonders der Hörsturz ist ein ernstes Alarmzeichen, dass Sie über Ihre Grenzen gegangen sind.

Impulsfragen

1. Fühle ich mich in letzter Zeit von bestimmten Geräuschen besonders genervt?
2. Welche Lärmquellen gibt es in meinem Umfeld?
3. Wie kann ich mich besser vor Lärm schützen?
4. Hatte ich bereits einen Hörsturz, Drehschwindel oder andere Probleme mit dem Ohr? Was habe ich getan, um meine Gesundheit wiederherzustellen?

15. Gibt es so etwas wie ein optimales Erregungsniveau für Hochsensible?

Haben Sie schon einmal darüber nachgedacht, warum Sie bestimmte Situationen suchen und andere eher vermeiden? Alles hat mit der Reizverarbeitung im Nervensystem zu tun. Diese ist bei Hochsensiblen besonders speziell. Dazu betrachten Sie folgende Grafik. Auf einer Skala von 0 bis 100 sehen Sie die Intensität der Erregung des Nervensystems. Je weiter der Pfeil nach oben geht, umso höher ist das Erregungsniveau. Damit verbunden sind unterschiedliche Zustände, die wir subjektiv benennen können, wie zum Beispiel Langeweile oder Flow. Die Wellenkurven stellen Erregungsverläufe über die Zeit dar.

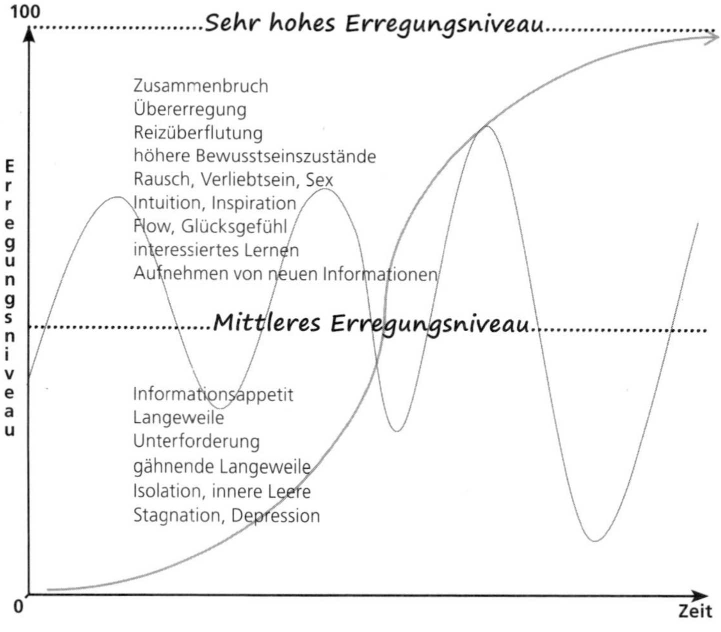

Das schmale Wohlfühlfenster zwischen Langeweile und Übererregung

Es scheint so zu sein, dass Hochsensible ein besonders schmales *Fenster* für ein mittleres Erregungsniveau haben, das sich zwischen *Langeweile* und *Übererregung* befindet. Das bedeutet, dass Situationen, die für Sie gerade noch anregend wirkten, schnell in ein Überforderungsgefühl umschlagen können. Dieses Phänomen wird durch Überstimulation verursacht. Die Schwelle zwischen angenehmer Erregung und Überstimulation kann bei HSPs schnell überschritten werden. Diese merkwürdige Erfahrung betrifft Sie besonders, wenn Sie zu den extrovertierten HSPs, den High Sensation Seekers oder zu den Hochbegabten gehören. Sie suchen neue Erfahrungen, um der Langeweile zu entfliehen. Stellen Sie sich zum Beispiel einen hochsensiblen Künstler vor, der sich nach Abwechslung sehnt und Inspiration durch Reisen ins Ausland sucht, nur um festzustellen, dass ihn die fremde Umgebung überanstrengt. Oder denken Sie an einen extrovertierten, hochsensiblen Außendienstmitarbeiter, der sich viele Termine macht oder neue Herausforderungen sucht, weil er sich sonst langweilt. Doch nach der Euphorie des Erfolgs fällt er in eine Erschöpfungsphase, weil sein Nervensystem zu viel Energie verbraucht hat. Besonders bei fehlenden Rückzugs- und Regenerationsmöglichkeiten macht sich dieses Phänomen bemerkbar. Es ist besonders bitter, wenn die Erschöpfung durch Tätigkeiten verursacht wird, die uns viel Spaß machen. Deshalb wollen wir HSPs uns dieser Tatsache oftmals nicht stellen bzw. sind uns die Zusammenhänge zunächst nicht bewusst.

Was bedeutet glücklich sein?

Unser Erleben von Glück fängt beim Zustand von *Flow* (1) an, in dem wir das Gefühl von Zeit und Raum verlieren, etwa beim Hören von Musik, beim Spazierengehen in der Natur, beim Malen, beim Sex und in anderen kreativen Tätigkeiten. Das Glücksgefühl kann sich noch bis zum *Rausch* steigern, z. B. bei sehr ekstatischen Zuständen wie akutem Verliebtsein.

Einheits- und Gipfelerfahrungen

Hochsensible sind aufgrund ihrer durchlässigen Wahrnehmung und ihrem „entgrenzten Ich" prädestiniert dafür, erweiterte Bewusstseinszustände zu erfahren. Dies kann unwillkürlich durch Naturerfahrungen, Musik und Kunst geschehen. Unser Körper ist aus sich selbst heraus in der Lage, höhere Bewusstseinszustände zu erzeugen. Dies lässt sich anhand von Gehirnströmen im Labor nachweisen. In alten Kulturen wurden seit Jahrtausenden verschiedenste Techniken entwickelt, um in höhere Bewusstseinsebenen vorzudringen. Dazu gehören insbesondere Yoga, Tanz, Trance, stundenlanges Trommeln, Obertonsingen, Fasten, der Aufenthalt in dunklen Höhlen oder die Einnahme von bewusstseinserweiternden Drogen. Diese Methoden wurden von Schamanen, Priestern und Orakeln verwendet, um Erkenntnisse zu sammeln oder Heilung für Hilfesuchende zu bewirken. Möchten Sie selbst traditionelle Verfahren kennenlernen? Besuchen Sie Gruppen, die von erfahrenen Personen geleitet werden. Sobald das normale Ich-Bewusstsein zurückgelassen wird, können Menschen Einblicke in höhere, kosmische Zusammenhänge erlangen und eine tiefgreifende Veränderung in ihrer eigenen Persönlichkeit erfahren. In diesen Momenten verlieren sie die gewohnte Orientierung, Zeitlosigkeit wird erfahrbar. Der Bezug zum Körper kann sich vollständig verändern. Dies geschieht, wenn das Bewusstsein in den nonlokalen Zustand eintritt. In diesen Räumen sind sie Beobachter, schwebendes Gewahrsein, frei und flexibel. Sie tauchen in den Makrokosmos des Universums ein oder in den Mikrokosmos der Quantenströme jenseits aller Materie. Viele Menschen werden in diesen Augenblicken von unendlicher Liebe durchströmt und erhaschen einen Blick darauf, was sie nach dem physischen Ableben erwarten wird. Sie finden Antworten auf ihre Fragen und Inspirationen für Kunst und Wissenschaft.

Rückkehr in den alltäglichen Bewusstseinszustand

Nach einem Gipfel- oder Einheitserlebnis fällt es uns oft schwer, wieder zurück in den Alltag einzutauchen. Für Hochsensible ist es wichtig, sich regelmäßig zu erden, Sport zu treiben oder sich durch Gartenarbeit mit der Natur zu verbinden. Diese Tätigkeiten sind hilfreich, um wieder alltagstauglich zu werden. Unvermutet lauert irgendwo nach solchen Höhenflügen die *Übererregung*. Wir fühlen uns fertig, überdreht oder einfach nur erschöpft. Man kann diese Phasen bei erfolgreichen Menschen beobachten, die längere Zeit im Flow und Erfolg leben und danach in eine Erschöpfungsphase geraten, obwohl sie die ganze Zeit davor glücklich und produktiv waren. So holt sich der hochsensible Körper seine Ruhepausen zurück. Das Ganze können Sie sich wie eine Wellenbewegung vorstellen.

Die Suche nach der optimalen Erregungskurve

Oft genug überfordern wir uns selbst in dem Versuch, der Langeweile zu entfliehen, indem wir uns in unserer Arbeit immer wieder neu erfinden wollen. So stressen wir uns nur, ohne es zu bemerken. Viele Konflikte am Arbeitsplatz und in Beziehungen haben mit dem unterschiedlichen Erregungsniveau von Menschen zu tun. Ihr eigenes Fenster *optimaler Erregung* zu kennen und die Warnsignale zu wissen, die den Übergang von Flow zu Übererregung kennzeichnen, wird

Ihnen dabei helfen, bewusster zwischen diesen unterschiedlichen Zuständen hin und her zu surfen. Je mehr Sie es schaffen, Schwankungen von einem Extrem ins andere zu vermeiden, umso stabiler werden Sie sich fühlen. *Kicksucher* wie die High Sensation Seekers werden der Versuchung, höhere Erregungszustände zu erleben, kaum widerstehen können. Durch den Rausch intensiver Erfahrungen werden, ähnlich wie beim Drogenkonsum, viele Neurotransmitter verbraucht, weshalb irgendwann die Phase der inneren Leere kommen wird. So wie Ikarus, der zu nah an die Sonne geflogen ist, stürzen wir nach intensiven Höhenflügen wieder ab. Bei weniger ausgeprägten Erregungskurven bedeutet es, dass wir zwischen Phasen der Langeweile und Überforderung hin- und herpendeln.

Unterschiedliche Bedürfnisse

Deutlich unterscheidbar werden Erregungsmuster, wenn wir mit Menschen zusammenleben und -arbeiten, die unterschiedlich starke Stimuli brauchen, um ihr optimales Erregungsniveau zu erreichen. Der eine braucht sich nur an Blumen und Düften zu berauschen, während der andere Hardrockmusik hört, dazu Kaffee trinkt und eine Zigarette raucht. Viele Hochsensible fühlen sich durch Kaffee überdreht und bevorzugen feinere Stimulanzien wie grünen Tee. Oder denken Sie an Situationen in Beziehungen. Vielleicht suchen Sie im Urlaub nach einem lauschigen Plätzchen am Meer mit Blick in die Ferne, während Ihr (nicht hochsensibler) Partner die nächste Großstadt besuchen will, um Sie dort von einem Museum in die nächste Bar zu schleppen. Ganz schnell sind Konflikte vorprogrammiert. Auch die Gratwanderung im Sex vom *Flow* zur *Überstimulation* ist bei Hochsensiblen besonders schmal. Da sich HSPs durch Kunst, seelische Innigkeit und geistigen Austausch intensiv mit dem Partner verbunden fühlen, kennen sie zahlreiche subtile Ebenen der Intimität. Allzu starke körperliche Stimulation kann in ein unangenehmes Gefühl umschlagen, weshalb Hochsensible in der Sexualität eher feinere Berührungen mögen. Aus dieser Besonderheit können Partnerschaftsprobleme entstehen, wenn beide Partner unterschiedliche Bedürfnisse haben.

Finden Sie eine Balance zwischen höheren Erregungszuständen und Entspannung!

Seien Sie sich bewusst, dass jeder Mensch in der Grafik andere Umgebungen und Tätigkeiten eintragen wird, um zu unterschiedlichen Zuständen in seinem Erregungsniveau zu gelangen. Bedenken Sie, dass Sie als Hochsensibler regelmäßige Ruhephasen benötigen, um Ihre Erfahrungen zu verarbeiten. Besonders wenn Sie die Tätigkeiten lieben und genießen, die Sie in höhere Erregungszustände führen, planen Sie immer Pausen ein! Was wir aus dieser Grafik lernen können, ist der bewusste Umgang mit unseren natürlichen Körperrhythmen. Das wechselnde Erregungsniveau ist vergleichbar mit unserem Schlaf- und Wachrhythmus. So wie wir abends schlafen gehen und zur Ruhe kommen, durchläuft auch unser Nervensystem Rhythmen, in denen es aktiver oder entspannter ist. Haben wir einmal gelernt, mit diesen Wellenbewegungen mitzuschwimmen und unseren Körper nicht ständig künstlich aufzuputschen, kann sich das Nervensystem in seinem natürlichen Zyklus selbst regulieren. Durch das Trainieren von Entspannungstechniken können Sie einen positiven Einfluss auf die Regulationsfähigkeit Ihres Nervensystems nehmen.

Impulsfragen

1. Welche Stimulationen suche ich, um in einen angenehmen Zustand von Flow zu geraten?
2. Welche Techniken führen mich in höhere Bewusstseinszustände?
3. In welchen Momenten habe ich erlebt, dass ich in die Überreizung hineinrutsche? Wie kann ich mich schützen, um mich nicht zu überfordern?
4. Welche Körpersignale zeigen mir, dass ich übererregt bin?
5. Welche von mir geliebten Tätigkeiten haben mich zur Erschöpfung gebracht? Wie kann ich mehr Rücksicht auf meine hochsensible Veranlagung nehmen?
6. Welche Impulse bevorzugt mein Partner / meine Partnerin, um sein / ihr optimales Erregungsniveau zu finden? Gibt es unterschiedliche Bedürfnisse?
7. Welche Entspannungsmethoden haben mir am besten geholfen, um mich bei Übererregung wieder zu beruhigen?
8. Welche Situationen langweilen mich? Wie versuche ich, der Langeweile zu entfliehen?

16. Sind Hochsensible empathischer als der Durchschnitt?

Empathie kann unseren Planeten retten – ein renommierter Wissenschaftler meldet sich zu Wort

In einem weltweit für Aufsehen sorgenden Interview sprach der Astrophysiker Stephen Hawking im Februar 2015 über Empathie als Schlüssel zum Überleben der Menschheit. Das Magazin *The Independent* (1) zitierte das Genie mit folgenden Aussagen: Er befürchte, dass *„Aggression die menschliche Zivilisation zerstören wird.“* Hawking äußerte sich besorgt über die Zukunft der Menschheit. Die menschliche Qualität, die er am ehesten verstärken würde, sei Empathie.

Was ist Empathie?

Hochsensible haben eine ausgeprägte Empathiefähigkeit. Diese versetzt sie in die Lage nachzuempfinden, was andere fühlen. Bei HSPs erstreckt sich diese Fähigkeit auf Menschen und Tiere. Dabei sind sie unmittelbar betroffen, als würden sie selbst das erleben, was ihr Gegenüber empfindet. Hochsensible sind geradezu Spezialisten darin, sich in andere Menschen hineinzuversetzen. Die Neurowissenschaftler haben mit der Entdeckung der „Spiegelneuronen“ herausgefunden, dass deren Aktivität tatsächlich etwas darüber aussagt, wie empathisch eine Person ist. Sie können Empathie bei sich selbst beobachten, wenn Sie den Eindruck haben, durch Erzählungen anderer Personen deren Gefühle nachzuempfinden und zu verstehen. Stellen Sie sich vor, Sie sehen einen Film und sind plötzlich emotional ganz nah am Geschehen dran, obwohl Sie wissen, dass es nur ein Film ist. Empathie bedeutet auch, die verborgenen Motivationen von Handlungen anderer Personen nachvollziehen zu können. Dies ist besonders wertvoll im Umgang mit Konfliktsituationen. Hochsensible sind in der Lage, auch negative Reaktionen wie Wut und Vorwürfe empathisch zu interpretieren und den Leidensdruck ihres Konfliktpartners dahinter wahrzunehmen. Empathie macht Menschen hilfsbereiter. Deshalb verspüren viele Hochsensible in sich den Wunsch, Schwächeren zu helfen. Sie engagieren sich häufig für Tierschutz, Kinder, behinderte oder in Not geratene Menschen. Sie tun dies, weil sie unmittelbar das Leid anderer mitfühlen und das Helfen ihnen ein gutes Gefühl vermittelt.

Mitgefühl mit Tieren

Hochsensible haben ein Herz für Tiere. Durch ihre ausgeprägte Empathiefähigkeit fühlen sie sich auf besondere Weise zu ihnen hingezogen. HSPs spüren genau, wie es Tieren geht und was sie brauchen. Da HSPs alles gründlich durchdenken und das Leid der *Nutztiere* spüren, entscheiden sich viele von ihnen, Vegetarier oder Veganer zu werden. Sie fühlen sich verantwortlich und wollen helfen. Deshalb übernehmen sie gern Patenschaften, etwa für Tiere aus dem Tierheim, oder spenden Geld für Tierschutzorganisationen. Wenn Hochsensible Haustiere haben, werden diese zu wichtigen Familienmitgliedern, die in einem engen Austausch mit den Menschen stehen. Auf der Basis von Empathie kann eine gelungene *Tierkommunikation* entstehen. Die Tiere senden klare Signale mit Hilfe ihrer Körpersprache, des Ausdrucks in ihren Augen und durch ihre Laute. Ein hochsensibler Mensch wird mit Aufmerksamkeit darauf eingehen. Er erkennt, dass Tiere, genau wie wir Menschen, Emotionen verspüren und eine Bindung zu uns aufbauen. Hochsensible können mit Tieren eine spirituelle Verbindung eingehen. Auch die Ureinwohner Amerikas pflegten Kontakt zu ihren *Krafttieren* und verbanden sich bewusst mit deren Qualitäten. Hochsensible, die versuchen, sich in konventionellen Kreisen der Zucht und Tierhaltung zu bewegen, verspüren eine Abscheu gegenüber den üblichen Praktiken. Vielfach werden Tiere mit Zwang in unnatürlichen Lebensräumen gehalten. Dies kann Pferde in einem Reitstall betreffen, Vögel in Käfigen und die bereits erwähnten Nutztiere. Wenn HSPs mit diesen Härten konfrontiert werden, versuchen sie, ihre Mitmenschen zu mehr Mitgefühl zu bewegen. Sie möchten die Herzen für einen neuen Blick auf die Tiere öffnen und geben wertvolle Impulse für einen bewussteren Umgang mit ihnen.

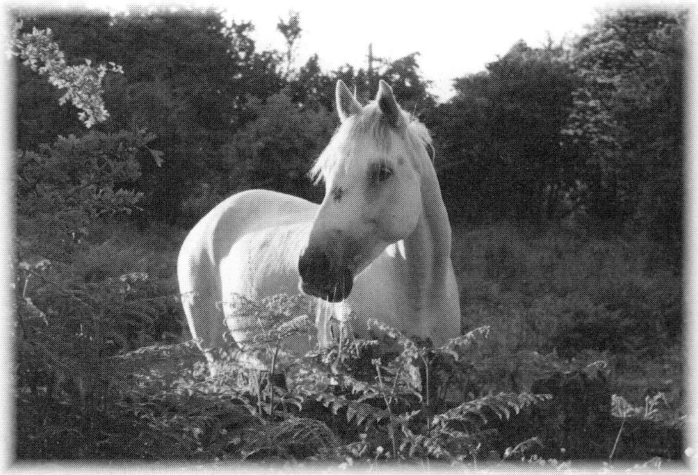

Hochempathie

Es scheint innerhalb der Gruppe von Hochsensiblen noch Steigerungsmöglichkeiten zu geben, was die Empathiefähigkeit betrifft. In ihrer stärksten Ausprägung könnte man von HOCHEMPATHEN sprechen. Ich habe diesen Begriff erstmals in einem Onlineartikel der Heilpraktikerin Randi Hausmann (2) gelesen. Bei Hochempathen kann das Mitempfinden sogar globale Ereignisse einschließen. Sie fühlen zum Beispiel das Leid der Menschen in einem fernen Land, in dem gerade eine Naturkatastrophe geschehen ist. Doch darin liegt eine Chance, um in der Welt wirksam zu werden. An dem großen Trend der vegetarischen Ernährung können wir beispielsweise erste Auswirkungen einer Minderheit auf die gesamte Gesellschaft erkennen. Hochsensible sind sehr idealistisch veranlagt. Sie möchten die Welt verbessern, heilen und den Schwachen helfen. Dies wird durch ihre empathische Veranlagung verursacht.

Test: Sind Sie ein Hochempath?

1. Sie fühlen unmittelbar und direkt, wie es Ihrem Gegenüber geht.
2. Auch wenn Sie nicht darüber nachdenken, schnappen Sie Gefühle und Gedanken scheinbar telepathisch aus Ihrem Umfeld auf.
3. Sie verabscheuen Gewalt, egal ob im Film oder im realen Leben.
4. Sie können kaum noch Nachrichten schauen, weil Sie das aufwühlt.

5. Sie sind Vegetarier / Veganer, weil Sie das Leid der Tiere unerträglich finden.
6. Sie haben das tiefe Bedürfnis, Tiere, Kinder und die Natur zu schützen.
7. Wenn jemand lügt, spüren Sie das sofort. Man kann Sie nicht an der Nase herumführen.
8. Sie haben eine sehr gute Menschenkenntnis und können Personen nach einer kurzen Begegnung oder einem Blick einschätzen.
9. Sie fühlen sich tief verbunden mit allem, was lebt. Durch dramatische globale Ereignisse erleben Sie Phasen von Weltschmerz.
10. Sie haben die Fähigkeit, den Charakter eines Menschen am Foto zu erspüren.
11. Sie sind ein begnadeter Berater, Coach, Therapeut, Masseur, Heiler oder Heilpraktiker, weil Sie genau spüren, was Ihr Klient braucht.
12. Durch Ihr großes Einfühlungsvermögen ziehen Sie Personen an, die Sie als Mülleimer missbrauchen möchten, um ihre Sorgen bei Ihnen abzuladen.
13. Im Zusammenleben mit anderen kann es geschehen, dass Sie die körperlichen Symptome (Schmerzen, Befindlichkeitsstörungen) Ihres Partners, Ihrer Klienten körperlich mitempfinden.
14. Sie können Stimmungen in Räumen, an Plätzen, in Firmen und in der Natur (Wasseradern, Kraftplätze, Kriegsschauplätze) unmittelbar erspüren.
15. Menschenansammlungen wirken belastend, da dort zu viele Informationen, Energien, Gefühle und Gedanken auf Sie einwirken.

16. Sie fühlen sich schneller erschöpft, weil Sie so viele Energien und Informationen von außen verarbeiten müssen.
17. Das vegetative Nervensystem kann überreagieren. Dabei kann besonders das Nervengeflecht im Solarplexus betroffen sein (Krämpfe, Schmerzen, Druck).
18. Sie fühlen sich außerordentlich angezogen von schöner Kunst und lieben es, sich künstlerisch auszudrücken.
19. Weil Sie sich mit allem verbunden fühlen, empfinden Sie eine tiefgehende, überreligiöse Spiritualität.
20. Sie haben ein vielschichtiges Innenleben, intensive Träume und Phantasie. In diesen inneren Welten fühlen Sie sich „zu Hause".
21. Sie streben nach einem authentischen Leben und suchen nach Wahrheit. Sie können sich nur schlecht verbiegen und sind auf der Suche nach Ihrer Berufung.

Therapeutische Berufe: für Hochempathen ideal

Eine sehr ausgeprägte Empathie zu haben ist die beste Voraussetzung, um einen therapeutischen Beruf auszuüben. Besonders die Arbeit mit Hilfsbedürftigen, Kindern und Tieren liegt Hochempathen im Blut. Überall dort, wo Therapeuten ohne Sprache ihre Schützlinge verstehen müssen, sind sie effektive Profis. Hochempathen sind in der Lage, genauestens zu erspüren, wie es ihren Klienten geht und was sie brauchen. Aufgrund der intensiven Wahrheitssuche arbeiten sie häufig selbständig, da sie ungern Kompromisse eingehen und Machtkämpfe verabscheuen, die sich in vielen Unternehmen abspielen. Meist verfolgen sie eigene berufliche Projekte, in denen sie Pionierarbeit leisten. Sie gehen intuitiv vor, weshalb es ihnen schwerfallen kann zu erklären, wie sie zu ihren Erkenntnissen im Therapieverlauf kommen. Sie fühlen es einfach. Viele Hochempathen versuchen, ruhiger zu treten, sobald sie älter werden. Wenn sie bereits viele Jahre intensiv therapeutisch gearbeitet haben, kann es sein, dass sich ein großer Rückzugswunsch einstellt, da sie Zeit brauchen, ihre Erlebnisse zu verarbeiten. Sollte das auch auf Sie zutreffen, interpretieren Sie Ihren Wunsch nach Rückzug nicht als ein Versagen, sondern als einen gesunden Impuls der Selbstfürsorge. Wie ein Rennpferd, das viele Jahre Höchstleistung erbracht hat, brauchen hochempathische Menschen längere Zeiten der Ruhe, um sich zu erholen. Im Kontakt mit Pflanzen, Bäumen und Tieren regenerieren sie sich. In dieser Phase können sie zu exzellenten Lehrern und Ausbildern werden, die ihr Wissen an eine neue Generation weitergeben.

Hochempathen als Energietankstelle für chronische Jammerer

Unbewusste Hochempathen können in der ersten Lebenshälfte und weit darüber hinaus Menschen anziehen, die sie als *Energietankstelle* missbrauchen wollen. Solche Personen befinden sich in einem Zustand, den ich als *Opferbewusstsein* bezeichnen würde. *Chronische Opfer* jammern gern. Sie leiden und brauchen jemanden, der ihnen zuhört, Tipps gibt und sie in Tiefphasen wieder auffängt. Der hochempathische Hochsensible spürt das Leid seines Gegenübers und versucht natürlich zu helfen. In dem Moment fühlt sich der Leidende besser. Doch sobald es darum geht, etwas in seinem eigenen Leben zu verändern, einen Konflikt zu lösen oder sich aus einer destruktiven Beziehung zu befreien, wird der *chronische*

Jammerer einen Rückzug machen, weil es *unmöglich* sei, aus dieser Situation zu entfliehen. Mit einer vorhersehbaren Regelmäßigkeit ruft er wieder beim Hochempathen an, steht weinend vor der Tür und braucht *zum hundertsten Mal* Hilfe. Im Grunde suchen diese Menschen nur jemanden, der ihnen Energie gibt. Solange sie diese lebensnotwendige Energiedusche erhalten, wirken sie im ersten Moment stabiler, nur das ist nicht von Dauer. Es vergeht eine gewisse Zeit, um diesen Kreislauf zu durchschauen, doch bis dahin kann es zu spät sein. Unsere Energie ist in diesem Fass ohne Boden schon versickert. Während der andere sich zwischenzeitlich stabilisiert, fühlt sich der Hochempath zunehmend schwächer. Meistens wird diese Dysbalance zu spät erkannt. Setzt man sich endlich zur Wehr und zeigt dem *Energiezieher* eine Grenze, wird dieser empört reagieren. So im Stich gelassen zu werden ist eine enorme Kränkung und löst beim *Opfer* eine Panikreaktion aus, denn die Energietankstelle hat nun geschlossen! Bereiten Sie sich darauf vor, dass Sie von dieser Person womöglich nichts mehr hören werden, und machen Sie sich auf Vorwürfe gefasst. Sobald Sie diese Phase der Ablösung durchgestanden haben, können Sie aufatmen und beginnen, Ihr Energiedefizit wieder aufzufüllen, indem Sie in die Natur gehen und dort selbst erst einmal wieder auftanken.

Impulsfragen

1. Welche positiven Effekte hat meine empathische Veranlagung in meinem Berufs- und Privatleben?
2. Welche negativen Effekte hat meine empathische Veranlagung in meinem Berufs- und Privatleben?
3. Bin ich ein Hochempath?

4. Gibt es in meinem Umfeld einen oder mehrere *Energiezieher*, die meine Energie (miss)brauchen? Wie kann ich mich besser abgrenzen und schützen?
5. Was hilft mir am meisten, um meinen Weltschmerz zu lindern?
6. Gibt es in meinem Umfeld andere hochempathische Menschen? Fühle ich mich diesen nah? Was kann ich von außen bei diesen Menschen beobachten? Was möchte ich ihnen sagen?
7. Welche künstlerischen Ausdrucksmöglichkeiten helfen mir besonders, meine vielen Eindrücke zu verarbeiten?
8. Welche empathische Verbindung habe ich zu Tieren?
9. Welche Plätze in der Natur laden mich wieder auf?

17. Wie erkenne ich Menschen ohne Empathie?

Hochsensible neigen dazu, anderen Personen dieselben Fähigkeiten im Bereich der Sozialkompetenz wie sich selbst zuzuschreiben. Dazu habe ich in Frage Nr. 9 bereits ausführlich geantwortet. Solche Annahmen sind naiv und können zu leidvollen Erfahrungen in Beziehungen führen. Solange das Selbstwertgefühl eines Hochsensiblen geschwächt und unsicher ist, wird er bei sich selbst die „Schuld" suchen, wenn ihn andere schlecht behandeln. In spirituellen Kreisen wird das „Resonanzprinzip" in meinen Augen für solche Situationen überstrapaziert. Demnach scheint es so zu sein, dass wir Erfahrungen anziehen, die etwas mit uns selbst zu tun haben. Hochsensible suggerieren sich in ausbeuterischen Beziehungen meist, dass sie dabei etwas lernen oder den anderen „retten und heilen" können. Doch das ist eine Illusion.

Nur der klare Blick auf die Tatsachen kann in einem solchen Fall weiterhelfen. Die Lernaufgabe besteht meiner Meinung nach darin, sich aus destruktiven Beziehungen zu befreien und Abgrenzung zu üben. In Wahrheit können wir niemanden ändern. Tatsächlich verfügen nicht alle Menschen über Empathie oder sind in dieser Hinsicht deutlich eingeschränkt.

Wenn Sie in Beziehungen zu Freunden, Verwandten oder Arbeitskollegen sehr leiden, fragen Sie sich, ob folgende Punkte auf die Person zutreffen, durch die Sie sich schlecht fühlen:
- sprachgewandter Blender mit Charme, charismatisches oder dominantes Auftreten
- ein starkes Streben nach der Befriedigung eigener Bedürfnisse
- selbstverliebtes Verhalten
- braucht viel Anerkennung
- Unfähigkeit, Kritik anzunehmen
- pathologisches, gewissenloses Lügen (auch wenn die Wahrheit ans Licht gekommen ist)
- manipulatives Verhalten, andere für eigene Zwecke ausnutzen
- der abrupte Wechsel von Freund zu Feind
- Bildung von Allianzen mit anderen Personen für Intrigen
- das Fehlen von Schuldbewusstsein oder schlechtem Gewissen
- oberflächliche Gefühle
- Gefühlskälte in Situationen, die Mitgefühl erfordern würden
- mangelnde Bereitschaft oder Fähigkeit, Verantwortung für das eigene Handeln zu übernehmen (Schuldzuweisung an andere)
- Entscheidungen werden anhand von Geld, Zahlen, größe-

ren Zielen, Fakten und „Ausgleich“ getroffen anstatt auf Basis von Menschlichkeit, Mitgefühl, Fairness und Ethik
- Meister darin, anderen etwas zu suggerieren oder sie bei Entscheidungen zu beeinflussen
- Emotionen anhand des Gesichtsausdrucks nicht erkennen
- das emotionale Leid anderer Personen nicht erkennen
- die Unfähigkeit, eigene Gefühle wahrzunehmen und zu benennen

Empathiemangel wird als Symptom in der Psychologie besonders mit folgenden Diagnosen in Zusammenhang gebracht: Alexithymie (Gefühlsblindheit), Narzisstische Persönlichkeitsstörung (1), Soziopathie bzw. Psychopathie (2), Klassischer Autismus, Asperger-Autismus und andere Persönlichkeitsstörungen. Eine genaue Zuordnung der Symptome von der Liste zu einem dieser Störungsbilder wird nur Experten möglich sein. Wenn sich Hochsensible in destruktiven Beziehungen verfangen haben, ist die Hilfe eines erfahrenen Therapeuten notwendig, um den rettenden Fallschirm zu öffnen. Menschen mit Persönlichkeitsstörungen sind sich dessen oft nicht bewusst. Sie wollen anderen die Verantwortung für Probleme innerhalb der Beziehung geben. Aufgrund ihrer Anfälligkeit für Schuldgefühle sind Hochsensible in solchen Konstellationen diejenigen, die versuchen, etwas zu retten. Die Aussicht auf Erfolg ist dabei sehr gering. Je negativer die Spirale innerhalb einer Beziehung ist, umso wahrscheinlicher ist eine tieferliegende Dynamik die Ursache.

Impulsfragen

1. Gibt es Personen in meinem Umfeld, die ständig auf meinen Gefühlen herumtreten?
2. Von welchen Arbeitskollegen oder Vorgesetzten fühle ich mich ausgenutzt und manipuliert?
3. In welchen Beziehungen sollte ich mich besser schützen?
4. Welche Personen schaden mir so sehr, dass ich besser den Kontakt abbreche?
5. Neige ich dazu, andere Menschen verändern zu wollen, die sich schon seit Jahren immer gleich verhalten und mir wehtun?

18. Was bedeutet Synästhesie?

Ein Teil der Hochsensiblen erlebt synästhetische Wahrnehmungsphänomene. Das Wort Synästhesie (1) leitet sich aus dem Griechischen ab und setzt sich zusammen aus „syn“, was „zusammen“ bedeutet, und „aisthesis“, was „Empfinden“ bedeutet. Im Englischen spricht man von „crossmodality“. Ein Synästhetiker verfügt von Kindheit an über eine erweiterte Wahrnehmung, die verschiedenste Sinneskanäle individuell miteinander kombiniert. Am häufigsten tritt die Vermischung von Zahlen und Buchstaben mit Farben auf. Synästhetiker könnten zum Beispiel die Zahl 7 als blau oder die 12 als orange-gelb empfinden. Beim Hören von Musik oder bestimmten Musikinstrumenten erleben sie individuelle Farbbilder, die sich räumlich z. B. als farbige Spirale, Bogen oder in Form bestimmter Oberflächen zeigen können. Auch die assoziative Vermischung von Klängen und Gefühlen ist möglich. Wenn Sie das jetzt lesen und denken: *„Das ist doch ganz normal“*, gehören Sie wahrscheinlich zur Gruppe der Synästhetiker. Tatsächlich gibt es nicht viele Menschen, die diese besondere Form der Wahrnehmung haben. Wenn Sie unsicher sind, können Sie einen Test machen. Nehmen Sie 10 Blätter weißes Papier und schreiben Sie darauf die Zahlen von 1 bis 10. Zeichnen Sie auf der Rückseite das assoziierte Bild. Legen Sie die Blätter weg und wiederholen Sie den Test drei Wochen später noch einmal. Vergleichen Sie die Ergebnisse. Sollten Sie mehr als 70 Prozent Übereinstimmung der Bilder haben, könnten Sie ein Synästhetiker sein. Die Verknüpfung mit Bildern ist bei Synästhetikern konstant, das heißt, sie verändert sich über die Jahre nicht. Berühmte Gedächtniskünstler trainieren die Kombination von Bildern und Zahlen ganz bewusst, um sich lange Zahlenkolonnen zu merken. Zum Beispiel steht eine Hand mit fünf Fingern für die Zahl Fünf oder die Zahl Sechs wird durch einen Würfel repräsentiert. Durch die Verknüpfung verschiedener Sinneskanäle kann eine bessere Gedächtnisleistung erbracht werden. Viele Synästhetiker sind hochkreativ und arbeiten als Musiker oder Maler. Die Verschmelzung unterschiedlicher Sinneskanäle wird durch das limbische System im Zentrum des Gehirns verarbeitet. Die Wissenschaft geht von einer vererbten Veranlagung aus. In Untersuchungen waren überwiegend Frauen (70 bis 80 Prozent) synästhetisch veranlagt und Linkshänder. Es gibt unterschiedliche Formen der Synästhesie. Dabei können beliebige Sinneskanäle miteinander kombiniert sein. Vielleicht ist das Aurasehen auch eine Spielart der Synästhesie? Durch die Kombination von Farben und Gesichtern kann das menschliche Gehirn eine Aura im Bewusstsein erzeugen, was dem Ganzen das Unerklärliche nimmt. Vielmehr könnten wir diese Phänomene als seltene, natürliche Begabung betrachten, die für Synästhetiker ganz normal sind.

Graphemische Synästhesie

- Buchstaben und Zahlen werden farbig wahrgenommen
- Notenzeichen werden farbig gesehen
- Zeiträume wie Tage oder Wochen werden farbig wahrgenommen

Coloured hearing

- Musik wird farbig wahrgenommen
- Geräusche werden farbig wahrgenommen
- beim Lesen werden Melodien wahrgenommen

Olfaktorische Synästhesie

- Geschmack wird farbig wahrgenommen
- Gerüche werden farbig wahrgenommen

Synästhetische Aura, Aurasehen

- Personen werden farbig wahrgenommen

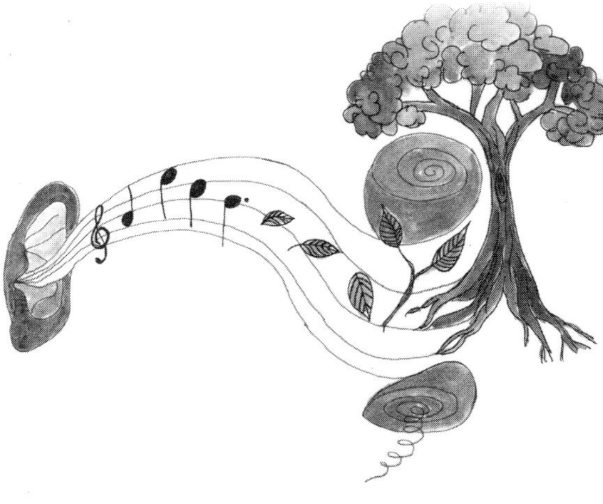

Affirmationen zur hochsensiblen Wahrnehmung

- Ich vertraue meiner Wahrnehmung.
- Meine Wahrnehmung ist so klar und rein wie ein Kristall.
- Ich bin dankbar für meine differenzierte und feine Wahrnehmung.
- Ich achte und schütze mein Gehör als meinen wichtigsten Sensor.
- Ich achte meine Bedürfnisse.
- Ich darf andere Bedürfnisse als mein Umfeld haben.
- Ich erlaube mir, mich in Phasen von Erschöpfung zurückzuziehen und zu erholen.
- Ich achte und liebe meinen hochsensiblen Körper.
- Mein Körper ist der Tempel meiner Seele.
- Ich bin dankbar für meine empathische Begabung.
- Mein Mitgefühl für alle Lebewesen macht mich menschlich.
- Ich feiere die Schönheit des Lebens.
- Mein Selbstmitgefühl ist genauso wichtig wie die Empathie für andere.
- Ich darf mich abgrenzen, um anderen ihren eigenen Weg zur Kraft zu zeigen.

HOCHSENSIBLE UND IHR GEFÜHLSLEBEN

III.

19. Fühlen Hochsensible intensiver?

Das reiche Gefühlsleben Hochsensibler

Ja, das Gefühlsleben von Hochsensiblen ist besonders ausgeprägt! Aufgrund ihrer höheren Erregungsbereitschaft fühlen sie intensiver und brauchen länger Zeit, um emotionale Aufregung zu verarbeiten. Hochsensible sind näher am Wasser gebaut und fühlen sich durch Filme, Musik und Kunst tief berührt. Das reichhaltige Gefühlsleben ist ein wunderbares Geschenk und keine Bürde. Leider ist unsere Gesellschaft noch immer gefühlsmuffelig und viele haben Angst vor Gefühlen. Freuen Sie sich über Ihr vielschichtiges Innenleben und über die Lebendigkeit, die daraus entsteht. Gefühle machen uns menschlich, berührbar und sie sind ein wunderbarer Indikator für soziale Situationen. Gefühlsregungen senden uns Botschaften, die uns wie ein innerer Kompass dabei helfen können, durchs Leben zu navigieren. Dies gelingt am besten, wenn belastende Gefühle erlöst werden und wir in der Lage sind, frei und flexibel mit den aktuellen Geschehnissen mitzuschwingen, anstatt wie programmiert immer gleich auf Reize zu reagieren. Besonders künstlerisch veranlagte HSPs können sich durch Farben, Musik oder das Rauschen von Wind und Wasser in tranceartige Zustände versetzen. Sie gleiten in ihre inneren Phantasiewelten hinein und empfangen Inspirationen, die sie künstlerisch ausdrücken: durch Malen, Singen, Komponieren, Schauspiel oder kreatives Gestalten. Gefühle sind bei Hochsensiblen an empathische Phänomene geknüpft. Sie spüren sehr genau, wie es Menschen und Tieren geht. Deshalb sind sie beeinflussbar durch die Stimmungen anderer Personen aus ihrem Umfeld. Der Kontakt mit Menschen, die emotional unausgeglichen sind, kann ihr emotionales Wohlbefinden beeinträchtigen. Diese Übererregung wird mit der Zeit abklingen. Einen gewissen Abstand zu den Aufregungen des Alltags zu finden hilft Hochsensiblen dabei, ihre Gedanken und Gefühle zu sortieren.

Unterdrückte Gefühle bei Hochsensiblen

Kinder, deren emotionaler Ausdruck durch Erziehung unterdrückt wurde, entwickeln Strategien, um die eigenen Gefühle zu verbergen. Die Befreiung von angestauten Emotionen ist für Sie als Hochsensibler wichtig, da Sie von Natur aus veranlagt sind, intensiv zu fühlen. Unter einer depressiven Entwicklung liegen Gefühle von Wut und Trauer verborgen, die Ihnen dabei helfen möchten, sich gegen etwas zu wehren oder Vergangenes loszulassen. Unterdrückte Gefühle können in eine Sackgasse führen.

Körpertherapie als Brücke zu verschütteten Gefühlen

Mit Hilfe therapeutischer Unterstützung können Hochsensible die rettende Ausfahrt zur Lebendigkeit wiederfinden. Dazu gehören vor allem Körpertherapien wie Atemtherapie (Rebirthing, Afa-Atemtherapie, holotropes Atmen), Kunsttherapie, Somatic Experience oder Bioenergetik. Da Hochsensible intensive Gefühle erleben, kann die Begleitung durch einen erfahrenen Therapeuten sinnvoll sein, um das Vertrauen in die eigenen Gefühlsregungen wiederzufinden. Vielfach werden Emotionen unterdrückt, weil wir als Kinder nicht gelernt haben oder nicht die Erlaubnis bekamen, unsere Gefühle vollständig zu Ende zu fühlen. Durch eine Wiederbelebung des Gefühlshaushaltes kann sich zum Beispiel Wut zeigen. Mit Hilfe dieses Ärgers können wir die Kraft finden, uns aus Situationen zu befreien, die uns nicht guttun. Wir werden uns besser abgrenzen können, wenn wir diese intensiven Emotionen zulassen. Solange wir eine Maske tragen, sind wir manipulierbar und nicht im Kontakt mit der eigenen Wahrheit. Trauer wird meist unterdrückt, weil wir glauben, dieses Gefühl nicht aushalten zu können. Der Verlust von Familienmitgliedern oder das Scheitern von Beziehungen kann eine massive Trauer auslösen. Mit dem Unterdrücken der Trauer handeln wir uns nur neue Probleme ein, auf die wir nicht vorbereitet sind. Wir verlieren unser Gefühl von Lebendigkeit. Wer nicht mehr weint, kann sich auch nicht mehr freuen. Deshalb sprechen Depressive von einer inneren Leere und dem Abhandenkommen jeglicher Emotionen. So weit dürfen Sie es nicht kommen lassen! Sobald wir die Erfahrung machen, dass es absolut sicher ist, wieder zu fühlen, werden unsere Gefühlszustände zu wertvollen Lebensbegleitern. Wir erleben sie nicht mehr als störend, sondern als Helfer und Wegweiser auf unserem Lebenspfad. Gefühle sind unsere wertvollen Freunde. Sie helfen uns, mit der inneren Stimme in Kontakt zu bleiben und unser wahres Wesen auszudrücken. Dies macht Hochsensible verletzlich und schön. Es wäre wünschenswert, wenn wir den Begriff der Verletzlichkeit mit Authentizität gleichsetzen anstatt mit Schwäche. Es gehört viel Mut und Selbstvertrauen dazu, sich mit allen Facetten des Innenlebens zu zeigen und Gefühle zuzulassen. Sie beschenken unser Leben mit Reichtum und Kraft.

Emotionale Instabilität als Hinweis auf Traumatisierungen und psychische Erkrankungen

Menschen, die emotional instabil sind, können nach kurzer Beschäftigung mit dem Thema Hochsensibilität annehmen, ihre emotionale Achterbahnfahrt sei ein Teil der hochsensiblen Veranlagung. Dies ist ein Fehlschluss. Hinter starken Schwankungen im Gefühlshaushalt können sich handfeste psychische Erkrankungen verbergen. Dazu gehören die *Bipolare Störung, Borderline, Folgen komplexer Traumatisierungen* und andere *Persönlichkeitsstörungen.* Sie lassen sich ganz klar von der Hochsensibilität unterscheiden und sind behandlungsbedürftig. Emotional instabile Persönlichkeiten haben die Neigung, sich durch Marihuana, Alkohol oder andere Substanzen zu betäuben. Sie empfinden diese Strategie als eine Erleichterung, um mit ihren intensiven Gefühlen fertigzuwerden oder um überhaupt entspannen zu können. Deshalb kann ein langjähriger Drogenkonsum auf tiefer liegende Störungen oder traumatische Spuren im Nervensystem (Daueralarm) hinweisen. Ich möchte Ihnen zeigen, was der Unterschied zwischen emotionaler Intensität und emotionaler Instabilität ist. Da Gefühle wie Wasser sind, biete ich Ihnen den bildhaften Vergleich mit Wellenbewegungen an. Durch meine eigenen Erfahrungen mit Körpertherapie kann ich bestätigen, dass sich der natürliche Fluss von Emotionen wellenartig verhält.

Emotionale Intensität	Emotionale Instabilität
Auf der Welle reiten Intensive Gefühle wie *Freude, Begeisterung, Verliebtsein, Trauer* werden	**Von der Welle überrollt werden** Emotionen werden wie eine Welle erlebt, *die über den*

im Rahmen der eigenen Biografie erlebt. Die Gefühle können durch vielerlei Anlässe im Alltag aktiviert werden, wie zum Beispiel durch Filme, Lesen, Kunst, Kontakt mit inspirierenden Menschen, Reisen und Naturerlebnisse. Hochsensible können diese Gefühlsregungen ideal in künstlerische Werke kanalisieren und genießen ihre intensiven Gefühle, wenn sie einen konstruktiven Zugang dazu gefunden haben. Dies trifft insbesondere auf Musiker, Songwriter, Schriftsteller, Maler, Tänzer, Sänger und Schauspieler zu. Der intensive emotionale Zugang zu Lebensthemen wird zur Inspirationsquelle und unterstützt den authentischen, künstlerischen Ausdruck. Diese intensiven Gefühlszustände werden in Verbindung mit *Flow* erlebt, Hochsensible *reiten auf der Welle ihrer Gefühle.*

Betroffenen hereinschwappt. Dabei werden überwiegend negative Affekte aktiviert, wie *Angst, Wut* und *Eifersucht.* Menschen mit emotionaler Instabilität haben ab einem gewissen Punkt der Erregung keine Kontrolle mehr über die Intensität der Gefühle. Sie können sich in extreme Gefühlsausbrüche steigern, was den Betroffenen wieder Angst bereitet. Der *Kontrollverlust* ist eine unangenehme Erfahrung, die immer wieder auftritt. Das vegetative Nervensystem entzieht sich in diesen Momenten der bewussten Steuerung. Ursache dieser Entgleisungen sind meist Gewalterfahrungen in der Kindheit sowie Beziehungs- und Entwicklungstraumata. Deshalb werden diese negativen Reaktionen häufig im Rahmen von Beziehungskonflikten erlebt. In den aktuellen Paardynamiken werden die kindlichen Traumatisierungen unwillkürlich wieder aktualisiert.

Emotionale Intensität	Emotionale Instabilität
Gemäßigte Wellenbewegungen Gesunde Hochsensible erleben ihre Gefühle wie Wellenbewegungen. Diese sind im Vergleich zu Menschen mit emotionaler Instabilität jedoch viel gemäßigter. Gefühle folgen einem natürlichen Zyklus, innerhalb dessen sie sich aufbauen, steigern und wieder abbauen. Je gelassener wir mit diesen Wellenbewegungen umgehen, umso leichter können sie vollzogen werden, ohne dass sich daran etwas Störendes zeigen muss. Positive Höhenflüge müssen nicht zwangsläufig in einem Absturz enden, sondern können in einem normalen Niveau ohne negative Gefühlszustände münden.	**Achterbahn fahren** Menschen mit emotionaler Instabilität leiden unter extremen Schwankungen, ganz nach dem Motto: *„Himmelhoch jauchzend und zu Tode betrübt.“* Dabei erleben sie regelrechte Peaks (Spitzenzustände), in denen sie das Gefühl haben, in absoluter Glückseligkeit zu schwelgen oder im tiefsten Loch einer Depression zu versinken. Manisch-Depressive haben Hochphasen, in denen sie Übermenschliches leisten können und wenig Schlaf brauchen. Sobald die Kurve wieder nach unten abstürzt (das kann unvorhergesehen passieren), ist die ganze Euphorie weg und der Betroffene fühlt sich nur noch elend, klein, hilflos und deprimiert.

Emotionale Intensität	Emotionale Instabilität
Synthese Emotional reife Menschen sind in der Lage, widersprüchliche Gefühle zu integrieren, die besonders in Beziehungskonflikten auftreten. Sie können z. B. Wut und Liebe gleichzeitig wahrnehmen. Man spricht von „gemischten Gefühlen“. Es ist eine Herausforderung, diese widersprüchlichen Gefühle zu akzeptieren und zu fühlen. Dies führt zu einer vertieften Verarbeitung und verhindert Kurzschlussreaktionen. Diese Fähigkeit wird im *Frontallappen* des Gehirns durch emotionale Reifeprozesse im Laufe der Biografie aktiviert.	**Polarität** Emotional instabile Menschen werden so von ihren Gefühlen überrollt, dass sie nicht mehr in der Lage sind, widersprüchliche Gefühle zu mischen. Deshalb können sie starke Emotionen nicht abschwächen. Die Betroffenen nehmen sowohl sich selbst als auch den Partner nur *schwarz-weiß* wahr. Nach einem Wutausbruch tut es ihnen hinterher leid. Doch währenddessen können sie nicht von ihrem Standpunkt abweichen. In Konflikten wirken sie polarisierend. Dies tritt besonders bei der Borderline-Störung auf.

Impulsfragen

1. Welche Gefühle erlebe ich als besonders intensiv?
2. Durch welche Formen von Kunst werden meine Gefühle geweckt?
3. Bin ich in Kontakt mit meinen Gefühlen oder habe ich mich in den letzten Jahren zunehmend von ihnen abgeschnitten?
4. Bin ich in letzter Zeit emotional überdreht?
5. Welche ungelösten Konflikte belasten meinen Gefühlshaushalt?
6. Kenne ich emotionale Achterbahnfahrten?
7. Fühle ich mich von negativen Emotionen überrollt?
8. Habe ich Vertrauen in meine Gefühle?
9. Kann ich mich noch freuen wie ein Kind?
10. Wie geht mein Partner / meine Partnerin mit Gefühlen um? Was bedeutet das für mich?
11. Habe ich einen gesunden Zugang zu meiner Trauer?

20. Warum haben Hochsensible Schwierigkeiten, sich von anderen abzugrenzen?

Durch meine Beratungen habe ich den Eindruck gewonnen, dass die meisten Hochsensiblen ein entgrenztes und nicht auf sich selbst fokussiertes Ich haben. Darin liegt die mangelnde Fähigkeit zur Abgrenzung begründet. Diese Eigenschaft hat Vor- und Nachteile.

Woran lässt sich ein entgrenztes Ich erkennen?

- Emotionen anderer Menschen besonders gut wahrnehmen können
- das Ausblenden eigener Bedürfnisse zugunsten einer größeren Aufgabe oder anderer Menschen (die Eigenwahrnehmung tritt schnell in den Hintergrund)
- Hemmungen, „nein“ zu sagen
- eine erweiterte Wahrnehmung wird ermöglicht
- Denken in größeren Zusammenhängen
- denkt mehr an andere als an sich selbst
- die Aufmerksamkeit wandert häufig nach außen zur Umwelt
- Unsicherheit in Bezug auf die eigenen Wünsche, Bedürfnisse, Ziele, Pläne
- sich ausgeprägt für andere im Umfeld verantwortlich fühlen
- Empfänglichkeit für kreative Ideen und Visionen

Die erhöhte Empathiefähigkeit, die uns spüren lässt, was andere fühlen, macht es schwierig, uns emotional von anderen abzugrenzen. Die Wissenschaft spricht in diesem Zusammenhang von „Spiegelneuronen“ und hat festgestellt, dass die Reaktionen im Gehirn auf Leid im Außen so verarbeitet werden, als wären wir selbst davon betroffen. Deshalb entsteht bei Hochsensiblen ein starker Wunsch, anderen zu helfen. Durch aktive Hilfestellungen fühlen wir uns erleichtert. Diese Voraussetzungen machen es Hochsensiblen nicht gerade einfach, Abgrenzung einzuüben. Zunächst kann es hilfreich sein, sich zu fragen, ob die Gefühle, die Sie gerade verspüren, wirklich Ihre eigenen sind oder ob Sie sie aus dem Umfeld aufgeschnappt haben. Besonders wenn wir uns in emotional aufgeladenen Situationen befinden, etwa bei einem

Familienkonflikt oder Streit am Arbeitsplatz, ist es hilfreich, räumlichen Abstand zu suchen, um sich selbst in dieser Aufgewühltheit wieder zu sortieren. Viele Hochsensible werden in diesen Situationen krank, der Körper zieht die Reißleine, um Abstand zu den anderen herzustellen.

Impulsfragen

1. Von wem möchte ich mich in meinem Umfeld besser abgrenzen?
2. Woran würde ich merken, dass es mir gelungen ist?
3. Wozu möchte ich eigentlich NEIN sagen?
4. Was, befürchte ich, könnte passieren, wenn ich mich abgrenze und die Erwartungen aus meinem Umfeld nicht mehr erfülle?
5. Bin ich es mir wert, meine eigenen Bedürfnisse wichtiger zu nehmen als die meines Umfelds?
6. Erlebe ich Schuldgefühle, wenn ich mich abgrenze?
7. Habe ich mir angewöhnt, mich von außen gedanklich zu betrachten und mich durch die Augen meines Umfeldes zu bewerten? Wie kann ich den Fokus wieder auf mich selbst zurücklenken?
8. Welche Signale sendet mir mein Körper, wenn ich über meine Grenzen gegangen bin und mich nicht zurückziehe?
9. Bin ich schon krank geworden / hatte ich einen Unfall, nachdem ich mich in einem Konflikt nicht richtig abgrenzen konnte?

21. Wie können Hochsensible lernen, zwischen den eigenen und fremden Gefühlen zu unterscheiden?

Für Hochsensible ist es eine enorme Herausforderung, den Fokus auf das eigene Zentrum zu richten. Die meisten scannen unbewusst ihr Umfeld ab und nehmen kleinste Details wahr, die andere übersehen. Sicher haben Sie schon bemerkt, wie sich Ihre Stimmungslage verändern kann, wenn es in Ihrem Umfeld Menschen gibt, die emotional aufgewühlt sind. Die meisten HSPs schnappen ungewollt Gefühle anderer Personen auf. Im ersten Moment hilft es, sich zu fragen, ob die Gefühle zu mir gehören oder ob ich vorher mit einem unausgeglichenen Menschen Kontakt hatte. Langfristig besteht der beste Schutz in einer Stärkung des eigenen Ich-Bewusstseins. Dies gehört zu den wichtigsten Entwicklungsaufgaben eines Hochsensiblen und kann Jahre beanspruchen. Sobald Sie lernen, sich auf Ihr eigenes Zentrum zu fokussieren, anstatt Ihre Aufmerksamkeit nach außen zu verlagern, werden Sie in der Lage sein, sich abzugrenzen. In meinem Buch *Hochsensibel – Was tun?* habe ich bereits viel über die Ich-Entwicklung geschrieben. Ich empfehle Ihnen, lieber Leser, das entsprechende Kapitel dort nachzulesen. Durch die Ich-Stärkung gelingt es besser, den eigenen Raum auszufüllen. Dies kann durch Tagebuchschreiben und jegliche Form von künstlerischem Ausdruck unterstützt werden. So wird das vielschichtige Innenleben eines Hochsensiblen sichtbar. Beim Schreiben können Sie sich selbst unterstützen, Ihre Gedanken und Beobachtungen bewusst auszuformulieren. Oftmals trauen wir unserer Wahrnehmung nicht. Durch das klare Formulieren der eigenen Beobachtungen, Gefühle und Gedanken finden wir unseren Standpunkt in einem Konflikt. Wir schreiben Dinge wie „Ich will …“ oder „Ich will auf keinen Fall mehr …“ ins Tagebuch. Machen Sie sich bewusst, wann Ihr *Ich* beim Schreiben auftaucht. Irgendwann geht es nicht mehr darum, was die anderen denken, wollen, befürchten oder brauchen, sondern was Ihre Ansicht in dieser Situation ist. Sobald Sie beginnen, Ihre Position klar zu kommunizieren, können Ihre Aussagen so scharf wie ein Laserschwert werden. Durch die wiedergefundene Unterscheidungsfähigkeit werden Sie zu einem ernsthaften Gegenüber mit einer eigenen Meinung. Ihre Aussagen werden andere verblüffen. Sobald Sie es schaffen, nicht einfach bei den anderen mitzuschwingen, sondern in Ihrer eigenen Energie zu bleiben, werden Sie selbst in Konflikten Klarheit bewahren können. Dafür wird man Sie bewundern. Mit einer anderen Person mitzufühlen, muss nicht mehr bedeuten, dass Sie Ihre innere Mitte verlieren, sondern wird Ihnen helfen, mit Präzision herauszufinden, wie es um Ihr Gegenüber bestellt ist. Das können Sie durchaus als wertvolle Information in jedem sozialen Kontext brauchen. Menschen mit Empathie agieren umsichtiger, rücksichtsvoller, fairer und kommunikativer. Gepaart mit eigener Klarheit werden Sie so zu einem Meister der Kommunikation. Nutzen Sie bewusst Ihre Gabe und finden Sie die Stärke, die in einer hohen Empathie liegt.

Impulsfragen

1. Sind die Gefühle, die ich gerade fühle, meine eigenen?
2. Habe ich noch / wieder Zugang zu meinen Bedürfnissen und Wünschen?
3. Nehme ich mir Zeit, um mit mir allein zu sein?
4. Wie finde ich Zugang zu meinem Standpunkt in einem Konflikt?

5. Wie finde ich Abstand zu den Aufregungen anderer Personen?
6. Habe ich einen guten Kontakt zu meinem Kern-Ich?

22. Welche Bedeutung haben Schönheit, Harmonie und Ästhetik für Hochsensible?

Veranlagung für künstlerische Berufe

Hochsensible sind meist geborene Künstler. Sie fühlen sich durch Kunst tief berührt. Je nach Veranlagung finden sie künstlerische Vorbilder, die genau das ausdrücken können, was sie tief in sich fühlen. Durch ihre feine Wahrnehmung und ihren Sinn für Ästhetik können sie sich begeistern für Musik, Malerei, Mode, Architektur und Natur. Der Blick für das Schöne im Leben ist von Kindheit an da. Die Suche nach Harmonie findet sich bei HSPs nicht nur im sozialen Bereich, sondern auch in Bezug zur Kunst. Als aufmerksame Beobachter mit einer differenzierten Wahrnehmung sind es Hochsensible, die genau erkennen, welche Farben und Formen zusammenpassen. Deshalb sind besonders künstlerische Berufe, wie zum Beispiel Maler, Fotograf, Sänger, Komponist, Schriftsteller, Architekt und Modedesigner, für Hochsensible ideale Ausdrucksfelder. Sie suchen nach der perfekten Harmonie und können Höchstleistungen in ihren Fachbereichen erbringen. Um die eigenen Gefühle, Visionen und Sehnsüchte aktiv auszudrücken, lieben es HSPs, selbst kreativ tätig zu werden. Mit ihren feinen Antennen sind sie in der Lage, das Unsichtbare sichtbar zu machen und Schöpfungen der Schönheit in die Welt zu bringen, um andere Menschen zu erfreuen. Sollten Sie ein hochsensibles Kind in der Familie haben, versuchen Sie gemeinsam mit ihm herauszufinden, welche künstlerische Aktivität ihm Freude bereitet. Es ist von unvorstellbarem Wert, wenn hochsensible Kinder schon früh ihre Vorlieben in der Kunst entdecken und weiterentwickeln dürfen. Verschenken Sie zu Weihnachten Farben, Pinsel, Papier oder ein Musikinstrument. An den strahlenden Augen der Kinder werden Sie sehen, dass Sie richtigliegen. Auf diese Weise können hochsensible Kinder schon früh wichtige Erfahrungen für den späteren Berufsweg sammeln.

Blockierte Künstler

Hochsensible, die keinerlei Ermutigung in der Kindheit erhielten, ihren kreativen Talenten Ausdruck zu verleihen, entwickeln meist negative Glaubensmuster. Sie sind davon überzeugt, dass sie „nicht malen" oder „nicht singen" können. Doch das sind nur verzerrte Wahrnehmungen, die aus mangelnder Förderung oder durch Beschämung entstanden sind. In unserer auf Ergebnisse fixierten Gesellschaft gibt es zu wenig Platz für kreatives Experimentieren. Bilder werden im Kunstunterricht benotet, als gäbe es beim Malen ein Richtig und Falsch. Dadurch wird zu früh ein Leistungsdruck erzeugt, der den Kindern die Freude an ihrer natürlichen Kreativität raubt. Die meisten blockierten Kreativen glauben durch diese Erfahrungen, völlig talentfrei zu sein, und leiden still darunter. Sie kanalisieren ihren Blick fürs Schöne auf die Wohnung und richten alles farblich aufeinander abgestimmt ein. Sie kaufen teure Designerkleidung und zeigen sich gern perfekt gestylt. Die Freude, selbst kreativ zu werden, versagen sie sich jedoch. Der kreative Ausdruck beschenkt uns mit Lebensfreude, Lust, Flow, Erfüllung und Zufriedenheit. Das können wir einfach nicht kaufen. Sobald wir uns selbst zugestehen, dass wir Kreativität brauchen wie die Luft zum Atmen, können wir eine Quelle von Lebensfreude wiederfinden, die uns verloren schien. Zum Glück ist dieses erhabene Gefühl nur einen Pinselstrich weit entfernt und kann wieder Teil unseres Lebens sein, wenn wir es nur wollen!

Impulsfragen

1. Welche künstlerischen Veranlagungen habe ich bei mir beobachtet?
2. Welche kreativen Hobbys haben mir als Kind besonders viel Freude bereitet?
3. Möchte ich in meiner jetzigen Lebensphase mein kreatives Potential wieder neu beleben?
4. Gibt es Künstler, die ich von Herzen bewundere? Welche Aspekte meiner Persönlichkeit drücken sie aus?
5. Habe ich negative Glaubenssätze über meine kreativen Fähigkeiten?
6. Habe ich bereits positives Feedback zu meinen künstlerischen Talenten erhalten? Kann ich dies annehmen?

Affirmationen zu Gefühlen und Kreativität

- Ich achte meine Gefühle als Stimmen meiner inneren Wahrheit.
- Ich vertraue mir selbst vollkommen und erlaube mir, meine Gefühle vollständig zu fühlen.
- Ich bin dankbar für meine Gefühle. Sie schenken mir Lebendigkeit und inneren Reichtum.
- Ich nehme meine Verletzlichkeit an.

- Ich versöhne mich mit meiner Wut und Trauer.
- In meinem tiefsten Kern weiß ich, wer ich wirklich bin.
- Ich darf mich authentisch so zeigen, wie ich bin.
- Ich bin eine sprudelnde Quelle von Kreativität.
- Ich erkenne meine künstlerischen Begabungen an.
- Ich bin ein wunderschöner Kristall mit vielen Facetten in allen Regenbogenfarben.
- Ich bin ein Wesen voller Wunder.
- Ich bin wertvoll.

PERSÖNLICHKEITS-EIGENSCHAFTEN VON HOCHSENSIBLEN

IV.

23. Wie kommt es, dass die meisten Hochsensiblen introvertiert sind?

Siebzig Prozent der Hochsensiblen sind introvertiert. Sie brauchen länger, um in sozialen Situationen aufzutauen, oder haben Hemmungen, über sich selbst zu sprechen. Wahrscheinlich ist die hohe Korrelation zwischen Hochsensibilität und Introvertiertheit genetisch bedingt, da sie überhäufig auftritt. Es scheint eine sehr starke Verbindung mit dem Wesenszug der Hochsensibilität zu sein. Introvertierte HSPs haben Schwierigkeiten, in Konkurrenzsituationen zu bestehen, soziale Interaktion strengt sie an, bei Vorträgen oder Wortmeldungen in Seminaren haben sie eher Hemmungen, sich mitzuteilen. *Hochsensibilität* ist nicht mit *Introvertiertheit* gleichzusetzen, denn es gibt auch extrovertierte HSPs.

24. Gibt es auch extrovertierte Hochsensible?

Ja, ca. dreißig Prozent der Hochsensiblen sind extrovertiert. Sie mögen es, sich zu zeigen und mitzuteilen – wichtige Eigenschaften für Künstler, die auf der Bühne stehen, für Redner, Kursleiter und Lehrer. Da die meisten HSPs introvertiert sind, werden Extrovertierte unter den Hochsensiblen oft nicht erkannt. Es ist nicht zwingend erforderlich, introvertiert zu sein, um als Hochsensibler zu gelten. Für die Extrovertierten unter den Hochsensiblen sind die Phasen von Rückzug besonders wichtig, damit sie sich nicht in den Begegnungen und Erlebnissen in der Außenwelt verlieren.

25. Wieso sind Hochsensible überwiegend perfektionistisch veranlagt?

Durch die Kombination aus feiner Wahrnehmung und Gewissenhaftigkeit entwickelt sich bei HSPs ein Perfektionismus, den wir von vielen großen Künstlern, Wissenschaftlern oder erfolgreichen Personen kennen. Dieser hat mit der Suche nach Harmonie und Perfektion im Sinne von Schönheit und Genauigkeit zu tun. Deshalb brauchen Hochsensible länger bei der Erledigung von Aufgaben. Dies kann sich durchaus störend bei der Ausübung des Berufs zeigen. Der Grat zwischen perfektem Arbeiten und Kontrollzwang ist schmal. Deshalb ist es für Hochsensible wichtig, auch mal *fünf gerade sein* zu lassen oder Feedback und Unterstützung von Kollegen anzunehmen. Manchmal ist es genau diese Detailverliebtheit, die dazu führt, dass Glanzleistungen mit Weltniveau entstehen.

Ein Großteil der HSPs empfindet sich als sehr gewissenhaft. Verantwortung nehmen sie ernst. Hochsensible wollen ihr Bestes geben und alles richtig machen. Gleichzeitig sind sie geschickt darin, Fehler in ihrem Umfeld zu erkennen. Dies kann schnell als Besserwisserei missinterpretiert werden und führt zu Konflikten. Überlegen Sie sorgfältig, wie Sie Rückmeldungen an Kollegen oder Familienmitglieder formulieren.

Je nach Wahrnehmungskanal kann sich der Perfektionismus zeigen:

- in der Rechtschreibung (Lektor, Schriftsteller, Lehrer)
- im Umgang mit Zahlen (Buchhalter, Steuerberater, Versicherungsmakler, Banker)
- beim Stimmen eines Instrumentes (Instrumentenbauer, Musiker)
- beim Hören von Stimmen und Melodien (Sänger, Komponist, Dirigent, Chorleiter, Tontechniker)
- bei der Anordnung von Farben und Formen (Grafikdesigner, Fotograf, Bildhauer, Inneneinrichter, Architekt, Friseur, Modedesigner, Filmemacher)
- in sozialen Situationen, insbesondere wenn es um Gerechtigkeit, Kommunikation und Werte geht (Mediator, Richter, Kommunikationstrainer, Berater, Coach, Therapeut)
- bei organisatorischen Abläufen (Mutter / Vater sein, Veranstaltungsmanager, Büroorganisator)

Impulsfragen

1. In welchen Lebensbereichen zeigt sich Perfektionismus bei mir?
2. Was ermöglicht mir mein Perfektionismus?

3. Übertreibe ich manchmal damit?
4. Wie hilft mir meine perfektionistische Veranlagung in Leistungssituationen?
5. In welchen Situationen stehe ich mir mit dem Perfektionismus selbst im Weg?
6. Welche negativen Glaubenssätze über mich selbst möchte ich durch perfekte Leistungen wegdrücken?
7. Gehe ich anderen mit meinem Perfektionismus auf die Nerven?

26. Warum haben Hochsensible Entscheidungsschwierigkeiten?

Durch die Angewohnheit, Dinge gründlich zu überdenken, können Hochsensible in Zustände des Grübelns gelangen. Dabei stellen sie sich selbst oder Erfahrungen infrage. Hinter dem Grübeln steckt der Wunsch, keine Fehler machen zu wollen. Dies führt zu Entscheidungsschwierigkeiten. Viele Hochsensible möchten sehr gewissenhaft jede der verschiedenen Varianten abwägen, bevor sie eine Wahl treffen. Sie sind eher gehemmt, spontane Entscheidungen zu treffen. Meist haben sie nach der Entscheidungsfindung immer noch die Befürchtung, mit ihrer Wahl nicht richtig zu liegen, da ihre Gedanken weiterhin um eine Frage kreisen: „Was wäre, wenn …“ Oftmals haben sie Angst, andere zu verletzen oder zu enttäuschen. Aufgrund ihres starken Harmoniestrebens fühlen sich Hochsensible in diesem Zusammenhang gehemmt. Deshalb suchen sie bei wichtigen Entscheidungen den Rat von Freunden, Coaches oder Therapeuten. Das Treffen einer guten Wahl ist für die meisten Hochsensiblen mit einem längeren Training verbunden. Durch die Stärkung des eigenen

Ichs wird dieser Vorgang zunehmend sicherer. Während wir lernen, uns selbst ins Zentrum der Wahrnehmung zu stellen, können die eigenen Bedürfnisse besser berücksichtigt werden. Auf diese Weise stimmen die Entscheidungen viel mehr mit uns überein und das Gefühl von Sicherheit kann wachsen.

Impulsfragen

1. Wie gehe ich mit Entscheidungssituationen um?
2. Was brauche ich, um eine gute Entscheidung zu treffen?
3. Welche Unterstützung von außen hilft mir, diese zu fällen?
4. Gibt es Entscheidungen in meinem Leben, die ich bereue? Was kann ich daraus lernen und wie komme ich damit in Frieden?
5. Gibt es eine Entscheidung, die ich aktuell vor mir herschiebe aus Angst, etwas falsch zu machen? Was brauche ich, um diese vollständig treffen zu können?
6. Welche Entscheidung möchte ich vermeiden, weil ich andere nicht enttäuschen will?

27. Welche Denk- und Wahrnehmungsstile können HSPs haben?

Jeder Mensch hat seinen ganz individuellen Zugang zur Welt. Doch es scheint einige grundlegende Denk- und Wahrnehmungsstrukturen zu geben, die bei vielen Personen gleich sind. Die Ausprägungen zeigen sich schon früh in der Biografie, spätestens in der Schule. Beide Denkstile sind wie Hund und Katze. Deshalb gibt es häufig Kommunikationsschwierigkeiten zwischen *logisch* oder *kreativ* denkenden

Menschen. So wie Rechts- oder Linkshändigkeit durch die Dominanz einer Hirnhälfte entsteht, ist auch die Denkveranlagung eng mit der Nutzung unterschiedlicher Hirnregionen verknüpft.

Der logisch-rationale Denker

- bevorzugt Fakten und Zahlen, um sich einen Überblick über eine Sache zu verschaffen
- arbeitet systematisch eine Aufgabe ab, von A → B → C
- hat ein gutes Zeitverständnis
- arbeitet strukturiert und zeitgenau
- ist leistungsstark in den Fächern Mathematik, Physik, Chemie usw.
- braucht klare Informationen
- fühlt sich irritiert mit emotionalen Botschaften
- kann sich gut Zahlen merken und kopfrechnen
- hat Geldsummen und Preise von Waren gut im Gedächtnis
- merkt sich leicht Telefonnummern und Geheimzahlen
- kalkuliert realistische Risiken
- plant gern, mag es, wenn es so läuft, wie geplant
- ist zuständig für den „inneren Kritiker", „Analytiker", „Kontrolleur"

Der assoziativ-kreative Denker (1)

- braucht visuelle (bildliche) Darstellung eines Sachverhalts (Diagramme, Farben, Bilder)
- arbeitet scheinbar chaotisch, assoziativ die Aufgabe ab
- seine Arbeit ist von seiner Stimmungslage beeinflussbar
- hat Schwierigkeiten beim Schätzen von Zeit, verzettelt sich eher
- hat ein gutes Empfinden für Farben, Formen, Harmonie, Kunst, Musik

- entscheidet spontan aus dem Bauch heraus
- braucht emotionale Botschaften aus der Umwelt
- hat Schwierigkeiten im Umgang mit Zahlen
- kann nur mit Tricks im Kopf rechnen, vergisst Zahlen sehr schnell
- kann sich Farben, Formen und Symbole merken
- hat ein starkes visuelles Gedächtnis (Bilder, Wege, Stoffe, Materialien, Schrift)
- ist zuständig für den „kreativen Teil“, den „Erfinder“ und das „innere Kind“ in uns

Einige Leser werden jetzt stutzen, denn sie finden sich in beiden Beschreibungen wieder. Tatsächlich haben wir potentiell die Möglichkeit, beide Präferenzen zu nutzen und durch Training zu verbessern. Dennoch lässt sich festhalten, dass die meisten Menschen die eine oder andere Denkstrategie bevorzugen. Je ausgewogener Sie Zugang zu diesen Denkstilen haben, umso flexibler können Sie sich neuen Situationen anpassen oder für Probleme Lösungen finden. Gibt es hinter diesen beiden dualen Möglichkeiten noch einen dritten Stil?

Der holistische Wahrnehmer

Jenseits der Polarität des *logischen* oder *kreativen Denkens* verbirgt sich noch eine dritte Variante. Um sie zu verstehen, ist es unumgänglich, unser beschränktes Verständnis vom Denkprozess an sich zu verändern. Die meisten Neurowissenschaftler gehen davon aus, dass Bewusstsein ein Produkt der Aktivität unserer Gehirnzellen sei. Es gibt mittlerweile eine Reihe von Physikern, Ärzten, Psychologen und Künstlern, die sich mit der Existenz eines Bewusstseinsfeldes jenseits der Materie beschäftigen. In seinem Buch *Der Akasha-Code* lässt Ervin Laszlo (2) international renommierte Persönlichkeiten über ihre Forschungsergebnisse und persönlichen Erfahrungen mit der Quantenfeld-Kommunikation berichten. Aus diesem interdisziplinären Ansatz lässt sich schlussfolgern, dass *„jeder von uns ... ein Mikrokosmos zu sein scheint, der auch Zugang zu der Information über den gesamten Makrokosmos hat"* (Stanislav Grof).

Zuspruch erhalten diese Theorien besonders von der Quantenphysik. Durch die in dem Buch vorgestellten Erkenntnisse werden sogar Nahtoderfahrungen erklärbar, von denen Menschen berichten, die kurzzeitig klinisch tot waren oder im Koma lagen. Das derzeit berühmteste Beispiel einer Nahtoderfahrung können Sie im Bestseller *Blick in die Ewigkeit* von Eben Alexander (3) nachlesen. Auf berührende Weise schildert der Neurochirurg Bewusstseinszustände jenseits der körperlichen Realität und unabhängig von Gehirnaktivitäten. Um diese Phänomene zu erfahren, müssen Sie keine Nahtoderfahrung machen. Dafür wurden seit Jahrtausenden unterschiedlichste Meditationstechniken entwickelt. Durch entsprechendes Training verlagert das Gehirn seine Schwingungsmuster in andere Frequenzen und ermöglicht, mit dem Quantenfeld eine Kommunikation herzustellen. Im Zustand des holistischen Wahrnehmens werden wir empfänglich für Einsichten, die jenseits der Logik oder des kreativen Phantasiespiels liegen. Wir *wissen* einfach, dass es so ist, wie es ist. Holistisch steht für ganzheitlich. Es bedeutet, dass wir nicht länger einzelne, voneinander getrennte Puzzleteile wahrnehmen, sondern ein größeres Bild schauen, fühlen und empfangen. Diese Momente sind die buchstäblichen Geistesblitze von Erfindern, Wissenschaftlern und Künstlern, kurz bevor sie große Werke in die Welt bringen. Es sind die Augenblicke, in denen Zeit und Raum aufgehoben sind und wir einen Zugang zu einem größeren Bewusstsein erlangen, ohne darüber nachdenken zu müssen. Das holistische Wahrnehmen geschieht mühelos und in der Entspannung. Ein anderes Wort dafür ist „Intuition“. Im Bruchteil einer Sekunde erfahren wir die Antwort für ein Problem, die wir gerade suchen. Einige Therapeuten, Coaches und Heiler arbeiten bewusst oder unbewusst mit der Quantenfeldkommunikation, durch die sie intuitiv Zugang zu ihren Klienten erhalten. Sie stellen so die richtigen Fragen und finden auf einer tiefen Ebene Kontakt zum Hilfesuchenden. (Lesen Sie dazu auch die Frage Nr. 96.)

Impulsfragen

1. Erkenne ich mich überwiegend als kreativen oder rationalen Denker?
2. Welche Fähigkeiten und Stärken entwickeln sich daraus?
3. Gibt es Menschen aus meinem Umfeld, die anders gepolt sind?
4. Wie verstehe ich mich mit diesen?
5. Welche Einsichten habe ich durch holistische Wahrnehmungen erhalten?
6. Welche Entspannungstechniken helfen mir, in andere Bewusstseinszustände zu wechseln?

28. Was bedeutet der Begriff „Scanner“ im Zusammenhang mit Hochsensibilität?

Der Scanner als Informationssammler

Die sogenannten „Scanner“, Hochsensible mit vielen Interessen und Talenten, wirken nach außen hin wie ein *Hansdampf in allen Gassen*. Sie haben, ähnlich wie die „High Sensation

Seekers“, ein hohes Interesse, Neues kennenzulernen, und sind zyklisch immer wieder mit wechselnden Projekten und Themen beschäftigt. Sie sind sehr begeisterungsfähig und wandelbar. Darunter verbirgt sich meist eine multiple Begabung. Diese kann zugleich Segen und Fluch sein. Hochbegabte mit einer deutlichen Spezialisierung (z. B. im mathematischen oder musischen Bereich) haben es leichter, entsprechende Berufe zu ergreifen. Die Scanner-Persönlichkeit hat so vielfältige Begabungen und Interessen, dass ihr schnell langweilig wird, wenn sie sich eine gewisse Zeit „nur“ auf ein Themengebiet konzentrieren muss. Die Scanner entwickeln sich häufig zu Generalisten, die in zahlreichen Tätigkeiten und Branchen zu Spitzenleistungen fähig sind, da sie sich schnell in neue Themengebiete einarbeiten können. Goethe ist ein gutes Beispiel dafür: Er war Schriftsteller, Maler, Mystiker und Naturwissenschaftler. Auf ausgedehnten Reisen durch ganz Europa erweiterte er seinen Horizont und studierte antike Geschichte, Mythen, Geologie, Biologie und esoterische Schriften. Er hatte über viele Jahre umfangreiche schriftliche Aufzeichnungen angefertigt mit Skizzen, Aquarellen und Notizen, die sein vielfältiges Forschungsleben dokumentieren. Aufgrund ihrer zahlreichen Interessen fühlen sich Scanner manchmal orientierungslos und frustriert, da sie Schwierigkeiten haben, sich für einen Berufsweg zu entscheiden. Sie hören häufig aus ihrem Umfeld, dass sie sich doch mal „auf eine Sache konzentrieren“ sollen. Nur genau das können und wollen sie nicht. Sobald ein Scanner begreift, dass es gerade seine Persönlichkeit ausmacht, so vielfältig zu sein, kann die Selbstakzeptanz wachsen. Aus der Kombination dieser vielen Begabungen entwickeln sich äußerst interessante Individuen, die in jedem sozialen Kontext mitreden können. Sie sind brillante Denker, die fähig sind, die verschiedensten Wissensgebiete intuitiv miteinander zu verknüpfen und zu kombinieren. Vielleicht sieht der Lebenslauf von Scannern nicht so geradlinig aus, doch die Erfahrungswerte sind unersetzbar.

Der Scanner als 360-Grad-Radaranlage

Ein weiterer Aspekt des „Scannens“ kann im Zusammenhang mit Reizüberflutung betrachtet werden. Das Wort wurde dem Englischen entliehen und bedeutet so viel wie ***abtasten, wahrnehmen, untersuchen*** und ***beleuchten***. Der „Scanner“ ist eine besondere Steigerung von Hochsensibilität. Er „scannt“ seine Umgebung wie eine Radaranlage sehr genau und nimmt ganz viele Informationen aus seinem Umfeld auf. Dadurch fühlt er sich schnell überreizt und belastet. Nach ein paar Sekunden schätzt er Personen ein, erkennt Gefahren oder Streit, der in der Luft liegt. Dieses Phänomen beruht auf zwei Grundlagen: zum einen auf der Reizoffenheit, zum anderen auf einer erhöhten Alarmbereitschaft des Nervensystems. Auch im Tierreich kann man das Phänomen des Scannens beobachten. Insbesondere Fluchttiere wie Rehe, Pferde oder Eichhörnchen beobachten ihre Umgebung ständig, um mögliche Gefahren frühzeitig zu erkennen. Bei Herden übernimmt häufig ein Tier diese Aufgabe. Wahrscheinlich sind Scanner-Persönlichkeiten schon in der frühesten Kindheit Situationen ausgesetzt gewesen, die sie zu dieser erhöhten Alarmbereitschaft befähigt haben. Das Talent des „Scannens“ ist eine hervorragende Begabung, um therapeutisch oder beratend tätig zu werden. Der „Scanner“ als Unternehmensberater wird sofort die vorherrschende Stimmung einer Firma aufnehmen. Bei komplexen Tätigkeiten, die eine Gefahrenabschätzung notwendig machen, sind Scanner wichtige Impulsgeber und sehr gute Beobachter. Für sie ist es besonders wichtig, Entspannungsverfahren einzuüben, um sich von den vielen Reizen zu erholen.

Impulsfragen

1. Erkenne ich mich als Scanner?
2. Wie viele Interessensgebiete habe ich?
3. Wenn ich fünf parallele Leben hätte, was würde ich tun?
4. Sagen mir Freunde und Verwandte, dass ich mal etwas zu Ende bringen soll / mich für eine Berufstätigkeit / ein Hobby entscheiden soll?
5. Welche Themen faszinieren mich besonders? Wie lassen diese sich sinnvoll ergänzen oder kombinieren?
6. Wie viel Energie verbrauche ich beim Abscannen meiner Umgebung?
7. Bin ich ständig alarmiert? Was hat das mit meiner Biografie zu tun?
8. Welche Entspannungsmethoden bringen mich wieder zur Ruhe?

29. Was bedeutet „High Sensation Seeker"?

Es gibt noch einen weiteren Begriff, der im Zusammenhang mit der Hochsensibilität für Sie wichtig sein kann. Die „**H**igh **S**ensation **S**eekers" (HSS) machen laut Elaine Aron ca. 30 Prozent der Hochsensiblen aus. Sie sind beständig auf der Suche nach neuen Erfahrungen und intensiven emotionalen Erlebnissen. Ich persönlich nenne sie die „Kicksucher". Deshalb finden sich in dieser Gruppe besonders viele Extremsportler, Weltenbummler, darstellende Künstler oder spirituell Suchende. Diese Veranlagung ist ebenfalls angeboren und unabhängig von Hochsensibilität ein Persönlichkeitsmerkmal. Ein weiteres Indiz für High Sensation Seekers ist die schnell auftretende Langeweile. Sie verweigern sich eher

Routinetätigkeiten, weil diese zu wenig Stimulation im Nervensystem erzeugen. So verlieren sie schnell die Motivation. HSS haben Schwierigkeiten, Wartesituationen auszuhalten oder einfach nur zu Hause zu sein, ohne aktiv etwas zu tun. Dies ist eine wichtige Information für Eltern, deren HSS-Kind sich bei den Hausaufgaben oder in der Schule verweigert. Achten Sie auf das Signalwort „langweilig". Dies kann ebenso eine Ausrede sein, deshalb versuchen Sie die Gesamtpersönlichkeit Ihres Kindes in unterschiedlichen Situationen auf Anzeichen einer HSS-Veranlagung zu beobachten. Die Suche nach dem optimalen Erregungsniveau kann sich für einen HSS (wie in Frage Nr. 15 beschrieben) als eine Odyssee erweisen. Als Hochsensible brauchen sie Ruhephasen, um ihre intensiven Erlebnisse zu verarbeiten. Sie bewegen sich in Wellen zwischen intensiven Phasen von Sport, Kreativität, Sexualität und Rückzugsphasen. Solange sich High Sensation Seekers über ihre besondere Veranlagung noch nicht bewusst sind, kann dies zur Verzweiflung führen, weil sie einfach nicht wissen, warum sie so handeln. HSS können anfällig für Substanzmissbrauch werden. Alkohol, Kaffee, bewusstseinserweiternde Drogen oder beruhigende Mittel können auf sie eine große Anziehungskraft haben, weil sie auf diese Weise direkten Einfluss auf ihr Erregungsniveau nehmen können. Die meisten HSS werden sich selbst kaum als hochsensibel erkennen, wenn sie sich nur oberflächlich mit dem Phänomen der Hochsensibilität beschäftigen. Haben Sie sich als HSS wiedererkannt? Es sollte Ihnen bewusst sein, dass Hochsensibilität und das Phänomen der HSS einander nicht gegenseitig ausschließen, sondern beides auf Sie zutreffen kann. Deshalb beginnen Sie zunächst, mit Hilfe der Grafik von Frage Nr. 15 Ihre eigenen Wellenbewegungen im Leben nachzuvollziehen und zu verstehen.

HSS und ihre Beziehungsmuster

Das Gefühl von Langeweile kann sich negativ auf Beziehungen auswirken. Nachdem das Verliebtsein vorbei ist, stellt sich bei den meisten Paaren eine gewisse Ruhe ein, die erotische Anziehungskraft kann geringer werden oder aufregende Erlebnisse weichen mehr und mehr dem vorhersehbaren Alltag. In dieser Phase kann es sich für den HSS unerträglich anfühlen, mit der Partnerin / dem Partner die Beziehung weiterzuführen. Sie denken entweder über eine Trennung nach oder suchen besondere Augenblicke mit dem Partner. Dafür suchen sie das Abenteuer durch spontane Ausflüge in die Natur, Last-Minute-Reisen oder andere erregende Aktivitäten, um den Kick in die Beziehung zurückzuholen. Kennen Sie diese Dynamik von sich selbst? Dann empfehle ich Ihnen, sich noch tiefer auf die Bindung mit dem Partner einzulassen und den Kick des Verliebtseins nicht mit dem Sinn und Zweck einer Beziehung zu verwechseln. Tiefe Bindung führt uns zur Ruhe und Entspannung, da wir den anderen in- und auswendig kennen. Der Lohn einer tiefen, langfristigen Partnerschaft ist das gemeinsame Wachstum. Statt den Lebensgefährten auszutauschen auf der Jagd nach dem Kick des Neuen, versuchen Sie lieber zusammen mit ihm neue Erfahrungen zu machen. Somit erreichen Sie beide höhere Erregungsniveaus, die Sie stimulieren und das Gefühl der Langeweile vertreiben.

Impulsfragen

1. Erkenne ich mich als High Sensation Seeker?
2. Auf welche Weise suche ich nach anregender Stimulation?
3. Wie ausgeprägt sind meine Wellenbewegungen?
4. Wie gehe ich mit Langeweile um?

5. Wie kann ich mir nach intensiven Erlebnissen wieder Phasen der Ruhe gönnen?
6. Wie wirkt sich meine HSS-Veranlagung auf meine Beziehung aus?
7. Wie wirkt sich meine HSS-Veranlagung auf meine Berufstätigkeit aus?
8. Wie komme ich mit der Kombination von Hochsensibilität und HSS klar?

30. Gibt es Unterschiede zwischen hochsensiblen Frauen und Männern?

Grundsätzlich geht man davon aus, dass Hochsensibilität unter Männern und Frauen gleich verteilt ist. Aufgrund unserer gesellschaftlichen Prägungen verarbeiten hochsensible Männer und Frauen ihre Veranlagung unterschiedlich. Männer haben es in unserer Kultur schwerer, ihre Hochsensibilität positiv zu sehen und zu erleben.

Hochsensible Männer und ihre Berufstätigkeit

Unsere Kultur weist Männern noch immer eine Rolle von Dominanz, emotionaler Verschlossenheit und Härte zu, die im krassen Widerspruch zu den Eigenschaften hochsensibler Männer steht. Die Frage, inwieweit ein HSP-Mann seine Sensibilität gut integriert hat und leben kann, hängt im hohen Maß mit seiner Berufstätigkeit zusammen. Es gibt bestimmte Berufsgruppen, die für hochsensible Männer besonders gut geeignet sind. Dazu gehören therapeutische, wissenschaftliche und künstlerisch kreative Berufe. In diesen Bereichen sind Sensibilität, Kreativität, Empathie und Intellektualität durchaus wünschenswert und erfolgsversprechend. Wenn ein hochsensibler Jugendlicher von der Familie nicht darin unterstützt wird, den für ihn passenden Beruf zu wählen, sind Konflikte innerhalb der Berufsbiografie vorprogrammiert. Für unsere Identität ist die Berufstätigkeit von enormer Wichtigkeit, für Männer gilt dies in besonderer Weise. Hochsensible Männer, die in typisch männliche Berufe gedrängt werden, die nicht ihren Talenten entsprechen, können sich später als Versager fühlen. Da sie in diesen Berufszweigen keine Erfolgserlebnisse produzieren können, wird dies ihr Selbstvertrauen langfristig untergraben. Sollten Sie in einer ähnlichen Situation stecken, sammeln Sie Ihre Kräfte für einen grundsätzlichen Berufswechsel. Auf diese Weise können Sie Ihre Würde und ein gutes Selbstwertgefühl zurückerobern! Anders ergeht es den hochsensiblen Männern, die es geschafft haben, in den für sie passenden Berufen zu arbeiten. Als erfolgreiche Künstler, Therapeuten oder Wissenschaftler gehen sie in ihrer Tätigkeit auf und können auf diese Weise Anerkennung und Bewunderung ernten. Die finanzielle Versorgung einer Familie wird so ermöglicht.

Die Heldenreise

Viele hochsensible Männer haben dennoch das Gefühl, ihre Männlichkeit noch nicht richtig unter Beweis gestellt zu haben. Dies ist ein tiefer archetypischer Wunsch, der unbewusst mit den Ritualen unserer Vorfahren verknüpft ist. In den traditionellen Kulturen gab es Übergangsriten, die den Wechsel vom Jugendlichen zum Erwachsenen deutlich markierten. Für heranwachsende Männer waren diese Riten immer mit einer Mutprobe verbunden. Deshalb ist es für HSP-Männer durchaus lohnenswert, sich auf eine Heldenreise zu begeben. Sie erleben Abenteuer bei intensiven Naturerfahrungen (Bergsteigen, Fahrradfahren, allein campen, Visionssuche) oder sie suchen sich eine künstlerische Herausforderung, um tiefliegende Ängste zu überwinden. Für jeden Mann kann dieses Bild anders aussehen und es lohnt sich für Sie als hochsensibler Leser herauszufinden, was Ihre persönliche Heldenreise sein könnte! Nicht immer muss es eine Reise um den Globus sein. In diesem Zusammenhang gibt es sehr interessante therapeutische Gruppenseminare, in denen die Teilnehmer mit ihren Schattenthemen konfrontiert werden und danach ihren inneren Schatz bergen. Diese transformatorische Arbeit wird blockiertes Potential freisetzen und ermöglicht den Zugriff auf die individuellen Begabungen. Durch die Auseinandersetzung mit konflikthaften Aspekten der eigenen Biografie kann eine Versöhnung mit / oder Ablösung von den Eltern gelingen.

Positive Qualitäten von hochsensiblen Männern

Um ein positives Selbstbild aufzubauen, ist es für HSP-Männer lohnenswert, sich über ihre besonderen Begabungen bewusst zu werden. Sie sind sehr wertvolle Beziehungspartner, die eine ausgeprägte Empathie besitzen, einen Zugang zu Gefühlen und einen Sinn für die schönen Dinge im Leben. Deshalb dürfen Sie als hochsensibler Mann Ihr Licht nicht unter den Scheffel stellen. Überwinden Sie Ihre Hemmung, Frauen anzusprechen. Viele erwarten immer noch, dass Männer den ersten Schritt machen. Doch Vorsicht, vorher geben Frauen klare, nonverbale Signale, die zum Flirten einladen. Beobachten Sie diese genau und folgen Sie Ihrer inneren Stimme. Hochsensible Männer sind für Kinder wünschenswerte Vorbilder, sie können Werte vermitteln, Naturverbundenheit, Kreativität und den offenen Umgang mit Gefühlen. Deshalb ist es ein Segen, wenn Sie als hochsensibler Mann Vorbildfunktionen für Kinder in Ihrem Umfeld übernehmen können.

Hochsensible Frauen

Den HSP-Frauen fällt es leichter, zu ihrer Hochsensibilität zu stehen, da sie ins Rollenbild der Frau zu passen scheint. Die besondere Herausforderung für hochsensible, empathische Frauen liegt darin, nicht in die Falle des Helfersyndroms zu tappen. Überdurchschnittlich viele hochsensible Frauen wählen soziale Berufe. Auch im Privatleben sind sie der Kummerkasten der Nation: immer bereit zu helfen. Sie sind sehr gute Zuhörerinnen und Ratgeberinnen. Deshalb laufen sie Gefahr, über ihre eigenen Grenzen zu gehen.

Hochsensible Mütter und ihre Abgrenzungsthemen

Ihre Rolle als Mutter kann sie dazu verleiten, sich selbst zu vernachlässigen. Sie lieben die Kinder, wollen alles geben und die beste Mutter der Welt sein. So geraten sie in Erschöpfungs- und Überforderungsphasen. Hochsensible Mütter, die nicht lernen, Zeit für Rückzug einzufordern, laufen nach einigen Jahren auf dem Zahnfleisch. Die letzten Reserven sind aufgebraucht und guter Rat ist teuer. Mit dem Jonglieren von Familie und Beruf fällt für die meisten Frauen ohnehin nicht mehr viel Zeit ab für Rückzug und Erholung. Die größte Entwicklungsaufgabe für hochsensible Frauen liegt in der Stärkung der eigenen Abgrenzungsfähigkeit. Das Wörtchen NEIN sollten Sie häufiger trainieren, als Ihnen lieb ist, denn wie schnell füllen sich die freien Zeitfenster wieder durch Bedürftige, die Sie *jetzt unbedingt brauchen*? Meist fällt es HSP-Frauen schwer, sich ins rechte Licht zu rücken. Bescheidenheit, Schüchternheit und das mangelnde Vertrauen in die eigenen Fähigkeiten führen dazu, dass der erwünschte Erfolg im Beruf oft auf sich warten lässt.

Verzettelung
Die Scanner und Multibegabten unter den hochsensiblen Frauen kennen die quälenden Fragen in Bezug auf die eigene Berufstätigkeit. Sie sprühen vor Ideen und können sich selten für einen Weg entscheiden. Sie beginnen viele Projekte und versuchen sich in unterschiedlichen Sparten von Berufen. Vielfach gelingt es ihnen erst in der zweiten Lebenshälfte, Ordnung in ihr Leben zu bringen, wenn sie genügend Berufs- und Lebenserfahrung gesammelt haben.

Impulsfragen

1. Wie geht es mir als hochsensibler Mann / hochsensible Frau?
2. Habe ich meine Hochsensibilität bereits vollständig annehmen können?
3. Wie weit habe ich meine Abgrenzungsfähigkeit trainiert?
4. Bin ich mit meinem Beruf zufrieden?
5. Habe ich noch Zeit für mich oder bin ich nur für andere da?

31. Was hat Hochsensibilität mit Hochbegabung zu tun?

Hochsensible haben das Potential für höhere Begabungen
Sie sind häufig in einem oder mehreren Feldern besonders begabt. Dies hat mit ihrer intensivierten Wahrnehmungsfähigkeit zu tun. Mit höherer Begabung ist nicht unbedingt eine überdurchschnittliche Intelligenz mit einem IQ von über 130 gemeint. Hochsensible sind keine kleinen *Einsteins*. Unsere kollektive Vorstellung von Intelligenz ist ohnehin sehr schmal

auf geistige Fähigkeiten wie Mathematik und Physik fixiert. Wenn wir an Hochbegabte denken, sehen wir vor unserem inneren Auge sogenannte *Nerds,* verschrobene Gehirnakrobaten, die den ganzen Tag Formeln höherer Mathematik lösen und ewige Singles sind. Doch das ist ein Klischee. Welche anderen Ausdrucksmöglichkeiten gibt es noch für Intelligenz? Typische Begabungen von Hochsensiblen liegen oft in Bereichen, die nicht mit einem herkömmlichen Intelligenztest erfasst werden können. Dazu gehören Kreativität, soziale Intelligenz und Intuition.

Ein ganzheitliches Modell von Intelligenz und Hochbegabung

Menschen mit höheren Begabungen haben die Angewohnheit, alles gründlich zu analysieren. Sie neigen zu Perfektionismus, Gewissenhaftigkeit, Intuition, vernetztem Denken und einer inneren Spiritualität. Viele dieser Eigenschaften treffen auf Hochsensible zu. Kazimierz Dabrowski (1) (1902-1980) war ein polnischer Psychologe, der sich viele Jahre mit dem Thema „Intelligenz" beschäftigt hat. Interessanterweise beschreibt er, dass hochbegabte Menschen eine sensible Veranlagung haben, die er „Overexcitability" nennt. Wir könnten diesen Begriff mit *übermäßiger Erregbarkeit* übersetzen. Dabei definierte er fünf Bereiche, in denen sich diese Übererregbarkeit zeigt:

1. in der Psychomotorik (Bewegung),
2. in der Sensorik (Sinneskanäle),
3. im Intellekt (Denkfähigkeit),
4. im Bereich Imagination (Phantasie) und
5. in der Emotionalität (Gefühlsintensität).

Sie können sich die übermäßige Erregbarkeit wie eine Wasseroberfläche vorstellen, die sich in Wellen bewegt, sobald ein Stein ins Wasser fällt. Bei Hochsensiblen fallen diese Wellenbewegungen intensiv aus, die Sinneskanäle sind untereinander assoziativ verknüpft. Die Steigerungsform davon ist *Synästhesie*, die ich in Frage Nr. 18 beschreibe. Deshalb lassen sich beispielsweise hochsensible Schriftsteller durch Musik, Düfte und Farben zum Schreiben inspirieren. Musik und Filme regen sie zu eigenen Phantasien an und bringen ihre kreativen Projekte in Fluss. Tatsächlich erleben die meisten Künstler Zustände von Flow, in denen Raum und Zeit verschwinden und sie ganz in ihrer Tätigkeit aufgehen. Die größte Intelligenz könnten wir im Bereich der Kreativität ansiedeln.

Phantasie ist wichtiger als Wissen

Wahre Intelligenz hat mit eigenständigem Denken und Phantasie zu tun und nicht mit Auswendiglernen. Dies erkannte schon Einstein, der sagte: *„Phantasie ist wichtiger als Wissen."* Auch Dabrowski führte in seinem Modell den Faktor *Imagination* als einen wichtigen Teilaspekt von Hochbegabung an. Leider basiert unser Schul- und Ausbildungssystem fast ausschließlich auf dem Pauken von Zahlen, Daten und Fakten. Das Entwickeln eigener Theorien und Erkenntnisse kommt fast gar nicht vor. Wir müssen ja Unmengen von Daten speichern, die andere vor uns produziert haben, um Prüfungen zu bestehen, Noten zu erhalten und Berufsabschlüsse zu erlangen. Da ist es doch kein Wunder, dass wir Hochbegabung mit den Begriffen *Einser-Durchschnitt, Abitur, Studium, Auszeichnung, Hochschulabschluss, Doktor- und Professorentitel* gleichsetzen. Doch es gibt so viele hochintelligente Menschen in unserer Bevölkerung, die gerade einmal den Hauptschul- oder Realschulabschluss haben. Sie alle sind durch das Raster unseres Systems gefallen.

Mitgefühl als Ausdruck von sozialer Intelligenz

Ich möchte an dieser Stelle noch einmal kurz auf das Thema Empathie eingehen. Wir könnten Empathie als einen Ausdruck sozialer Intelligenz bezeichnen. Durch Mitgefühl wird der Mensch hilfsbereit, kooperativ und hat Hemmungen, anderen zu schaden. Die Empathiefähigkeit ist bei Hochsensiblen meist stark ausgeprägt, weshalb sie exzellente Berater, Coaches und Therapeuten sind. Die Verknüpfung von Mitgefühl, emotionaler Kompetenz und sozialer Intelligenz könnte für das Überleben unserer menschlichen Kultur noch eine wichtige Schlüsselrolle spielen. Die derzeitigen Probleme auf diesem Planeten haben mit rücksichtslosen, gefühlskalten und profitorientierten Persönlichkeiten zu tun, die nur an ihren eigenen Vorteil denken. Deshalb ist eine hohe Intelligenz ohne Empathie als gefährlich einzustufen. In einer solchen Konstellation werden brillante Denker zu Meistern der Manipulation.

Scham, anders zu sein

Da sich HSPs schon früh als anders erleben, möchten die meisten von ihnen einfach nur *normal* sein. Die Vorstellung, etwas Besonderes oder überdurchschnittlich begabt zu sein, ist bei HSPs mit Gefühlen von Scham verbunden. Schon in der Schule kann es zu Situationen kommen, in denen hochbegabte Kinder den Unterricht infrage stellen oder von ihren Mitschülern wegen überragender Leistungen als *Streber* abgestempelt werden. Dies kann dazu führen, dass Hochbegabte ihre Talente zunehmend verstecken und verleugnen. Auf diese Weise entwickeln sie eine Maske, die sie nach außen zur Schau tragen und die ihnen ein Gefühl von Sicherheit gibt. Im Erwachsenenalter können sich derartige Anpassungsstrategien jedoch als hinderlich erweisen. Entwickeln Sie deshalb eine größere Gelassenheit und kreative Freiräume, in denen Sie sich ohne Druck ausprobieren können. Diese Geisteshaltung wird Ihnen dabei helfen, die in Ihnen noch schlummernden Talente mit Leichtigkeit und Freude wieder zum Leben zu erwecken.

Multibegabung

Wenn Sie viele verschiedene Themen und Hobbys verfolgen, sind Sie vielleicht multibegabt. Deshalb fällt es „Scannern" und „High Sensation Seekers" schwer, sich auf eine Sache zu fokussieren. Sie interessieren sich für so unterschiedliche Fachbereiche und sind so schnell zu begeistern, dass sie alle zwei bis drei Jahre ihre Jobs wechseln. Sie langweilen sich schnell, da sie nach Input suchen. Mulitbegabte brauchen länger, um im Verlauf ihrer Berufstätigkeit einen Fokus zu etablieren. Dies kann sehr frustrierend sein. Sobald Sie herausgefunden haben, was der rote Faden in Ihrem Leben ist, können Sie Ihre Nische finden. Herausfordernd wird es, wenn die Begabungen von Hochsensiblen in der Kindheit unerkannt blieben und nicht gefördert wurden. Oft bemerken sie, dass sie für bestimmte Themen besonders empfänglich sind und dass ihnen manche Dinge sehr leichtfallen und Freude bereiten. Durch die Heilung des verletzten Selbstwertgefühls ist es auch im Erwachsenenalter möglich, brachliegende Begabungen und Talente zu aktivieren. Haben Sie Mut und gehen Sie kreative Risiken ein, um Ihre Träume und Visionen zu verwirklichen!

Wenn Sie etwas mehr über Ihre Begabungen erfahren wollen, stellen Sie sich einfach folgende Fragen:

Impulsfragen

1. Was hat mir als Kind sehr viel Spaß gemacht, was habe ich geliebt zu tun?
2. Was wollte ich schon immer mal ausprobieren?
3. Welche Interessen habe ich? Zu welchen Themen lese ich überdurchschnittlich viel?
4. Was fällt mir besonders leicht, ohne dass ich viel darüber nachdenken müsste?
5. Auf welche Tätigkeiten im Berufsleben oder privat könnte ich am wenigsten verzichten?
6. Welche positiven Rückmeldungen haben mir Erzieher oder Lehrer als Kind gegeben?
7. Wenn ich ein anderes Leben führen könnte, wer würde ich gern sein?
8. Welche Vorlieben ziehen sich durch mein gesamtes Leben?

Affirmationen zu Persönlichkeitseigenschaften

- Ich bin dankbar für mein Talent der Genauigkeit.
- Ich erlaube mir, Fehler zu machen und daraus zu lernen.
- Ich bin viel größer als irgendein Versagen.
- Ich liebe mich für meine Unvollkommenheit. So kann ich wachsen und mich weiterentwickeln.
- Ich liebe es, Entscheidungen zu treffen.

- Ich vertraue meinen Entscheidungen.
- Ich treffe meine Wahl in Übereinstimmung mit meinen Bedürfnissen und meiner inneren Wahrheit.
- Ich erlaube mir, aus Fehlentscheidungen zu lernen und mich neu zu entscheiden.
- Ich nehme meine besonderen Talente und Begabungen vollständig an.
- Ich lasse mein inneres Licht scheinen und zeige der Welt, wer ich wirklich bin.
- Ich erlaube mir, brillant zu sein.
- Es ist sicher für mich, meine Besonderheit zum Ausdruck zu bringen.
- Ich teile meine Begabungen zum Wohle aller mit der Welt.
- Ich bin dankbar für meine vielen Begabungen.
- Jede Erfahrung, die ich mache, ist wertvoll, nichts ist umsonst.
- Die Erkenntnis meiner Hochsensibilität macht mich zu einer selbstbewussten Frau.
- Die Erkenntnis meiner Hochsensibilität macht mich zu einem authentischen Mann.

HOCHSENSIBLE
IM BERUF

V.

32. Welche Berufe passen gut zu Hochsensiblen?

An dieser Stelle finden Sie eine Übersicht zu passenden Berufsgruppen für Hochsensible, sortiert nach den stärksten Veranlagungen.

Visuell veranlagt:
Maler, Designer, Grafikdesigner, Architektin, Fotografin, Schneider, Künstler, Raumausstatter, Dekorateur, Visagist, Friseur

Akustisch / sprachlich veranlagt:
Sänger, Musikerin, Komponist, Dichter, Dolmetscherin, Übersetzer, Tontechniker, Sprachwissenschaftler, Schriftstellerin, Redner, Logopäde, Journalist, Lektor, Schauspieler

Olfaktorisch veranlagt:
Gourmetkoch, Parfümeur, Aromatherapeut

Haptisch veranlagt:
Masseur, sensibler Körpertherapeut, Shiatsutherapeutin, Craniosacraltherapeut, Akupunkteur, Töpfer, Schreiner, Bäcker, Konditor, Kinesiologe, Handwerker, Instrumentenhersteller

Körperorientiert veranlagt:
Tänzerin, Yogalehrer, Sportler, Kletterer, Fitnesstrainer, Masseur, Reiter, Physiotherapeut, Ergotherapeut, Sporttherapeut

Therapeutisch und empathisch veranlagt:
Psychologe, Coach, Trainer, Beraterin, Sozialpädagoge, Kindergärtner, Lehrer, psychotherapeutischer oder naturheilkundlicher Arzt, Mediatorin, Verkäufer, Agent, Heilpraktiker, psychologischer Psychotherapeut, andere helfende Berufe

Analytisch und mental veranlagt:
Buchhalter, Archivar, Philosoph, Erfinder, Mathematiker, Archäologe, Biologe, Chemiker, Physiker

Extrovertiertheit und Introvertiertheit und ihre große Bedeutung für die Berufstätigkeit

Unsere Veranlagung bestimmt, welche Berufsgruppen tatsächlich am besten zu uns passen. Deshalb ist es wichtig für Sie herauszufinden, ob Sie eher introvertiert oder extrovertiert sind und welche Denkstrukturen Sie bevorzugen. Dies kann für Sie die Frage klären, wie viel Kontakt Sie mit Fremden oder wie viel Zeit Sie in der Öffentlichkeit verbringen möchten. Sind Sie introvertiert veranlagt und arbeiten dennoch in einem Beruf für Extrovertierte, wird diese Tätigkeit eine Herausforderung werden. Vielleicht bekommen Sie das gut hin, doch es wird Sie mehr Kraft kosten als Menschen, die gern in der Öffentlichkeit stehen. Manche Berufe lassen sich für eine intro- bzw. extrovertierte Veranlagung nicht richtig zuordnen. Nehmen wir zum Beispiel den Fotografen. Die Kenntnis der eigenen Veranlagung hilft Ihnen dabei, Ihre passende Nische zu finden. Der extrovertierte Fotograf liebt große Hochzeiten oder Aufträge in der Modeindustrie. Eine sehr in sich gekehrte Fotografin könnte zum Beispiel besser mit Einzelpersonen Portraitaufnahmen machen oder Stillleben fotografieren.

In der folgenden Tabelle können Sie Beispiele für Berufsgruppen finden, die nach Intro- und Extrovertiertheit sortiert sind. In der rechten Spalte erfahren Sie mehr über die typischen Herausforderungen für HSPs in diesen Berufsgruppen.

Veranlagung	**Passende Berufe**	**Besondere Herausforderungen**
Introvertierte, kreative Hochsensible	Alle kreativen Berufe, die im stillen Kämmerlein ausgeübt werden können: Maler, Designer, Schriftsteller, Lektor, Grafiker, Komponist usw.	Als Künstler die eigenen Werke vermarkten und sich bekannt machen. Öffentliche Auftritte erfordern viel Kraft.
Extrovertierte, kreative Hochsensible	Alle kreativen Berufe, die viel in der Öffentlichkeit stehen: Schauspieler, Regisseur, Sänger, Kabarettist, Dirigent	Hohe Erschöpfungsgefahr bei fehlenden Ruhephasen. Sich verzetteln in vielen unterschiedlichen Projekten.

Veranlagung	Passende Berufe	Besondere Herausforderungen
Introvertierte, rationale Hochsensible	Steuerberater, Beamter, Archivar, Übersetzer, Mathematiker, Ingenieur, Physiker, Architekt, Erfinder, Tüftler, Philosoph	Das eigene Licht nicht unter den Scheffel stellen. Probleme in Konkurrenzsituationen und Wettbewerben. Wie präsentiere ich mich? Wie setze ich mich am Markt durch?
Extrovertierte, rationale Hochsensible	Forscher, der populäre Bücher schreibt und eine Vortragstournee macht, Manager, Redner, strategischer Berater, Unternehmensberater, Verkäufer	Sich wegen der eigenen Brillanz überfordern und zu wenig Rückzug planen. Intellektuelle Höhephasen ohne Kontakt zu den Bedürfnissen des eigenen Körpers halten.

Veranlagung	Passende Berufe	Besondere Herausforderungen
Multibegabte Hochsensible, Hochbegabte, High Sensation Seekers	Häufig sind dies Personen mit mehreren Berufen: Schauspieler und Regisseur, Forscher und Buchautor, Maler, Sänger und Schriftsteller, Psychologe und Grafikdesigner, Wirtschaftswissenschaftler und Heilpraktiker	Eine hohe Wahrscheinlichkeit von beruflichen Umbrüchen, Neuanfängen, mehreren Berufsausbildungen oder Studienabschlüssen. Es besteht die Möglichkeit der Verzettelung oder mangelnden Spezialisierung und damit des fehlenden kommerziellen Erfolgs. Die Chance besteht in vielen Erfahrungsbereichen, die sich gegenseitig befruchten können.

Überprüfung der eigenen Berufstätigkeit in Bezug zum Umfeld und der Veranlagung

Aufgrund der sich ständig verändernden gesellschaftlichen Rahmenbedingungen ist es für Sie wichtig, genau zu überprüfen, ob die Ausübung eines Berufes zu Ihrer individuellen Lebenssituation passt. Besonders soziale Berufe, wie Lehrer, Kindergärtner oder Psychologe, können zu Quellen von Reizüberflutung und Überforderung werden, auch wenn sie für Hochsensible besonders geeignet erscheinen. Die zeitliche Auslastung (Vollzeit- oder Teilzeittätigkeit) kann hier entscheidend sein, ob ein Hochsensibler sich mit dieser Arbeit wohlfühlt oder in eine Überforderung gerät. Sehr anstrengende Tätigkeiten, wie zum Beispiel Koch, Außendienstmitarbeiter oder Verkäufer, können zu Erschöpfung führen. Der ständige Kontakt mit neuen Menschen, Zeitnot, Verkaufsdruck oder lange Dienstfahrten verursachen Stress. Es ist eine schmerzvolle Erkenntnis für Hochsensible, dass der von ihnen geliebte Beruf zu Erschöpfung und Burnout beiträgt. Manchmal lässt sich in diesen Fällen die Gewichtung eines Arbeitsbereiches verändern. Ein Lehrer, der sich vor der Klasse wie auf einem Präsentierteller fühlt, könnte umsatteln und Lektor in einem Schulbuchverlag werden. Dort könnte er in Ruhe an Büchern arbeiten, ohne sich ständig irgendwo zeigen zu müssen. Introvertierte Psychologen können sich auf ein Fachgebiet spezialisieren, das mit weniger Öffentlichkeit verbunden ist, etwa die Einzeltherapie. Blühen Sie bei Vorträgen geradezu auf, können Sie eine Berufstätigkeit planen, in der Sie als Redner und Leiter von großen Gruppen agieren. Bei multibegabten Hochsensiblen werden Entscheidungsschwierigkeiten in Berufsfragen entstehen, weil sie vielfältige Interessen und Neigungen haben. Häufig erwachsen daraus Personen mit Biografien, in denen viele Umbrüche im Berufsweg sichtbar werden. Sie können zu gefragten Generalisten werden, die sich auf jedem Parkett wohlfühlen. Diejenigen, die sich trauen, dem Ruf ihres Herzens zu folgen, werden interessante, neue Wege beschreiten.

Impulsfragen

1. Passt meine Berufstätigkeit zu meiner Veranlagung der Extrovertiertheit / Introvertiertheit?
2. An welcher Stelle könnte ich meine Arbeit noch mehr meinen Bedürfnissen als Hochsensibler anpassen?
3. Gibt es noch ungenutztes Potential in meinem Berufsalltag?
4. Fühle ich mich zu unterschiedlichen Arbeitsbereichen hingezogen? Wie könnte ich meine vielfältigen Interessen zu einem passenden Gesamtkunstwerk zusammenfügen?
5. Fühle ich mich von Tätigkeiten in meinem Berufsleben erschöpft, die mir Spaß machen?
6. Was sollte ich an meinem Berufsalltag ändern, damit ich nicht zu viel Energie verbrauche?

33. Welche Arbeitsbedingungen blockieren Hochsensible?

Unsere moderne Arbeitswelt hat Vor- und Nachteile entwickelt, die sich für HSPs negativ auswirken können. Mancher „Traumjob“ kann sich zum Alptraum entwickeln. Lesen Sie sich die folgende Liste durch und überlegen Sie, welche Punkte auf Ihre aktuelle Berufstätigkeit zutreffen.

- Druck und Kontrolle von „oben“
- die starke Einschränkung von Kreativität und Flexibilität
- starre Vorschriften und Abläufe
- unfaire Behandlung
- das Leugnen und Abschmettern von Verbesserungsvorschlägen durch Vorgesetzte

- Mobbing und soziale Kälte im Betriebsklima
- nicht geklärte zwischenmenschliche Konflikte innerhalb der Firma
- unmenschliches geschäftliches Vorgehen aus wirtschaftlichen Zwängen und die Kollision mit eigenen Werten
- von Kollegen infrage gestellt zu werden wegen der hochsensiblen Wahrnehmung
- Feedback zu Fehlern oder Verbesserungsvorschläge werden als Besserwisserei abgeschmettert
- Perfektionsdruck von Vorgesetzten und Chefs
- zu wenig positives Feedback von Kollegen und Führungskräften
- Angst vor Kündigung
- das Auseinanderklaffen zwischen Idealismus und Vorschriften (z. B. bei Behörden)
- Reizüberflutung in Großraumbüros
- chaotisches Multitasking
- keine zeitlichen oder räumlichen Rückzugsmöglichkeiten
- laute Geräuschkulissen: Kinder, Gäste im Restaurant, Autos, Maschinen
- Schichtarbeit: Nachtschicht bringt die Körperrhythmen durcheinander und stört das Bedürfnis nach regelmäßigem Schlaf, der für HSPs besonders wichtig ist
- keine Zeit zu haben für eine ordentliche Mittagspause oder richtiges Essen
- Umweltgifte am Arbeitsplatz (besonders nach Renovierungsarbeiten)
- Elektrosmog
- Geruchsbelästigung (chemische Farben, Reinigungsmittel, Desinfektion, Drucker, Kopierer)
- zu wenig Rückzugsmöglichkeiten während der Arbeitszeit

- lange, stressige Wege zum Arbeitsplatz (auf der Autobahn oder im Zug)

Impulsfragen

1. Welche Rahmenbedingungen in meiner jetzigen beruflichen Situation belasten mich?
2. Was kann ich auf keinen Fall mehr ertragen?
3. Was muss ich in meinem Job verändern, damit ich nicht im Burnout lande?
4. Welche Störfaktoren kann ich am einfachsten eliminieren?
5. Welchen Kollegen oder Vorgesetzten kann ich mich anvertrauen?
6. Wer kann mir bei Veränderungswünschen helfen, die mich entlasten?

34. Was bedeuten Idealismus und Berufung für Hochsensible?

Hochsensible sind Träumer und Visionäre. Sie tragen von Kindheit an ein bestimmtes Ideal in ihren Herzen, das sie für erstrebenswert halten. Dies hat mit der empathischen Veranlagung zu tun. Die meisten HSPs verfolgen ein inneres Ideal. Häufig wählen sie soziale oder künstlerische Berufe, um ihre Visionen zu verwirklichen. Was ist Ihr Traum von einer idealen Welt? Haben Sie noch Kontakt zu Ihrer inneren Vision? Wie viele Kompromisse sind Sie eingegangen? Wo sind Sie sich treu geblieben? Nicht selten unterschätzen wir unsere eigenen Möglichkeiten und geben zu früh auf. Doch wer weiß, was Sie allein schaffen könnten, wenn Sie es nur versuchen würden?

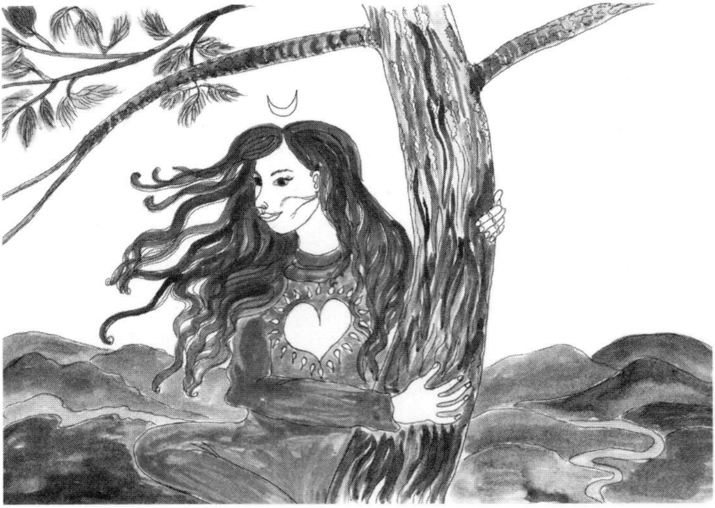

Eine junge Frau rettet uralten Mammutbaum

An dieser Stelle möchte ich Ihnen die Geschichte von Julia Butterfly Hill vorstellen. Julia lebt in den USA und befand sich Ende der 1990er Jahre in einer Sinnkrise. Sie wusste, dass sie irgendetwas beitragen wollte in dieser Welt, konnte es aber nicht genau benennen. Durch einen „Zufall" wurde sie auf das Problem der ältesten Bäume der Welt, der Mammutbäume in Nordkalifornien, aufmerksam, die durch Holzfällerfirmen bedroht wurden. Kurzerhand schloss sie sich einer Widerstandsbewegung an und kletterte auf einen riesigen alten Redwoodbaum, den sie liebevoll *Luna* nannte. Julia begann am 10.12.1997 in der Krone des Mammutbaumes ihre Protestaktion. Im tiefsten Winter kletterte sie auf diesen Baum. Zu dieser Zeit wehte ein mächtiger Sturm, der mit 150 Stundenkilometern durch die Krone des Baumes fegte. Obwohl sie mehrere Kleiderschichten trug, zog sie sich Erfrierungen an den Füßen und Händen zu. Auch angesichts dieser widrigen Umstände kämpfte sie wie eine Löwin um Luna und bewahrte den Baumriesen am Ende vor der Abholzung. Dabei verzichtete sie auf eine Karriere als Model. Zu Beginn ihrer Baumbesetzung ahnte sie nicht, wie viel Zeit sie dort oben verbringen würde. Am Anfang versuchte die Holzfällerfirma sie zu vertreiben, indem man sie mit Licht, Lärm und Hubschraubern tyrannisierte. Dennoch entwickelte Julia einen ungebrochenen Willen, diesen Baum zu schützen, als ginge es um ihr eigenes Leben. Beim Lesen ihres Buches *Die Botschaft der Baumfrau* (1) entwickelte sich bei mir der starke Eindruck, dass Julia auch hochsensibel und sehr empathisch ist. Am Ende verbrachte sie ununterbrochen 738 Tage in den Wipfeln des Mammutbaumes. Auf 65 Metern Höhe hatte sie sich eine bewohnbare Plattform gebaut. Von Freunden wurde sie mit Wasser und Nahrung versorgt. Im Laufe der vielen Tage und Nächte entwickelte sie ein inniges Verhältnis zu dem Baum und lernte, mit ihm zu kommunizieren. Diese tiefe Naturverbundenheit war für Julia eine Gotteserfahrung. Sie konnte durch Extremsituationen, wie bei Stürmen und Kälte, ihre tiefe Verbundenheit mit dem Kosmos erfahren. Ohne dass sie es plante, wurde Julia berühmt. Immer mehr Zeitungen und Fernsehstationen berichteten über sie. Am Ende konnte sie den Baum retten, Luna und das Gebiet um ihn herum wurden unter Naturschutz gestellt. Leider versuchte man heimlich, den Baum im Jahr 2000 doch noch zu fällen, was zum Glück verhindert werden konnte. Julia schrieb ein Buch über ihre Erlebnisse, das weltweit ein Bestseller wurde. Man lud sie zu vielen Talkshows ein, um ihre Geschichte zu erzählen. 1999 gründete sie ihre eigene Umweltschutzorganisation *Circle of Life* und war ab

2006 Vorsitzende der Organisation *What's Your Tree.* Sie berührt uns tief im Herzen und kann Mut machen, unserer inneren Stimme zu folgen, auch wenn es verrückt erscheint.

Die Berufung kommt aus der Sehnsucht der Seele

Hochsensible verspüren den Ruf der Seele sehr intensiv, verbunden mit einem Gefühl von Sehnsucht. Wenn Sie ihn hören und genau wissen, wonach sich Ihre Seele sehnt, lohnt es sich in jedem Fall, diesem zu folgen. Der Weg der Seele ist meist mit einem Abenteuer verbunden. Haben Sie Vertrauen! Seien Sie bereit, das Wagnis einer größeren Veränderung einzugehen. Die längste Reise beginnt mit dem ersten Schritt. Als Hochsensible ist es wichtig für uns herauszufinden, wie sehr unsere Berufung mit unserem aktuellen Arbeitsleben übereinstimmt. Schaffen wir es, damit Geld zu verdienen, ist das optimal. Doch für viele bleibt es nur ein Traum. Deshalb möchte ich nicht den Eindruck erwecken, dass es ganz einfach sei, finanziellen Erfolg zu haben, wenn man nur seiner inneren Stimme folgt. Bei der Erfüllung der Wünsche der Seele geht es nicht um Geld. Julia Butterfly Hill hat sich nicht gefragt, wie sie mit dieser Aktion Geld verdienen würde, sondern sie wollte in erster Linie den Baum retten! Es gibt einfach Dinge im Leben, die uns sehr am Herzen liegen, weil die Seele danach verlangt. Ob wir damit Geld verdienen, kann zunächst ungewiss sein. Solange wir unser Leben mit Maßstäben aus der Finanzwelt messen, können wir uns mächtig täuschen.

Es sich selbst wert sein, Erfolg zu haben

Andererseits können Sie Erfolg auf einfachste Weise in Ihr Leben ziehen, wenn Sie Ihren Beruf nicht mehr als „Arbeit" empfinden, sondern als kreativen, freudvollen Ausdruck Ihrer Seele. Öffnen wir uns unserer inneren Führung, werden sich sogenannte „Zufälle“ ergeben, die uns helfen, den eingeschlagenen Weg weiterzuverfolgen, und scheinbar magische Unterstützung wird uns zuteil. Möchten Sie Fülle in Ihrem Leben anziehen? Dann empfehle ich Ihnen, sich tiefgehend mit Ihren Glaubensmustern über Geld und Leistung zu beschäftigen. Es gibt viele Sabotageprogramme, die Hochsensible vom Erfolg abhalten können. Manchmal müssen wir erst Hindernisse überwinden und Neues lernen, bis wir in der Lage sind, mit unseren Träumen Geld zu verdienen. Vor dem möglichen Erfolg tritt bei vielen Hochsensiblen eine tiefe Ernüchterung ein, wenn sie mit ihrer Herzensvision nicht genug Geld erwirtschaften können, um ihren Lebensunterhalt zu bestreiten. Ich sage bewusst nicht „Geld verdienen“. Darin liegt die Illusion verborgen, dass wir das Geld erhalten, das wir verdienen. Solange das Thema *Selbstwertgefühl* nicht geklärt ist, meinen wir unbewusst, nicht *viel zu verdienen* oder nicht viel *wert zu sein.* Wir dürfen unsere eigenen Bedürfnisse nicht weniger beachten als unsere größeren Pläne. Deshalb schämen Sie sich nicht, wenn Sie für Ihre geliebten Tätigkeiten oder Kunstwerke Geld verlangen! Haben Sie sich fest vorgenommen, mit Ihrer Berufung Ihren Lebensunterhalt zu erwirtschaften? Dann lohnt es sich, gründliche Vorkehrungen zu treffen. Beschäftigen Sie sich mit Marketing, Existenzgründung und den Gesetzmäßigkeiten von Erfolg. Oder Sie schließen sich einer größeren Organisation an, die ähnliche Ziele verfolgt wie Sie. So müssen Sie das Rad nicht neu erfinden und können in Strukturen wirksam werden, die andere bereits aufgebaut und kultiviert haben.

Sie sind wertvoll, egal wie viel Geld Sie haben!

Unser Wirtschaftssystem hat sich dahingehend entwickelt, dass Sie in bestimmten Berufen am besten noch Geld (in Form eines Autos oder finanzieller Rücklagen) mitbringen müssen, um mit den niedrigen Gehältern überhaupt noch die laufenden monatlichen Kosten begleichen zu können. Deshalb ist es nicht Ihre „Schuld“, wenn Sie zu wenig verdienen. Sie erfahren am eigenen Leib die sich drastisch verändernden Rahmenbedingungen unserer profitorientierten Gesellschaft. Beginnen Sie sich selbst bedingungslos zu lieben, egal wie Ihre finanzielle Situation gerade aussieht. Geben Sie sich Zeit, Ihre ganz persönliche Vision zu verwirklichen. Dies ist meist in einer selbständigen Berufstätigkeit möglich. Hier können Sie Ihre Bedürfnisse nach Kreativität, Autonomie, Harmonie und Kontakt mit interessanten Menschen am ehesten erfüllen. Oftmals sind wir einfach nicht geschult darin, aus unserem Traum eine geerdete Selbständigkeit zu schustern, die wirtschaftlich solide ist. Doch das ist erlernbar.

Befreiung aus dem goldenen Käfig

Sind Sie bereits finanziell erfolgreich und verdienen in Ihrem Beruf viel Geld? Fühlen Sie sich dennoch unglücklich und wie in einem goldenen Käfig gefangen? Dann hat das Sicherheitsbedürfnis über die Sehnsucht gesiegt. Solange Sie an Ihren liebgewordenen materiellen Gütern (Haus, Auto, Kredite für Konsumgüter, ungekündigte Anstellung) festhalten, fühlt sich die Verwirklichung Ihres Traumes wahrscheinlich unrealistisch an. Doch als Hochsensibler können Sie Ihre Ideale nicht einfach ausknipsen. In vielen Momenten macht Sie Ihre innere Stimme darauf aufmerksam, was Sie in diesem Leben erfahren und ausdrücken möchten. Sie erkennen diese Hinweise durch das intensive Gefühl von Sehnsucht.

Impulsfragen

1. Spüre ich tief in mir den Ruf meiner Seele?
2. Welche Sehnsucht treibt mich an?
3. Welche Vision verfolge ich?
4. Wie weit konnte ich meinen Beruf mit meiner Berufung in Übereinstimmung bringen?
5. Bin ich bereit, ein Risiko einzugehen, um meinen Traum zu verwirklichen?
6. Wenn ich ein Jahr Zeit hätte, ohne Gelddruck, was würde ich am liebsten tun?
7. Bin ich bereit, für meine Dienste oder Produkte Geld zu verlangen?
8. Welche Menschen kenne ich, die ihre Berufung leben? Wie haben sie das geschafft?
9. Gibt es größere Organisationen, denen ich mich anschließen kann, die meine Ziele teilen?
10. Gibt es eine Pionierleistung, die ich selbst in die Welt bringen will? Was brauche ich, um diese große Vision umzusetzen?

35. Was macht Hochsensible zu wertvollen Kollegen oder Geschäftspartnern?

Hochsensible können am richtigen Platz zu sehr wertvollen Mitarbeitern in Unternehmen werden. Dieses Bewusstsein darf sich in der Arbeitswelt noch mehr herumsprechen. Mit ihrem Blick fürs Detail, ihrer sozialen Ader und großen Gewissenhaftigkeit können sie zu tragenden Pfeilern in Teams werden. Gerade in sozialen Berufen können Hochsensible mit ihrer Empathie, ihrem Engagement für Schwächere und ihrem

Idealismus geradezu Wunder bewirken. In kreativen Branchen sprudeln sie über vor Ideen und bringen einen hohen Grad an Innovationsfähigkeit und Sorgfalt ins Unternehmen ein. Die Wahrscheinlichkeit, dass HSPs sich in einer Angestelltentätigkeit verlieren, ist groß. Deshalb ist es für sie besonders wichtig, die eigenen Grenzen zu kennen. Überschätzt ein Hochsensibler seine Leistungsfähigkeit, indem er krank zur Arbeit kommt, zu viele Aufgaben von Kollegen übernimmt oder die Pausen durcharbeitet, ist Alarmstufe Rot. Auf diese Weise schadet er nur sich selbst. Um diese Dynamik zu überwinden, braucht es sehr viel Achtsamkeit für die eigenen Körpersignale und Selbstliebe. Wenn Sie sich beim Lesen wiedererkannt haben, denken Sie daran: Sie sind genauso wichtig wie die Firma! Fairness wird von Hochsensiblen großgeschrieben, deshalb ist ein gutes Betriebsklima, in dem die Mitarbeiter Anerkennung, Wertschätzung und positives Feedback erhalten, ein ideales Umfeld für HSPs. Sollte das Arbeitsklima schlecht sein, sind viele HSPs bereit, ihren Teil zur Verbesserung im zwischenmenschlichen Bereich beizutragen. Stoßen sie damit auf taube Ohren, werden sie sich in ihr Schneckenhaus zurückziehen und innerlich kündigen.

Folgende Qualitäten können Hochsensible in Unternehmen einbringen:

- Kreativität und Ideenreichtum
- ein feines Gespür für das Zwischenmenschliche
- hohes soziales Engagement für Kollegen, Klienten und Geschäftspartner
- das Einbringen von Ethik und Werten in Unternehmen
- Ehrlichkeit
- flexibles Denken
- zuhören können

- Begeisterungsfähigkeit
- Fairness und Hilfsbereitschaft
- Verbesserung des Arbeitsklimas durch eine hohe soziale Intelligenz
- Sorgfalt und Genauigkeit
- Gewissenhaftigkeit
- Fehler in Abläufen oder Produkten werden schneller gefunden
- das Aufspüren von Verbesserungspotenzial
- Abläufe hinterfragen und neue Strukturen entwickeln
- Schönheit und Harmonie ins Umfeld einbringen
- das Einbringen von Hoch- und Spezialbegabungen
- intuitives Erfassen von Situationen, Kollegen, Kunden
- Ruhe in Krisensituationen ausstrahlen

Impulsfragen für Angestellte

1. Welche Qualitäten schätzen meine Kollegen an mir?
2. Inwieweit bin ich für neue Ideen in der Firma verantwortlich?
3. Welche Kollegen schätzen mich, weil ich gut zuhören kann?
4. Wie könnte ich meine Qualitäten als Hochsensibler noch passender in meiner Berufstätigkeit zum Ausdruck bringen?
5. Werde ich im Kollegenteam akzeptiert?

Impulsfragen für Selbständige

6. Was schätzen meine Kunden an mir?
7. Wie könnte ich mein Alleinstellungsmerkmal mit Hilfe meiner HSP-Talente noch besser herausarbeiten?

8. Welche besonderen Begabungen stelle ich in den Dienst meiner Kunden und Auftraggeber?
9. Welche Spezialisierung könnte mehr Kontinuität, Ruhe und langfristigen Erfolg für mich bringen?
10. Welche Aufgaben könnte ich besser delegieren?

36. Sind Hochsensible gute Führungspersönlichkeiten?

Der Chef, mein Freund

Hochsensible in Führungspositionen sind in der Lage, Mitarbeiter zu motivieren und zu begeistern, weil sie ein feines Gespür für ihre Mitmenschen haben. Als Kapitän einer Crew werden sie schnell das Vertrauen ihrer Mannschaft erlangen. Ihr Führungsstil ist durch Fairness, Offenheit und Sorgfalt geprägt. Sie sind nicht der Boss, vor dem die Mitarbeiter zittern, sondern sie verhalten sich eher kooperativ und freundschaftlich im Umgang mit dem Team. Mit ihrem Bedürfnis nach Harmonie werden sie ein gutes Betriebsklima anstreben und sich um ein faires Miteinander bemühen. In kreativen Gewässern wie im Theater, im Verlags- und Musikgeschäft werden überdurchschnittlich viele Hochsensible anzutreffen sein. Da die Mitarbeiter in diesen Branchen mit dem Herzen dabei sind, können hochsensible Chefs hier auf einen kooperativen Führungsstil bauen. Durch ihr intuitives Gespür können HSP-Kapitäne bei der Personalauswahl recht schnell einschätzen, welche Kandidaten am besten ins Boot geholt werden sollten und ob sie zur Crew passen. Besonders extrovertierte HSPs können zu guten Führungspersönlichkeiten heranwachsen. Das Leiten von Mitarbeitergesprächen, öffentliche Auftritte oder Verhandlungen mit Geschäftspartnern erfordern ein gesundes Selbstvertrauen und Konfliktfähigkeit.

Hochsensible Strategen und Berater

Hochsensible denken genau nach, bevor sie eine Entscheidung treffen. Sie sind sehr gut geeignet, wenn es darum geht, alles gründlich abzuwägen. Bei der Entwicklung eines Strategieplans im Bereich Marketing, Projektentwicklung und Marktaufbau können hochsensible Führungskräfte zur Höchstform auflaufen. Bei der Einrichtung einer Ethikkommission oder eines Werterates sind Hochsensible die ideale Besetzung, da sie ein hohes Gerechtigkeitsempfinden und ein Gefühl für Werte haben. Sie sind ebenso gut als interne Berater der Unternehmensführung geeignet. In diesem Falle fungieren Hochsensible als *die rechte Hand* des Chefs und werden zum unersetzlichen Manager im Hintergrund.

Wenn dem HSP-Kapitän das Steuerrad entgleitet

In stürmischen Zeiten kann es geschehen, dass hochsensible Führungskräfte Schiffbruch erleiden. Bei starken Konflikten unter den Arbeitnehmern braucht eine Firma Führungspersönlichkeiten, die sich durch Klarheit, Struktur und die Fähigkeit, Grenzen zu setzen, auszeichnen. Sie sollten in der Lage sein, Missstände direkt anzusprechen. Aufgeblasene Crewmitglieder, die sich in sinnlose Machtkämpfe verwickelt haben, schaden nur der Firma und dem Betriebsklima. Durch das mangelnde Führungsgeschick konfliktscheuer HSP-Kapitäne kann eine Meuterei angezettelt werden, die den Chefsessel drastisch ins Wanken bringen wird. Deshalb fragen Sie sich als Chef, ob Sie in der Lage sind, Konflikte zu lösen, Mitarbeiter mit unangenehmen Dingen zu konfrontieren, und ob Sie sich durchsetzen können. Sie brauchen in dieser Rolle eine starke Führungskompetenz und die Bereitschaft, Verantwortung für Ihre Mannschaft zu übernehmen. Wenn sich bereits informelle Strukturen gebildet haben und Sie mit Ihren Mitarbeitern auf „Du“ sind, fragen Sie sich, ob Sie Ihre Angestellten zu nah an sich heranlassen. In solchen Konstellationen werden dienstliche Konflikte schnell zu persönlich genommen und die Grenzen zwischen Privatem und Geschäftlichem verschwimmen. Haben die Mitarbeiter einmal erkannt, dass ihr Chef keine klare Linie hat, werden sie früher oder später damit beginnen, die Gutmütigkeit ihres Vorgesetzten auszunutzen. Erste Anzeichen von Respektlosigkeit dürfen Sie nicht überspielen, sondern versuchen Sie, den Konflikt im Rahmen eines Mitarbeitergespräches offen zu klären. Machen Sie klar, was Ihr Standpunkt und Ihre Anforderung an den Mitarbeiter sind. Dies ist für Hochsensible eine herausfordernde Situation, da sie Konflikten lieber aus dem Weg gehen. Je klarer Sie sich positionieren, umso besser weiß Ihr Gegenüber, woran er bei Ihnen ist.

Chaotische Chefs

Gehören Sie zu den kreativen Chaoten, kann es sein, dass Sie sich mit Bürokratie, Anträgen, Protokollen und Zahlen unwohl fühlen und diese Dinge lieber von sich wegschieben. In diesen Fällen kann sich ein Chaos im Unternehmen entwickeln, das Ihnen schaden wird. Alle fühlen sich genervt, weil ständig irgendetwas fehlt, nicht auffindbar oder nachvollziehbar ist. Versuchen Sie entweder, eine eigene Struktur und Ordnung zu entwickeln, oder finden Sie einen Assistenten, der Ihnen den Rücken freihält. Diese Person sollte zuverlässig und vertrauenswürdig sein. Die systematische Verwaltung und Aktualität Ihrer dienstlichen Unterlagen wird zu mehr Ordnung und Sicherheit im ganzen Unternehmen beitragen.

Raue Gewässer verursachen Unbehagen

Bei rauem Betriebsklima werden Sie sich als Hochsensibler in einer Führungsfunktion eher unwohl fühlen. Ein Hochsensibler liebt die Arbeit in harmonischen Teams, die kollegial und fair miteinander umgehen. Herausfordernd wird es für den HSP-Chef, wenn es über ihm noch eine Hierarchiestufe gibt, die Druck auf die Mitarbeiter ausüben will. In den meisten Fällen bezieht sich der Druck auf mehr Arbeitsleistung, mehr Umsatz, weniger Bezahlung usw. Hochsensible geraten so in einen Konflikt, weil es zutiefst ihren Werten widerspricht, solche Betriebsziele an Mitarbeiter weiterzugeben. Daher ist ein stark wirtschaftlich orientiertes privates Unternehmen ein ganz anderes Arbeitsumfeld als eine Behörde oder soziale Einrichtung. Jeder Hochsensible sollte deshalb genau prüfen, ob das Unternehmensumfeld zu ihm passt und ob die Mitarbeiter ihm sympathisch sind, bevor er eine Führungsposition annimmt.

Perfektionstick und Kommunikationsschwäche als Stolpersteine

Perfektionistisch veranlagte Führungskräfte sollten sich genau überlegen, ob sie Aufgaben delegieren können, bevor sie eine Führungsrolle annehmen. Kontrollfreaks, die am liebsten jeden Arbeitsschritt von Mitarbeitern überprüfen, verlieren sich in dieser Aufgabe und gehen allen nur auf die Nerven. Introvertierte Hochsensible können sich mit Auftritten in der Öffentlichkeit oder vor versammelter Mitarbeiterschaft gestresst fühlen. Sie wirken meist nicht so souverän. Eine leise und zögerliche Sprache kann als mangelnde Führungskompetenz gedeutet werden. Ein gezieltes Training für das Sprechen in der Öffentlichkeit wäre da sicher für die meisten eine gute Unterstützung. Darüber hinaus sind Supervision und Managementtraining für Führungskräfte unentbehrlich. Leider wird die Wichtigkeit dieser Art von Unterstützung noch immer unterschätzt. Sehen Sie diese externen Berater als wichtige Impulsgeber, die Ihnen in einem geschützten Rahmen Feedback geben können. Dies ist eine wunderbare Möglichkeit, um mit gerechtfertigter Kritik besser klarzukommen und Ihr Selbstvertrauen als Chef zu stärken.

Impulsfragen für hochsensible Chefs und Abteilungsleiter

1. Fühle ich mich mit meiner Rolle als Chef wohl?
2. Bin ich extrovertiert oder introvertiert?
3. Wie passt das zu meiner Funktion im Unternehmen?
4. Bin ich ein idealer Berater?
5. Lasse ich Mitarbeiter zu nah an mich heran?
6. Wie gehe ich mit Konflikten um?
7. Womit gehe ich meinen Angestellten unnötig auf die Nerven?
8. Wer gibt mir ehrliches Feedback über meine Führungsqualitäten?
9. Kann ich Feedback und Kritik für Mitarbeiter angemessen formulieren?
10. Bin ich ein kreativer Chaot, fühle ich mich überfordert mit bürokratischen Pflichten? Welche Vermeidungsstrategien habe ich entwickelt?

Impulsfragen für Mitarbeiter

11. Ist mein Chef hochsensibel? Ist er an seinem Platz richtig?
12. Welche Qualitäten meines HSP-Chefs schätze ich sehr?

13. Wie kann ich meinen hochsensiblen Chef unterstützen, seine Aufgaben noch besser zu erfüllen?
14. Ist mein HSP-Chef überfordert? Wer sagt ihm das?
15. Wann habe ich zuletzt etwas Positives an meinen HSP-Chef zurückgemeldet?

37. Wie erkläre ich meinem Chef, dass ich hochsensibel bin?

Im Vorstellungsgespräch

Sollte Ihr Chef normalsensibel sein, ist es beim aktuellen Entwicklungsstand unserer Gesellschaft wohl besser, das Wort „Hochsensibilität" vorerst nicht zu erwähnen. Wenn Sie in einem Vorstellungsgespräch sitzen, werden Sie eine wunderbare Möglichkeit erhalten, Ihre Stärken ins rechte Licht zu rücken und Ihre Bedürfnisse als Hochsensibler zu formulieren. In fast jedem Bewerbungsgespräch werden Sie nach Ihren Stärken und Schwächen gefragt. Das ist Ihre Gelegenheit! Anstatt zu sagen: *„Wissen Sie, ich bin hochsensibel, aber das hat auch Vorteile"*, können Sie zum Beispiel so antworten: *„Zu meinen Stärken gehören Gewissenhaftigkeit und Sorgfalt. Ich strebe immer danach, mein Bestes zu geben. Im Umgang mit Klienten / Kunden / Patienten habe ich beobachtet, dass ich mich sehr gut auf deren Bedürfnisse einstellen kann. Man sagte mir, ich kann gut zuhören. In meiner vorherigen Tätigkeit war ich dafür bekannt, ... frische Ideen zu haben ... eine gute Menschenkenntnis zu haben."* Im zweiten Teil, in dem Sie Ihre Schwächen mitteilen, können Sie nun Ihre Bedürfnisse verpacken, die Sie als Hochsensibler haben. *„Ich bevorzuge ein ruhiges Büro, um konzentriert und effektiv arbeiten zu können. In Großraumbüros fühle ich mich nicht so* *wohl."* Kommen Sie nun zum Punkt, wenn es um Introvertiertheit geht: *„Bei meiner vorherigen Tätigkeit für die Firma XYZ habe ich beobachtet, dass mir öffentliche Auftritte oder Vorträge nicht so gut liegen. Dafür bin ich bestens geeignet, andere Kollegen auf solche Events vorzubereiten. Ich sammle systematisch Informationen für Texte oder kann sehr gut Reisen für andere organisieren."* Auf diese Weise können Sie zu Ihrer Schwäche, nicht in der Öffentlichkeit stehen zu wollen, eine weitere Stärke unterjubeln, Ihr Organisationstalent. Unterschätzen Sie nicht die Wichtigkeit der Frage nach den Stärken und Schwächen. Geben Sie Ihrem potentiellen Arbeitgeber die Chance zu erkennen, ob Sie auf die ausgeschriebene Stelle passen und was Sie dem Unternehmen geben können. Gleichzeitig machen Sie deutlich, wo Ihre Grenzen liegen und was man besser nicht oder nur eingeschränkt von Ihnen erwarten kann.

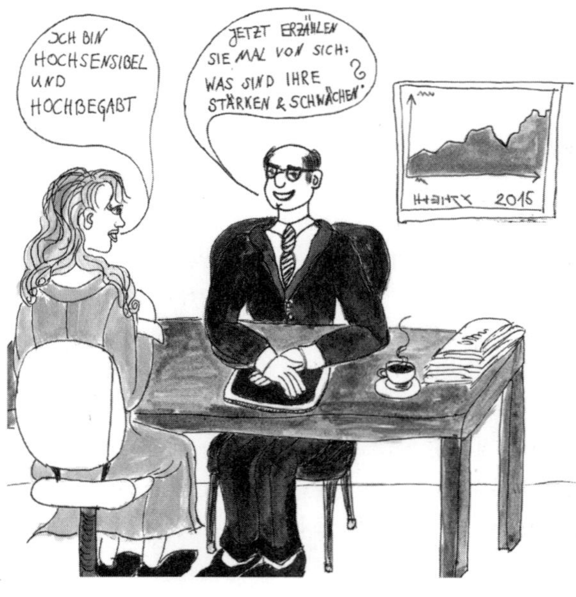

ICH BIN HOCHSENSIBEL UND HOCHBEGABT
JETZT ERZÄHLEN SIE MAL VON SICH: WAS SIND IHRE STÄRKEN & SCHWÄCHEN?
2015

Im Mitarbeiterjahresgespräch

Sollten Sie fest in einem Unternehmen eingebunden sein, wird es schon etwas schwieriger. Man kennt Sie bereits und hat Sie in einen Bereich eingearbeitet. Zunächst werden Sie sich klar, was Sie in einem Gespräch mit Ihrem Vorgesetzten erreichen wollen. Dazu ist es hilfreich, vorerst eine gründliche Selbstanalyse durchzuführen. Wie geht es Ihnen mit Ihrer Arbeit? Was möchten Sie verändern? Welche Bereiche in Ihrem Job machen Ihnen Probleme? Viele Abläufe in Unternehmen lassen sich nur schwer umorganisieren. Dennoch gibt es eine Chance, die Sie für sich nutzen können. Professionell arbeitende Unternehmen führen regelmäßig Mitarbeitergespräche durch. Diese finden mindestens einmal im Jahr statt. Bereiten Sie sich gründlich darauf vor. Dort werden Sie gefragt, wie Sie die Mitarbeit in dem Unternehmen empfinden. Formulieren Sie ein klares Ziel, was Sie in diesem Gespräch erreichen möchten. Natürlich ist es heikel, Informationen weiterzugeben, von denen man nicht weiß, ob sie einem schaden können. Hochsensible haben Angst vor einer Kündigung, wenn sie zu ehrlich sind. Fragen Sie sich einfach, wie gern Sie in dem Unternehmen arbeiten und wie das Betriebsklima ist. Sie werden wissen, wie weit Sie in diesem Dialog gehen können. Wenn Sie für sich selbst eine Problemzone definiert haben, sprechen Sie diese direkt an und offerieren Sie gleich die von Ihnen bevorzugte Lösung. Erwarten Sie nicht, dass Ihr Vorgesetzter Ihre Gedanken lesen kann, es sei denn, er ist ein Hochempath. Spaß beiseite! Die meisten Führungskräfte sind so mit ihren eigenen Problemen beschäftigt, dass Sie besser selbst den Lösungsvorschlag anbieten. Besonders wenn es um Bedürfnisse geht, die Hochsensible betreffen, ist Vorgesetzten meist noch nicht einmal die Problemsituation klar.

Bei Mobbing
Sollten Sie Opfer von Mobbing sein, ist ein zeitnaher Termin mit dem Vorgesetzten zu empfehlen. Je mehr Zeit verstreicht, umso stärker werden sich die Fronten verhärten. Fordern Sie eine interne Supervision oder eine Versetzung in eine andere Abteilung. Ohne professionelle Unterstützung ist eine Lösung bei Mobbing äußerst unwahrscheinlich. Setzt Ihr Chef Sie unter Druck und mobbt Sie? In diesem Fall spricht man von *Bossing*. Das Kräfteverhältnis ist ungleich verteilt, weshalb Sie keine Chance haben, sich dagegen zu wehren, solange Sie in einer Abhängigkeitsposition sind. Es nützt nichts, dem Chef etwas von Ihrer hochsensiblen Veranlagung zu erzählen. Wahrscheinlich wird eine solche Offenbarung zu stärkeren Angriffen führen. Wenden Sie sich in diesem Fall an einen Supervisor, der nichts mit dem Unternehmen zu tun hat, sondern neutral ist. Sprechen Sie mit dieser Person schonungslos über Ihre Situation, denn Mobbing führt zu Burnout. Jetzt kann nur noch ein Außenstehender helfen, der in der Lage ist, den Überblick zu behalten und objektiv zu urteilen. Lassen Sie es nicht zu, in der Opferrolle gefangen zu bleiben! Investieren Sie das Geld und zahlen Sie den Coach aus eigener Tasche. Wenn Sie Mitglied in einer Gewerkschaft sind oder in einem Berufsverband, gibt es dort ebenfalls Möglichkeiten, sich beraten zu lassen.

Impulsfragen

1. Ist mein Chef / Vorgesetzter hochsensibel, normalsensibel oder ein Tyrann?
2. Was bedeutet das für meine Gesprächsführung?
3. Was möchte ich in einem Gespräch mit meinem Chef erreichen?

4. Welche hochsensiblen Stärken und Schwächen kann ich in dem Gespräch unterbringen? Was ist mir wichtig?
5. Was erwarte ich von einem Gespräch mit meinem Chef?
6. Wie kann ich meine HSP-Bedürfnisse so formulieren, dass ich niemanden damit angreife, sondern in der Ich-Form bleibe?
7. Gibt es bereits Situationen in meiner Firma, die eskaliert sind? Wem kann ich im Unternehmen noch vertrauen? Brauche ich einen externen Coach?

38. Welche typischen Blockaden sabotieren den Erfolg im Berufsleben bei Hochsensiblen?

Hochsensible sind in vielen Bereichen echte Spezialisten, begeisterungsfähig, engagiert und talentiert. Dennoch gibt es bei den meisten von ihnen Sabotageprogramme, die sie kleinhalten oder die verhindern, dass sie an ihrem richtigen Platz ankommen.

Schüchternheit und Gehemmtheit
Besonders introvertierte HSPs können Probleme haben, sich richtig zu präsentieren oder in Wettbewerbssituationen zu bestehen. Sie stellen ihr Licht unter den Scheffel. Es ist ihnen unangenehm, aufzufallen oder sich selbst in den Vordergrund zu drängen. Das kann dazu führen, dass sie von ihrem Umfeld unterschätzt werden. Dadurch gehen ihnen Chancen und Möglichkeiten verloren. Dies gilt insbesondere in Prüfungssituationen, bei öffentlichen Auftritten und in Bewerbungsverfahren. Es ist ein wichtiger Entwicklungsschritt für Hochsensible, sich zu zeigen und ihr Licht zum Scheinen zu bringen.

Sich nicht entscheiden können

Die Schwierigkeit, sich nicht entscheiden zu können, ist typisch für HSPs. Dies kann sich negativ auf berufliche Entwicklungen auswirken. Hinter diesem Phänomen stecken zwei Faktoren: zum einen der Wunsch, Informationen sorgfältig abzuwägen, und zum anderen die vielen Interessen der Multibegabten. Das gründliche Überlegen kann manchmal zu keinem Ergebnis führen, weil wir für alle Lösungen Argumente dafür und dagegen finden. Hochsensible mit vielen Interessen werden Schwierigkeiten haben, sich für einen Beruf zu entscheiden, da sie sich noch für Variante B, C und D interessieren. Sobald sie sich für A entscheiden, leiden sie förmlich, denn sie fühlen, dass sie B, C und D schmerzlich vermissen werden. Im Verlauf dieser Entscheidungsphasen ist es für Hochsensible hilfreich, sich von einer pragmatischen Person beraten zu lassen. Oft genug schweben HSPs in einer Phantasiewelt, die nicht geerdet ist. In den meisten Biografien gibt es logische Abfolgen von Entwicklungsstufen, die alle aufeinander aufbauen. Beginnen Sie damit, die ersten Stufen zu erklimmen. Nehmen Sie es sportlich, Entscheidungen zu treffen. Lernen Sie, Risiken einzugehen. Prüfen Sie gründlich, bevor Sie handeln. Tun Sie es und überlassen Sie es dem Leben, Ihnen zu zeigen, wie sich alles weiterentwickelt. Jeder Mensch erhält immer wieder die Möglichkeit, neue Entscheidungen zu treffen. Lebensmodelle sind nicht in Stein gemeißelt, sondern fließend.

Den Fokus zu sehr bei anderen haben

Hochsensible haben die Angewohnheit, mit ihrer Aufmerksamkeit zu sehr im Außen zu sein. Dies trifft insbesondere auf das soziale Umfeld zu. Sie nehmen sehr viel Rücksicht auf die ihnen nahestehenden Menschen und tendieren dazu, ihre eigenen Bedürfnisse den Wünschen anderer unterzuordnen. So wird es schwer, Entscheidungen zu treffen. Stellen Sie sich zum Beispiel einen Familienvater vor, der nur für die Kinder und die Frau arbeitet, damit das Haus und alle laufenden Kosten gedeckt sind. Insgeheim ist er unglücklich, weil er sich nach einem anderen Beruf sehnt, der mit einem größeren finanziellen Risiko einhergeht. Oder denken Sie an die hochsensible Mutter, die überlegen muss, ob sie ihrem Kind Musikunterricht finanziert oder selbst eine Fortbildung belegt. Sollten Sie zuerst die Bedürfnisse der Menschen aus Ihrem Umfeld erfüllen und sich selbst vernachlässigen, werden Sie nur wenige Möglichkeiten haben, Ihre Ziele zu erreichen. Im Berufsalltag kann es sich so auswirken, dass Sie Meister darin sind, Ihre Kollegen in schwierigen Situationen zu unterstützen. Doch wer hilft Ihnen? Durch diese Angewohnheit sind Hochsensible besonders gefährdet, in Burnoutphasen zu stürzen, denn sie verbrauchen mit ihrem Fokus im Außen zu viel Energie und spüren die eigenen Grenzen nicht mehr. Lassen Sie es nicht mehr zu, dass andere Ihre Gutmütigkeit ausnutzen!

Idealismus

Das Thema Idealismus habe ich bereits ausführlich beleuchtet in diesem Kapitel. Ich möchte an dieser Stelle noch einmal darauf hinweisen, dass Idealismus dazu führen kann, dass Hochsensible ihre eigene wirtschaftliche Situation ausblenden, nur weil sie einen starken Wunsch haben, anderen zu helfen. Das Klischee vom Helfersyndrom ist gar nicht so weit hergeholt. Das idealistische Streben von Hochsensiblen kann so stark ausgeprägt sein, dass sie bereit sind, für ihre Mission viele Opfer zu bringen, und sie bemerken es noch nicht einmal. Überprüfen Sie deshalb genau, ob Ihre beruflichen Ziele

Ihnen selbst dienlich sind! Sie sind der wichtigste Mensch in Ihrem Leben. Dies wird uns wieder bewusst, wenn wir durch Krankheitsphasen gehen. Aus dem Arbeitsalltag ausgestoßen, fallen wir auf uns selbst zurück und bemerken, dass sich die Welt auch ohne unser Engagement weiterdreht. Vergessen Sie sich selbst nicht, besonders wenn Sie große Pläne haben!

Impulsfragen

1. Welche Blockaden halten mich selbst davon ab, meine Herzenswünsche im Berufsleben zu verfolgen?
2. Wie kann ich lernen, mich zu präsentieren und mich mit meinen Stärken zu zeigen?
3. Brauche ich Unterstützung bei wichtigen Entscheidungen?
4. Wie finde ich eine Balance zwischen meinen eigenen Bedürfnissen und denen der Menschen aus meinem Umfeld?
5. Verfolge ich eine große Vision? Wie viel bin ich bereit, dafür zu geben?
6. Bin ich offen dafür, Risiken einzugehen?
7. Wie kann ich lernen, den Fokus bei mir zu halten und in Kontakt mit meinen Bedürfnissen zu bleiben?
8. Welche idealistischen Bestrebungen behindern meinen eigenen finanziellen Erfolg?
9. Kenne ich andere Projekte, die mit hohen, idealistischen Zielen Erfolg haben? Wie haben diese Gruppierungen ihre Ziele erreicht? Was kann ich daraus lernen?

39. Sind soziale Berufsfelder wirklich so ideal für Hochsensible?

Im Spannungsfeld zwischen Idealismus und Wirklichkeit geraten Hochsensible in therapeutischen und sozialen Berufen häufig an ihre Grenzen. Die zum Teil erheblichen psychischen Belastungen in diesen Branchen führen mittel- oder langfristig zu Problemen. Die Fähigkeit der Abgrenzung ist bei vielen HSPs eingeschränkt und in diesem Bereich doch so wichtig. Das Schicksal und die negativen Emotionen von Patienten, Schülern und Klienten können hochsensible Lehrer, Altenpfleger, Psychologen und Sozialarbeiter förmlich erdrücken. Oftmals ist der Perfektionismus von Hochsensiblen die Ursache für zu viel Arbeitsaufkommen. Dies betrifft zum Beispiel Lehrer mit ihren umfangreichen Unterrichtsvorbereitungen. Ähnlich betroffen sind Psychologen und Sozialarbeiter in Beratungsstellen oder Kliniken, die sich über das normale Maß hinaus für ihre Klienten engagieren und dabei zu viel Energie verlieren. Arbeitsbedingungen, die den Hochsensiblen zu wenig Freiräume bieten und in denen sie sich durch Permanentauslastung kaum noch regenerieren können, verursachen Erschöpfung. Der zunehmende gesellschaftliche und finanzielle Druck, der in Unternehmen an die Mitarbeiter weitergegeben wird, macht es Hochsensiblen schwerer, ihren festen Platz im Unternehmen zu behalten. Die Empathie wird zur Last, das Engagement führt zur Erschöpfung. Wenn Sie, liebe Leserin, lieber Leser, auch in einem sozialen Beruf arbeiten, fragen Sie sich, ob diese Tätigkeit für Sie selbst noch immer förderlich ist, selbst wenn Sie Ihnen in der Vergangenheit Freude bereitet hat. Hochsensible sind geradezu prädestiniert für helfende, beratende Berufe. Es lohnt sich, genau zu prüfen, ob das unternehmerische Umfeld noch zu Ihnen und Ihren Bedürfnissen passt. Deshalb ist es nicht nur wichtig herauszufinden, welche Talente Sie besitzen, sondern in welcher Umgebung, welchem Unternehmen und mit welchen Menschen Sie zusammenarbeiten.

Impulsfragen für Angestellte

1. Wie geht es mir mit meiner Berufstätigkeit in einem sozialen Bereich?
2. Macht mir die Arbeit noch Spaß?
3. Welche Belastungen in diesem Berufsfeld kosten mich viel Kraft?
4. Kann ich mich mit der Unternehmensphilosophie meines Arbeitgebers noch identifizieren?
5. Bin ich mit meinem Gehalt zufrieden?
6. Kann ich gut von meinem Geld leben, das ich in diesem Beruf erhalte?
7. Habe ich Rückzugsmöglichkeiten in der Arbeitszeit oder bin ich die ganze Zeit auf dem Präsentierteller?
8. Was frustriert mich am meisten in meiner Arbeit?
9. Lässt sich das Negative noch mit positiven Aspekten aufwiegen?

Impulsfragen für Selbständige

10. Wie geht es mir mit meiner Selbständigkeit im sozialen Sektor?
11. Mache ich genügend Gewinn, damit ich gut davon leben kann?
12. Kann ich mich problemlos krankenversichern?
13. Macht mir die Arbeit noch Freude?

14. Womit verbringe ich am meisten Zeit?
15. Welche Tätigkeiten belasten mich eher in meiner Selbständigkeit?
16. Wo brauche ich Unterstützung, um meine Selbständigkeit effektiver zu gestalten?
17. Lasse ich mich breitschlagen, meine Preise zu reduzieren, um es meinen Kunden recht zu machen?
18. Habe ich ein funktionierendes Marketing oder grüble ich jede Woche darüber nach, wie ich neue Kunden finde?

40. Wie sehen mögliche Berufswege hochsensibler Künstler aus?

Wenn kreative Hochsensible im Elternhaus Förderung erfahren

Die Wahl eines künstlerischen Berufes kann für begabte HSPs eine sehr erfüllende Biografie zur Folge haben. Entscheidend sind in diesem Fall bereits die Jahre der Kindheit und Jugend, in denen wir noch auf die Förderung und Unterstützung der Eltern angewiesen sind. Die Frage, ob ein Hochsensibler in der Ausbildung oder im Studium durch sein Elternhaus unterstützt wird, entscheidet alles über seine zukünftige künstlerische Karriere. Eltern, die bereits als Künstler erfolgreich sind, werden ihre Sprösslinge auf demselben Weg gern unterstützen. Auf diese Weise ergeben sich recht geradlinige Berufswege, in denen kreative Hochsensible zu Höchstleistungen aufblühen können. Der Künstler ist in unserer kollektiven Wahrnehmung bereits mit einer erhöhten Sensibilität verknüpft. Über viele berühmte Künstler sind bestimmte Vorlieben bekannt, die uns heute mit dem Wissen über Hochsensibilität nachvollziehbar erscheinen. Hochsensible Künstler werden immer versuchen, ihrem Gefühl von Verbundenheit mit der Natur, anderen Menschen oder dem Kosmos in ihren Werken Ausdruck zu verleihen. Ihre emotionale Intensität macht sie zu begnadeten Komponisten, Pantomimen, Schauspielern, Malern oder Schriftstellern. Sie geben ihr Herzblut in die Kunst und sind nicht selten darüber hinaus sozial engagiert. Ein Hochsensibler, der noch nichts über seine kreative Veranlagung weiß, wird sich zu sehr verausgaben. Im Rausch der Farben, Klänge und Ideen lassen sich Künstler leicht in höhere Ebenen des Bewusstseins katapultieren. In diesen Momenten wird es schwer, ein Ende zu finden oder rechtzeitig schlafen zu gehen. Das Ignorieren der natürlichen, biologischen Rhythmen und des Ruhebedürfnisses wird auf lange Sicht zu Burnoutphasen führen. Deshalb ist es besonders für sie wichtig, sich selbst besser kennenzulernen und die eigenen Grenzen zu akzeptieren. Insgesamt werden sie mit sich und ihrer Biografie zufrieden sein.

Wenn die Förderung im Elternhaus ausbleibt

Es gibt viele HSPs, die als Kind nicht ermutigt wurden, ihre kreativen Talente zu entwickeln. Meist stammen sie aus Familien, in denen es noch keine Berufskünstler gibt. Oft arbeiten ihre Eltern hart am Existenzminimum. Oder sie sind bereits erfolgreich, jedoch in Sparten, die gar nichts mit Kreativität zu tun haben. In ihrem Bewusstsein dreht sich alles um Zahlen, um Geschäftsabschlüsse, Verkäufe, Versicherungen oder Aktien. Da Kunst immer noch als „brotlos" gilt, empfehlen diese Eltern ihren Sprösslingen beispielsweise eher, Lehrer für Kunst zu werden, um finanziell abgesichert zu sein. Andere Eltern drängen ihren Kindern auf, den Familienbetrieb einmal zu übernehmen, und können sich nicht vorstellen, dass die neue Generation ganz andere Pläne und

Wünsche hat. Viele Eltern und Großeltern sind noch von den Kriegs- und Nachkriegsjahren geprägt, in denen harte Arbeit, Sparsamkeit und Genügsamkeit wichtige Tugenden waren. Ein hochsensibles Künstlerkind wird sich in solchen Konstellationen nicht entfalten können. Seine kreativen Talente kommen nicht zum Tragen oder werden vollständig unterdrückt. Verhinderte Künstler werden sich viele Jahre nicht trauen, sich selbst als Künstler zu bezeichnen, oder sich gar nicht als solche erkennen. Julia Cameron (1) nennt sie die „Schattenkünstler". Sie stehen oft im Schatten interessanter Persönlichkeiten und trauen sich nicht, ihre eigenen Träume zu leben. Tief in ihnen allen schlummert eine Sehnsucht nach kreativem Ausdruck. Auf einem unserer Berufungsseminare erlebten wir einen hochsensiblen Teilnehmer, der als Filialleiter in einem Wirtschaftsunternehmen in führender Funktion tätig war. Seine Leidenschaft galt schon seit vielen Jahren der Clownerie. Er hatte eine Ausbildung als Klinikclown absolviert. Trotz allem blieb er auf seinem Weg stecken und fühlte sich in seiner unkündbaren Stellung zunehmend wie in einem goldenen Käfig, aus dem er nicht entfliehen konnte. Als er zu uns auf das Seminar kam, hatte er sich bereits seit Jahren nicht mehr getraut, als Clown aufzutreten. Durch die intensive Unterstützung in der Gruppe konnte er sein kreatives Potential endlich wieder entfesseln und verzauberte uns alle mit improvisierten Auftritten. Es war unbeschreiblich heilsam, wie das Lachen uns alle befreite. Solche Schlüsselerlebnisse erinnern uns daran, was unser Herz zum Leuchten bringt, und aktiveren das innere Wissen um unsere Bestimmung. Der Ausdruck unserer Gaben und Talente erfüllt uns mit einem enormen Glücksgefühl. Verhinderte Künstler brauchen besonders viel Unterstützung und Ermutigung im Erwachsenenalter, um endlich ihren eigenen Weg gehen zu können.

Impulsfragen

1. Habe ich als Kind und Jugendlicher Unterstützung und Ermutigung bei der Entfaltung meiner kreativen Talente erfahren?
2. Bin ich mir als Künstler meiner Gaben bewusst?
3. Kenne und achte ich meine hochsensiblen Bedürfnisse?
4. Verliere ich mich in der Kunst?
5. Habe ich ein verletztes Künstlerkind in mir? Was braucht es, um zu heilen?
6. Welche kreativen Träume habe ich in den letzten Jahren unterdrückt?
7. Wie kann ich mir Unterstützung sichern, um endlich meine kreativen Träume umzusetzen?
8. Gibt es andere Künstler in meiner Familie? Wie wurden sie von den Verwandten behandelt?
9. Kann ich mir selbst zugestehen, ein Künstler zu sein?
10. Was ist meine größte Blockade als Künstler?

41. Welche typischen Herausforderungen haben Hochsensible zu meistern, die sich selbständig machen wollen?

Risiko oder Sicherheit?

HSPs haben die Angewohnheit, alles gründlich zu durchdenken. Der Schritt in eine Selbstständigkeit wird von ihnen nie auf die leichte Schulter genommen, sondern gründlich abgewogen. Da Hochsensible sicherheitsliebend sind, scheuen sie eher davor zurück, sich aus einem Angestelltenverhältnis zu lösen. Dennoch fühlen viele die Sehnsucht nach einer sinnerfüllten Tätigkeit. Hin- und hergerissen zwischen diesen beiden

Polen vergehen oft Jahre, bis sich eine Lösung findet. Der individuelle Ausdruck von hochsensiblen Gaben kann besonders in einer freiberuflichen Tätigkeit zum Tragen kommen. Bei vielen beruflichen Zielen von Hochsensiblen ist Pionierarbeit gefordert. Dies kostet Kraft und Ausdauer. Hochsensiblen, die neue Wege gehen möchten, fehlen meist Vorbilder. Deshalb können sie sich entmutigt fühlen und werden möglicherweise erst gar nicht mit ihren Projekten beginnen. Doch irgendwo auf der Welt gibt es sicher Menschen, die unsere Vorbilder sein könnten. Es lohnt sich, nach diesen Wegbereitern Ausschau zu halten. Ein weiterer Aspekt des Sicherheitsstrebens bei Hochsensiblen ist der Perfektionismus. In diesem Bewusstsein glauben wir, dass unsere Arbeit, Ausbildung oder Qualifikation nicht ausreichend ist. Wir bilden uns ein, noch nicht so weit zu sein, und schieben die Verwirklichung unserer Pläne immer weiter in die Zukunft. Auf diese Weise springen wir von einer Zusatzausbildung in die nächste und fühlen uns immer unsicherer, je mehr wir lernen. Hinter dieser Form von Perfektionismus versteckt sich ein nicht geklärter Selbstwertkonflikt. Im Grunde genommen können wir nie ganz sicher sein, dass alles gut läuft und dass wir perfekt genug sind. Irgendwann kommt die Entscheidung: Entweder springen wir ins kalte Wasser oder träumen unser Leben lang vom Meer.

Verzettelung und Multibegabung

Aufgrund ihres komplexen Denkens sind Hochsensible gefährdet, sich in der Selbständigkeit zu verzetteln. Häufig sind sie an unterschiedlichen Themen interessiert und versuchen, zu viel unter einen Hut zu bringen. Auf diese Weise können sie keinen richtigen Fokus entwickeln, der in einer selbständigen Berufstätigkeit der Schlüssel zum Erfolg ist. Die Herausarbeitung des eigenen Profils und die passende Spezialisierung sollten deshalb zu den grundlegendsten Vorbereitungen einer Selbständigkeit gehören. Ich weiß aus eigener Erfahrung, dass Hochsensible oft das Gefühl haben, die falsche Entscheidung zu treffen oder etwas zu verpassen, wenn sie sich für eine Sache entscheiden. Hinter all diesen Befürchtungen stecken verborgene Ängste und ein hungriges inneres Kind, das sich danach sehnt, endlich spielen zu dürfen und kreativ zu sein. Durch das Phänomen der Überanpassung versäumen es viele HSPs zu lange, ihren Bedürfnissen Raum zu geben, und stauen so viel in sich auf, dass sie das Gefühl haben, vor lauter Ideen platzen zu können. In einer Selbständigkeit geht es nicht darum, dass wir ALLE unsere kreativen Bedürfnisse befriedigen, sondern dass wir eine finanziell tragfähige Basis aufbauen. Kreativität kann versiegen, wenn wir nicht mehr

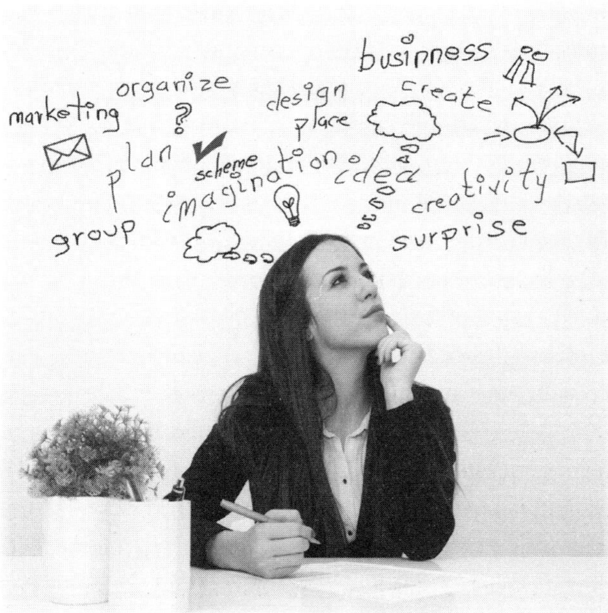

wissen, wie wir unsere Rechnungen zahlen sollen. Das Verzetteln kann der unbewusste Wunsch sein, alle unsere Interessen unter einen Hut zu bekommen. Die Selbständigkeit wird so zur Bühne für unsere lange Zeit unterdrückten Bedürfnisse. Wenn Sie dies vermeiden möchten, empfehle ich die Planung Ihrer Existenzgründung mit einem professionellen Berater, der Sie beharrlich und liebevoll auf Ihre blinden Flecken hinweist.

(Selbstwert-)Probleme, angemessene Honorare zu verlangen

Hochsensible fühlen sich motiviert durch Idealismus und vergessen darüber, wie sich ihre Tätigkeit in Geld umwandeln lässt. Oftmals sind sie mit ihrem Fokus zu sehr bei den anderen, etwa bei ihren Klienten oder freiberuflichen Kollegen, und konzentrieren sich auf deren Bedürfnisse. Möchten Sie mit Ihrer Selbständigkeit Erfolg haben? Dann definieren Sie zunächst, wie viel Geld Sie verdienen möchten. In meiner Berufsbiografie war es zum Beispiel so, dass ich früher das starke Bedürfnis hatte, etwas mit Kindern zu machen. Alle meine Dienstleistungen waren damals einfach zu günstig und als Einzelanbieter konnte ich nicht auf eine große Organisation zurückgreifen. Diese Herzensprojekte musste ich nach und nach wieder einstellen, da sie finanziell nicht geeignet waren, genügend Geld zu erwirtschaften. Dies war ein schmerzhafter Schritt für mich, doch die Realität holt jeden irgendwann ein. Idealismus kann sich als störend erweisen, wenn wir es nicht schaffen, ein solides wirtschaftliches Konzept aus unseren Ideen zu entwickeln. Aufgrund des nicht geklärten Selbstwertthemas haben viele Hochsensible Hemmungen, für ihre Dienste oder Produkte angemessen Geld zu verlangen. Allein durch dieses ungeklärte Problem scheitern viele in ihrer Selbständigkeit oder fangen erst gar nicht damit an.

Impulsfragen

1. Welche inneren Konflikte entstehen durch mein Sicherheitsbedürfnis?
2. Habe ich mich in meiner Selbständigkeit gut genug positioniert und spezialisiert?
3. Oder habe ich mich verzettelt? Welche Tätigkeiten, Kunden und Geschäftsziele sollte ich loslassen, um erfolgreich sein zu können?
4. Für welche tief verborgenen Bedürfnisse soll meine Selbständigkeit als Bühne dienen?
5. Erkenne ich den wahren Wert meines geschäftlichen Angebotes?
6. Kann ich offen und frei für mich und meine Dienste werben?
7. Wie sehr behindert mich Perfektionismus in meiner Selbständigkeit?
8. Wie kann ich meinem Perfektionsstreben eine klar definierte Aufgabe zur Verbesserung meines Angebotes geben?
9. Welche positiven Feedbacks geben mir meine Kunden? Habe ich das vollkommen in mich aufgenommen? Wo können neue Kunden dieses Feedback nachlesen?
10. Ist mein Stunden- oder Tagessatz angemessen berechnet, damit ich davon leben kann? Arbeite ich in meinem Geschäft für mich oder für andere?

42. Welche negativen Glaubenssätze haben Hochsensible zum Thema Geld?

Das Thema Geld beschäftigt uns alle. Auf dem Weg zu mehr Autonomie, Erfolg und Erfüllung ist die bewusste Auseinandersetzung mit unseren familiären Prägungen rund ums Geld unausweichlich. Egal ob Sie sich auf eine Gehaltsverhandlung vorbereiten oder nach Wegen suchen, mit Ihrer Selbständigkeit in sicheres Fahrwasser zu gelangen: Der Schlüssel zu unserem finanziellen Verdienst ist mit unserem Selbstwertgefühl verknüpft. In der Kindheit erlebten wir Geld als etwas Magisches, das uns von den Eltern zugeteilt wurde. Kaum ein Kind weiß, wie viel Geld die Eltern verdienen oder auf dem Konto haben. Wie es zur Familie kommt, ist ihnen ebenfalls schleierhaft. Sie wissen zwar, dass die Eltern arbeiten, doch den Zusammenhang mit den Finanzen können sie noch nicht richtig nachvollziehen. Schon früh erleben wir emotionale Konflikte, die sich rund um das Thema Geld entfachen. Zur Erinnerung lesen Sie im folgenden Abschnitt ein paar Stichpunkte zu typischen Situationen und Sprüchen zum Thema. Markieren Sie diejenigen, die Sie aus Ihrer eigenen Biografie kennen:

- Streit um das Taschengeld
- sich Geld als Kind verdienen müssen durch gute Noten, Putzen im Haushalt, Tiere betreuen
- Anerkennung ausschließlich über Leistung
- Scheidung der Eltern: Streit um Unterhaltszahlungen, Hausauflösung usw.
- Streit um Erbschaften, Enterbung, Familienausschluss
- Verlust von viel Geld durch Börsenkrach, Währungswechsel, Krieg, Enteignung
- Verlust von Geld durch Spielsucht, Glücksspiel, Wetten

- materielle Zuwendung statt emotionale Wärme durch die Eltern und Großeltern
- Schweigegeld
- Abhängigkeit vom Arbeitsamt, Sozialamt oder einem Gönner
- *„Geld verdirbt den Charakter."*
- *„Man muss hart arbeiten, um Geld zu verdienen."*
- *„Mit Geld spielt man nicht."*
- *„Geld ist schmutzig."*
- *„Nur wer kriminell ist, hat viel Geld."*
- *„Über Geld spricht man nicht."*
- *„Man muss Kompromisse machen, um Geld zu verdienen."*
- *„Finanzielle Sicherheit erlangt man nur durch einen sicheren Arbeitsplatz (Beamter, Steuerberater, Banker usw.)."*

Die Liste ist nicht vollständig. Nehmen Sie sich einfach ein Blatt Papier und notieren Sie Ihre Gedanken und Gefühle zum Thema Geld.

„Geben ist seliger als Nehmen"

Wenn Ihr Selbstwertgefühl angeknackst ist, wird es Ihnen schwerfallen, für Ihre Dienste oder Produkte das Geld zu verlangen, das Ihnen zusteht. Viele Hochsensible sind bescheiden und schämen sich, Geld anzunehmen. Sie denken eher darüber nach, ob ihr Kunde, ihr Arbeitgeber es sich leisten kann, ihnen *so viel* Geld zu zahlen. Ob das Geld für sie selbst ausreicht, blenden sie lieber aus. Sie leben in einer Dysbalance, weil es ihnen leichter fällt zu geben, als zu nehmen. Überlegen Sie selbst, wie Ihr Gleichgewicht zwischen Geben und Nehmen aussieht!

Den eigenen Wert nicht kennen

Da Hochsensible eher Probleme haben, sich in Wettbewerbssituationen zu zeigen, haben sie Schwierigkeiten, sich selbst ins rechte Licht zu rücken. Häufig sind ihnen ihre positiven Qualitäten gar nicht bewusst. Das ist keine gute Basis für eine Verhandlung um Geld. In Konfliktsituationen geben introvertierte Hochsensible eher nach, besonders wenn sie die Angewohnheit haben, sich in ihren Konfliktpartner empathisch hineinzuversetzen. Wie würde sich Ihr Auftreten in Bezug auf Geld verändern, wenn Sie sich über Ihren einzigartigen (großen) Wert als Mensch bewusst wären? Wie würde sich Ihre Position stärken, wenn Sie in einem Konflikt um Geld Ihre eigenen Ziele im Fokus behalten?

Arbeit als Plattform für Idealismus und höhere Ziele

Hochsensiblen, die vom Idealismus beseelt sind, kommt es merkwürdig vor, Geld zu verlangen. Ihre Motivation liegt nicht im Geldverdienen, sondern weil sie eine Mission verfolgen. Dies betrifft besonders HSPs in sozialen Berufen oder mit ehrenamtlichem Engagement. Ein Mensch, der ein höheres, moralisch aufgeladenes Ziel verfolgt, wird sehr leidensfähig und opferbereit. Hochsensiblen fällt dies nicht schwer, da sie geübt darin sind, ihre eigenen Bedürfnisse auszublenden, und einen starken Gerechtigkeitssinn haben. Sie spüren die Not anderer Menschen und sind nur allzu schnell bereit, ihnen zu helfen. Der eigene Kontostand wird ausgeblendet.

„Geld mit den Dingen zu verdienen, die wir lieben, ist unmöglich“

Geldverdienen ist eine ernste Angelegenheit, oder nicht? Wir fühlen uns wie Betrüger, wenn wir Geld für eine geliebte Tätigkeit verlangen. *„Spielerisch Geld verdienen? Das geht* *doch gar nicht!"*, denken wir und sehen uns bis zur Rente weiterrackern. Solche Glaubenssätze wurden uns tief eingeprägt durch die Generation unserer Eltern und Großeltern, die schwierige Zeiten durchstehen mussten. Diese Glaubenssätze spiegeln die Erfahrungen der jeweiligen Zeit und sozialen Schicht, in denen sich Familien bewegen. Solange wir ungefiltert die Überzeugungen unserer Eltern zum Thema Geld reproduzieren, sind wir nicht bewusst im Umgang mit unseren Finanzen. Vielen kreativen Hochsensiblen erscheint es unmöglich, mit ihren Talenten Geld zu verdienen, da ihnen ihre Eltern eingetrichtert haben, sie müssten einen sicheren (langweiligen) Beruf ausüben, um finanziell zu überleben. So bleiben sie oft viele Jahre unter ihrem Potential gefangen und fühlen sich zunehmend frustrierter.

Lösungswege

Im Geldfluss zeigt sich, ob wir uns mit dem Fluss des Lebens verbunden oder wie eine aussätzige Küchenschabe fühlen, die sich allein durchs Leben schlagen muss. Verbinden Sie sich immer mehr mit dem schöpferischen Potential Ihrer Seele und werden Sie sich bewusst, was Sie einzigartig macht! Jeder Mensch hat Gaben, die er mit anderen teilen kann. Gehen Sie hinaus in die Natur und erkennen Sie, wie verschwenderisch Mutter Erde ihre Gaben mit uns teilt, wie sich aus einem Korn Getreide viele Körner entwickeln. Alles ist im Überfluss vorhanden auf diesem Planeten. Wir dürfen es uns wert sein, an dieser Fülle teilzuhaben. Die meisten Hochsensiblen werden an dieser Stelle an diejenigen Menschen denken, die noch weniger zum Leben haben und ums Überleben kämpfen müssen: zum Beispiel in Afrika, Indien oder Brasilien. Auf diese Weise fühlen sie sich beschämt durch den Reichtum der Industrieländer. Lassen Sie sich davon nicht täuschen. Nur weil Sie einen vollen Kühlschrank und ein Dach über dem Kopf haben, bedeutet das noch nicht, in der Fülle zu leben. Sie dürfen mehr haben! Wenn jemand mit einem großen Herzen viel Geld hat, wird er einen Teil davon ausgeben, um anderen zu helfen. Nehmen wir mal an, Sie verdienen gerade so viel Geld, dass Sie über die Runden kommen. Wie geht es Ihnen damit? Wie würde sich Ihr soziales Engagement verändern, wenn Sie jedes Jahr 80.000 € verdienen würden? Welche Projekte würden Sie unterstützen, wenn Sie jährlich 200.000 € verdienten? Wahrscheinlich kommen Ihnen jetzt ganz neue Ideen. Deshalb ist es wichtig, sich klar zu werden, welche finanziellen Ziele Sie erreichen möchten. Auf dem Weg zur Fülle beginnen Sie damit, Ihren Eltern und Großeltern zu vergeben, was sie Ihnen als verzerrte Bilder in Bezug auf Geld vorgelebt haben! Werden Sie sich zunehmend bewusst, welche konkreten Glaubenssätze Sie zum Thema Finanzen verinnerlicht haben und ob Ihnen diese Muster dienlich sind. Lassen Sie negative Glaubenssätze los. Öffnen Sie sich für neue, kreative Ideen, Geld zu verdienen, und seien Sie es sich wert, viel zu haben, viel zu erleben und Ihre Gaben mit anderen zu teilen! Machen Sie sich bewusst, dass es Menschen gibt, die bereits erfolgreich sind und ihre Talente leben und verwirklichen. Suchen Sie sich positive Vorbilder, die Sie auf Ihrem eigenen Weg inspirieren, ermutigen und bestätigen.

Impulsfragen

1. Welche negativen Glaubenssätze in Bezug auf Geld habe ich?
2. Fühle ich mich wertvoll? Steht mir Geld zu?
3. Erkenne ich meinen einzigartigen Wert?
4. Kann ich Geld mit einem guten Gefühl annehmen?

5. Wie verhalte ich mich, wenn Geld zu mir fließt?
6. Wie gebe ich mein Geld aus?
7. Verdiene ich das Geld, das ich wert bin?
8. Habe ich Freude an meinem Beruf oder ist mein Gehalt Schmerzensgeld?
9. Habe ich Idealismus höher gestellt als mein eigenes Wohl?
10. Habe ich das Gefühl, ums Überleben kämpfen zu müssen?
11. Fühle ich mich verbunden mit dem Kosmos oder isoliert und allein?
12. Bin ich bereit, Neues auszuprobieren, um neue Erfahrungen zu machen?
13. Bin ich bereit, authentisch zu leben und dem Ruf meiner Seele zu folgen?
14. Wie würde sich mein Leben verändern, wenn sich mein Jahreseinkommen verdoppeln, verdreifachen oder verzehnfachen würde?

Affirmationen zu Berufs- und Geldfragen

- Ich finde meine hochsensiblen Talente in der Schatzkiste meiner Seele.
- Ich weiß, dass ich einen einzigartigen Beitrag geben kann, und zeige mich.
- Ich erlaube mir, auf mich und meine HSP-Bedürfnisse zu achten.
- Ich bin es mir wert, meine eigenen Träume und Ziele zu erreichen.

- Ich verdiene es, in der Fülle zu leben.
- Ich verdiene es, so viel Geld zu haben, wie ich möchte.
- Ich vertraue auf den Fluss des Lebens.
- Ich gebe mich dem Fluss des Lebens hin.
- Ich nutze Geld, um meine höchste Vision zu verwirklichen.
- Ich verwende Geld, um meine Talente zum Wohl des Ganzen auszudrücken.
- Ich finde die Balance zwischen Geben und Nehmen.
- Ich gönne allen Menschen Erfolg, Wohlstand, Glück und Versorgung, weil ich weiß, dass für alle genug Fülle da sein kann.
- Ich erlaube mir, meine eigenen beruflichen Wege zu gehen.
- Ich folge dem Ruf meiner Seele.
- Ich wertschätze mich, egal ob ich gerade viel Geld habe oder wenig.
- Ich bin mutig, meine Ziele zum Wohle aller zu verwirklichen.
- Ich bin bereit, aus meinen Niederlagen zu lernen.
- Geld ist ein Ausdruck meiner Kreativität und Lebendigkeit.
- Menschen geben Geld für meine Angebote aus, weil sie spüren, dass ich authentisch bin.
- Je mehr ich mich wertschätze, umso mehr schätzen mich meine Kunden, Kollegen, Arbeitgeber.
- Ich weiß, welche Bedürfnisse ich in der Arbeitswelt habe, und suche mir das für mich passende Umfeld.
- Mein Geldfluss vermehrt sich mit der Lebensfreude, die ich mit der Verwirklichung meiner Talente erlebe.

- Mein innerer Reichtum wird sich in äußere Fülle verwandeln, wenn ich mir selbst vollkommen treu bin.

HOCHSENSIBILITÄT IN DER PARTNERSCHAFT

VI.

43. Welche Vorteile hat es, einen hochsensiblen Partner zu haben?

Wenn Sie eine Beziehung mit einem Hochsensiblen eingehen, können Sie sich über folgende positive Effekte freuen. Ein Hochsensibler, der einmal die Entscheidung getroffen hat, mit Ihnen zusammen sein zu wollen, wird mit Hingabe und Loyalität die Beziehung mit Ihnen führen. Hochsensible sind bereit, sehr viel für eine Partnerschaft zu tun. HSP-Partner sind sehr empathisch und daran interessiert, wie es dem anderen geht, was er denkt und fühlt. Wenn Sie beim Abendessen zum Beispiel einen nachdenklichen Gesichtsausdruck haben, wird Ihr hochsensibler Partner höchstwahrscheinlich fragen, was mit Ihnen los ist. HSPs haben ein Gespür für nicht ausgesprochene Worte oder Gedanken. Sie sind sehr fürsorglich und aufmerksam. Deshalb kümmern sie sich liebevoll um ihre Partner. Sie lieben tiefgründige Gespräche, in denen sie sich mit Ihnen über Gott und die Welt austauschen möchten. Kommunikation vertieft jede Beziehung, für Hochsensible ist sie so wichtig wie die Luft zum Atmen. Sie brauchen einen Partner, der in der Lage ist, mit ihnen über Philosophie zu sprechen, über den Sinn des Lebens, über Gefühle, Träume,

Kunst und Kreativität. Sie brauchen einen Spiegel, der mit ihnen bis in die verborgensten Winkel ihres Geistes vordringt, um eine tiefgehende Begegnung zu ermöglichen. Hochsensible verabscheuen Oberflächlichkeit. Deshalb fühlen sie sich von potentiellen Partnern angezogen, die eine gewisse Tiefgründigkeit vermitteln. Da sich HSPs besonders von Erlebnissen in der Natur und Kunst bewegt fühlen, sind diese Orte ideale Spielräume zum gegenseitigen Kennenlernen. Nicht selten geschieht in diesen Umwelten *„der magische Moment"*, in dem der Funke überspringt und die Beziehung ihren Lauf nimmt. In diesen Räumen können Erlebnisse von Flow, Einheits- oder Gipfelzuständen erfahren werden, die die Bindung vertiefen. Für die Langlebigkeit einer Partnerschaft ist es empfehlenswert, immer wieder solche magischen Momente zu kreieren. Da Hochsensible nach einem Sinn im Leben suchen, sind sie die idealen Partner, wenn es darum geht, übergeordnete Ziele zu verfolgen. Hochsensible brauchen das Gefühl, dass die Beziehung nicht einfach nur aus Konsum und Alltag besteht. Deshalb lieben sie es, mit dem Partner gemeinsam etwas zu bewegen: zum Beispiel im Engagement für Tiere, Kinder oder für künstlerische Projekte. Wollen Sie mit Ihrem HSP-Partner eine gemeinsame Firma führen? Das funktioniert besonders gut, wenn Ihr Unternehmen mit den Werten Ihres Partners übereinstimmt. Hochsensible arbeiten sehr gewissenhaft und werden sich für die Firma außerordentlich engagieren. Im Körperkontakt ist ein Hochsensibler besonders zärtlich, liebevoll, aufmerksam und empfindsam. Wenn Sie bisher noch keinen hochsensiblen Partner hatten, machen Sie sich auf völlig neue Erfahrungen in der Zweisamkeit gefasst!

Impulsfragen

1. Welche positiven Eigenschaften hat mein HSP-Partner?
2. Was war der magische Moment, in dem wir uns verliebt haben?
3. Was sagt dieser Moment über unsere Bedürfnisse aus?
4. Wie zeigt mir meine HSP-Partnerin ihre Fürsorglichkeit?
5. Wie wichtig sind tiefgehende Gespräche in unserer Beziehung?
6. Wann hatten wir das letzte tiefgehende Gespräch?
7. Was liebe ich besonders an meinem hochsensiblen Partner?
8. Welche Hobbys und Interessen und welches soziale Engagement zeigt meine HSP-Partnerin? Wie kann ich sie darin noch unterstützen?
9. Was braucht mein HSP-Partner, um sich geliebt zu fühlen?
10. Wie zeige ich meine Liebe in der Beziehung?
11. Welche Kunst, Musik oder Naturerfahrung verbindet uns beide?

44. Wie erkläre ich meinem normalsensiblen Partner, dass ich hochsensibel bin?

Über die eigenen Bedürfnisse sprechen

Sprechen Sie über Ihre Bedürfnisse, wenn Sie Ihrem Partner erklären wollen, was Hochsensibilität bedeutet. Was brauchen Sie, um sich in der Partnerschaft wohlzufühlen? Für Hochsensible sind besonders Ruhe- und Rückzugsphasen wichtig, um über die Ereignisse des Lebens nachdenken zu können. Um Ihrem Partner die regelmäßig auftretenden Rückzugsphasen verständlich zu machen, erläutern Sie ihm, dass dies eine Angewohnheit ist, die Sie schon vor Beginn der Beziehung hatten, und dass es eine typische Eigenschaft von Hochsensiblen ist. Diese Pausen werden zur Verarbeitung von Lebensereignissen genutzt. Dabei denken Hochsensible intensiv über alles nach und brauchen Raum für ihre eigenen Gefühle. Manche Partner empfinden Rückzug besonders in der Anfangsphase einer Beziehung als Warnsignal, dass Sie möglicherweise das Interesse verlieren. Doch das hat damit gar nichts zu tun. Sprechen Sie über Ihre Bedürfnisse in Bezug auf Körperkontakt. Wie möchten Sie berührt werden? Wie viel Nähe brauchen Sie? Was mögen Sie gar nicht?

Erklären Sie Phänomene von Reizüberflutung mit Alltagsbeispielen

Sollten Sie Kinder haben, können Sie Ihrem Partner anhand der Kinder erklären, was Hochsensibilität ist. Meist findet sich mindestens ein hochsensibles Kind in der Familie. Erklären Sie Ihrem Partner, dass Sie als Kind genauso waren und dass es sich bei der Hochsensibilität um ein vererbtes Temperament handelt. Fühlen Sie sich durch Einkäufe, lange Autofahrten oder den Aufenthalt in einer großen Stadt überreizt? Erläutern Sie Ihrem Partner, was in Ihnen vorgeht. Erklären Sie ihm, dass dies ein markantes Merkmal von Hochsensibilität ist. Es gibt einige Hochsensible, die sich zum Beispiel beim Fahren auf Autobahnen oder in Großstädten überfordert fühlen, sodass sie es lieber vermeiden. Machen Sie klar, dass es hier nicht um Angstbewältigung geht, sondern um ein Phänomen von Reizüberflutung. Versuchen Sie in Zukunft, gemeinsam mit Ihrem Partner bei der Planung von Urlaub, beim Besuch von Partys oder Kindergeburtstagen Ihre hochsensible Veranlagung zu berücksichtigen. Machen Sie sich bemerkbar, wenn Sie am Rande Ihrer Kräfte sind, und bitten Sie um Unterstützung, wenn Sie gerade nicht mehr in der Lage sind, Auto zu fahren oder eine Entscheidung zu treffen, weil in Ihrem Kopf zu viel los ist.

Verständigen Sie sich über Ihre Werte

Sprechen Sie mit Ihrem Partner über Ihre Werte, Ihre Lebensphilosophie und über Ihre Zukunftspläne. Versuchen Sie herauszufinden, wie viel Übereinstimmung Sie mit Ihrem Partner in diesen Bereichen haben. Die meisten Konflikte entfesseln sich im späteren Verlauf von Beziehungen an auseinandergehenden Werten. Was Sie in der Verliebtheitsphase möglicherweise noch akzeptieren können, zum Beispiel, dass der Lebensgefährte *raucht*, *Fleisch isst* oder *Bier trinkt*, kann sich später als unglaublich störend erweisen. Deshalb ist es wichtig, noch vor Beginn der Beziehung Klarheit darüber zu haben, wie unterschiedlich Ihr Partner im Vergleich zu Ihnen sein darf.

Akzeptanz und Respekt

Die Beziehung mit einem Partner, der nicht hochsensibel ist, kann funktionieren, wenn er Sie so akzeptiert, wie Sie sind, und mit Ihnen auf Augenhöhe lebt. Wenn Ihr Lebensgefährte bestimmte Dinge einfach nicht versteht, die Ihnen wichtig sind, sollte er sie zumindest respektieren. Das ist eine Grundformel, auf die Sie sich einigen können! Akzeptanz ist ein wichtiger Schlüssel zum Gelingen von Beziehungen. Sicher haben nicht nur Sie Ihre Marotten, Ihr Partner hat sie ganz bestimmt auch. Vermitteln Sie, dass Sie über bestimmte Dinge nicht mehr diskutieren werden, sondern bitten um Akzeptanz. Es wird viele Aspekte Ihrer Hochsensibilität geben, die Ihr Partner nicht verstehen wird. Doch ohne Wertschätzung und Respekt geht es nicht. Eine fehlende Akzeptanz können Sie zum Beispiel an spöttischen Bemerkungen ablesen oder an provokanten Fragen, mit denen Ihr Lebensgefährte Sie immer wieder unter Druck setzt oder in Verlegenheit bringt. Wenn Sie mit einem Partner zusammen sind, der Sie weder versteht noch respektiert, fragen Sie sich, ob Sie sich selbst weiter zumuten wollen, an dieser Beziehung festzuhalten!

Impulsfragen

1. Habe ich mit meinem Partner schon ausführlich über meine Hochsensibilität gesprochen?
2. Wenn ja, habe ich das Gefühl, dass mein Partner dies respektiert oder belächelt?
3. Wie viel Übereinstimmungen haben wir bei unseren Werten und unseren religiösen Wurzeln?
4. Kann ich in Phasen von Reizüberflutung um Hilfe oder Rückzug bitten?
5. Versteht mein Partner, warum ich mich zurückziehe oder mich überfordert fühle? Wie reagiert er / sie normalerweise darauf?
6. Wie sehen meine Vorstellungen und Bedürfnisse in Bezug auf Nähe und Körperkontakt in einer Beziehung aus?
7. Haben wir gemeinsame hochsensible Kinder? Wie wertschätzend geht mein Partner mit der hochsensiblen Veranlagung unserer Kinder um?
8. Wie kann ich meine hochsensiblen Bedürfnisse in der Beziehung noch deutlicher kommunizieren?
9. Gibt es genügend Zeit für tiefgehende Gespräche?
10. In welchen Bereichen verstehe ich meinen Partner nicht? Können wir eine gegenseitige Akzeptanz unserer Marotten kultivieren?

11. Wie zeigt mein nicht hochsensibler Partner, dass er mich liebt?

45. Welche Rolle spielt Intimität in einer Beziehung für Hochsensible?

In den weiteren Verlaufsstadien einer Beziehung wird die Bindung enger und die Begegnung der Partner tiefer. Intimität ist nicht nur körperlicher Austausch, sondern die Berührung zweier Seelen. Da HSPs oberflächliche Beziehungen als langweilig empfinden, streben sie nach einer Vertiefung. Sie möchten ihr Gegenüber auf allen Ebenen kennen und brauchen eine seelische Intimität, die ihnen das Gefühl gibt, zu Hause zu sein. Dazu gehört es, die Masken fallen zu lassen und sich in der Beziehung mit all seinen Stärken, Schwächen und Verletzungen zu zeigen. An dieser Stelle entscheidet sich der weitere Entwicklungsverlauf einer Partnerschaft. Sollte einer der Partner nicht bereit sein, sich zu öffnen, wird die Beziehung irgendwo an der Oberfläche weiterlaufen, doch etwas Entscheidendes fehlt. Auch Hochsensible können Ängste haben, sich zu zeigen, insbesondere wenn sie negative Erfahrungen noch nicht verarbeitet haben. Um feststellen zu können, ob Sie mit Ihrem Partner eine Verbundenheit auf allen Ebenen etabliert haben, ist es hilfreich, folgende Tabelle zu betrachten. Sie beschreibt die verschiedenen Ebenen, auf denen Intimität stattfinden kann.

Spiri-tuelle Nähe	Eine Intimität auf der spirituellen Ebene ist etwas ganz Besonderes. Sie bedeutet, dass Sie gemeinsam Erfahrungen machen, die Ihnen das Gefühl vermitteln, dass es noch etwas Größeres gibt und dass Ihre Beziehung einen Sinn macht. Es können gemeinsame Gipfelerfahrungen sein, spirituelle Erlebnisse und Überzeugungen. Das Gefühl, den Partner schon ewig zu kennen, telepathisch Gedanken und Gefühle auszutauschen, gehört auch dazu. Wenn nur einer der Partner religiöse Bedürfnisse hat, wird ihm dies beim anderen fehlen.
Nähe durch gemeinsame Ziele	Wie sehr stimmen Ihre Lebensziele mit denen Ihres Partners überein? Ziehen Sie gemeinsam an einem Strang oder ist Ihnen schleierhaft, was Ihr Partner im Leben erreichen möchte? Die Konzentration auf gemeinsame Lebensziele erzeugt große Nähe in einer Beziehung.
Geistige Nähe	Fühlen Sie sich Ihrem Partner geistig nah? Können Sie über alles sprechen, gemeinsam philosophieren? Kennen Sie die gewohnten Denkvorgänge Ihrer Partnerin? Haben Sie ähnliche Überzeugungen über die Welt und die Gesellschaft? Haben Sie übereinstimmende Werte mit Ihrem Partner entdeckt, bei denen Sie sich gegenseitig bestärken und unterstützen können? Lassen Sie einander an Ihrem Leben teilhaben? Wie viel Zeit haben Sie, um miteinander zu sprechen und dabei in die Tiefe zu gehen?

Emotionale Nähe	Fühlen Sie sich Ihrem Partner emotional nah? Können Sie Ihre Gefühle in der Beziehung offen und authentisch zeigen? Kann sich Ihr Partner emotional öffnen? Können Sie sich fallen lassen und vertrauen? Gibt es eine Kommunikation über Gefühle? Fühlen Sie sich von denselben Dingen und Themen bewegt? Verstehen Sie, warum Ihre Partnerin so fühlt? Versteht Ihr Partner, warum Sie so fühlen? Gibt es eine emotionale Intimität oder emotionale Kälte und Versteckspiele?
Körperliche Nähe	Fühlen Sie sich von der körperlichen Erscheinung Ihres Partners angezogen? Fühlen Sie sich wohl, wenn Sie Ihrer Partnerin körperlich nah sind? Können Sie Ihren Partner wortwörtlich „gut riechen“? Fühlen Sie eine magnetische Anziehungskraft? Können Sie körperlich in der Nähe Ihres Partners entspannen? Harmonieren Sie gut beim Tanzen, Spazierengehen, in der Sexualität? Finden Sie Ihre Partnerin attraktiv?
Soziales und kulturelles Umfeld	Fühlen Sie sich wohl im sozialen Umfeld Ihres Partners / Ihrer Partnerin? Wie verbunden fühlen Sie sich mit seiner / ihrer Familie, Herkunft, seinem / ihrem Lebensumfeld, Berufsfeld?

Intimität und Sexualität

In Beziehungen, die es nur schaffen, auf beschränkten Ebenen Intimität herzustellen, wird sich bei einem der Partner das Gefühl einstellen, dass etwas fehlt. Meist können Hochsensible dieses *Etwas* gar nicht benennen, weil sie noch nie darüber nachgedacht haben, was Intimität für sie bedeutet. Sexualität ohne emotionale Nähe fühlt sich für Hochsensible hohl und leer an und wirkt auf sie abstoßend. Hochsensible Partner brauchen emotionale Nähe und Sicherheit, um Sexualität wirklich genießen zu können. Die Pionierin auf dem Gebiet der HSP-Forschung, Elaine Aron, führte in den USA 1998 eine große wissenschaftliche Umfrage zur Sexualität bei hochsensiblen Männern und Frauen durch. Sie berichtet darüber in ihrem Buch *Hochsensible Menschen in der Psychotherapie* (1) auf Seite 221-226. Dabei kam sie zu folgenden Ergebnissen:

- Sex ist für HSPs etwas Mystisches und Großes.
- Hochsensible suchen in der Sexualität nicht nach viel Abwechslung, sie genießen vorhersehbare Abläufe.
- Sie fühlen sich von groben und offensichtlich derben sexuellen Reizen abgestoßen.
- Überstimulation und sensorische Empfindlichkeit können in sexuellen Begegnungen zu Irritationen führen.
- Hochsensible machen sich mehr Gedanken, bevor sie sich auf einen Partner einlassen.
- Sie tendieren dazu, später als der Durchschnitt intime Beziehungen einzugehen.
- Hochsensible Frauen brauchen das Gefühl emotionaler Nähe und Liebe, um sich für einen Partner sexuell zu öffnen.
- Hochsensible sind in der sexuellen Begegnung schmerzempfindlicher, da ihre Schmerzschwelle niedriger ist. Deshalb sind Kommunikation und Rücksichtnahme besonders wichtig.
- Hochsensible fühlen sich eher gehemmt, über Sexualität zu sprechen.

Impulsfragen

1. Habe ich mit meinem Partner schöne Erlebnisse, die unsere Verbundenheit auf allen Ebenen fördern?
2. Welche Ebenen der Intimität vermisse ich in meiner Beziehung?
3. Woran liegt es, dass bestimmte Ebenen blockiert sind?
4. Bin ich selbst bereit, mich in einer Beziehung auf allen Ebenen zu öffnen?
5. Wie wichtig ist mir die spirituelle Ebene in meiner Beziehung?
6. Verfolgen mein Partner und ich dieselben Lebensziele?
7. Welche Form von emotionaler Nähe gibt mir Sicherheit und Halt?
8. Wie soll die sexuelle Verbindung mit meinem Partner aussehen, damit ich mich wohlfühle und ich mich fallen lassen kann?
9. Wie oberflächlich ist oder wie tief geht unsere Beziehung?
10. Welche Beziehungen in der Vergangenheit haben mich erfüllt oder waren für mich unpassend? Welche Rückschlüsse über Intimität kann ich anhand der Tabelle ziehen?

46. In welche Beziehungsfallen tappen hochsensible Frauen hinein und welche Entwicklungsaufgaben ergeben sich daraus?

Überanpassung und Festhalten an verletzenden Beziehungen

HSPs sind idealistisch veranlagt und neigen zum Perfektionismus. Es kann geschehen, dass hochsensible Frauen (und Männer) zu hohe Erwartungen an einen möglichen Partner haben, die in der Realität kaum erfüllt werden können. Dies ist einer der Gründe, warum hochsensible Frauen längere Zeit Singles bleiben. Sie träumen vom idealen Partner, der im wahren Leben so nicht in Erscheinung treten wird. Es gibt keine perfekten Menschen. Auf der anderen Seite können hochsensible Frauen selbst das Gefühl haben, noch nicht gut oder perfekt genug zu sein. Sie haben Selbstzweifel, halten sich nicht für liebenswert und grübeln viel zu viel. HSP-Frauen besitzen eine starke Empathie und suchen nach Sicherheit in einer Partnerschaft. Solange sie unbewusst Beziehungen eingehen, neigen sie dazu, sich zu sehr ihrem Partner anzupassen. Ich spreche in diesem Zusammenhang von *Überanpassung*. In diesem Zustand opfern sie sich für andere auf. Sie stellen ihre eigenen Bedürfnisse zu sehr in den Hintergrund, was zwangsläufig zu Erschöpfungsphasen führen muss. In der Überidentifikation mit dem Partner rücken sie ihn in den Fokus ihrer Wahrnehmung und blenden sich selbst aus. Deshalb sind sie bereit, in eine Beziehung viel zu investieren. Sie sind sehr hilfsbereit und tendieren dazu, dem Partner auch in schwierigen Lebenssituationen beizustehen, oder möchten ihm helfen, seine Probleme zu lösen. Hochsensible Frauen halten länger an schwierigen Beziehungen fest, weil sie das nicht gelebte Potential im Partner sehen. Sie hoffen, dass der Partner sich ändert, und haben dabei (zu) viel Geduld. Hochsensible sind allgemein sehr loyal. Das Festhalten an dysfunktionalen Beziehungen hat mit den eigenen Kindheitsprägungen zu tun. In diesem Fall ziehen wir wie magisch die Umstände in Beziehungen an, die wir als Kinder bereits bei unseren Eltern erlebt haben. Darauf werde ich noch ausführlicher in der Frage Nr. 49 eingehen.

Konfliktscheu

Eine weitere Schwäche von hochsensiblen Frauen liegt in ihrer Konfliktscheu. Emotional aufgeladene Streitgespräche führen schnell in Zustände von unangenehmer Übererregung. Um dies zu vermeiden, entwickelt ein Teil der hochsensiblen Frauen Strategien, um Konflikten aus dem Weg zu gehen. Dies führt zu tiefgreifenden Frustrationen, da sie auf diese Weise vieles in sich hineinfressen und verbergen. Angestaute Frustration verschwindet nicht einfach, sondern wird sich an anderer Stelle einen Weg bahnen oder in eine depressive Verstimmung führen. Depressionen sind, nebenbei bemerkt, die häufigste Diagnose von psychischen Erkrankungen bei Frauen im Allgemeinen. Deshalb sollten hochsensible Frauen besonders wachsam sein, wenn sie sich zu häufig in Situationen wiederfinden, in denen sie sich unterordnen oder Konflikten aus dem Weg gehen. Widerstehen Sie unter allen Umständen der Versuchung, ein stillschweigendes Opfer Ihrer Umstände zu bleiben. So werden Sie den Respekt vor sich selbst und andere den Respekt vor Ihnen verlieren!

Enttäuschungen auf der Suche nach der starken Schulter
Eine häufig verbreitete Strategie besteht darin, dass hochsensible Frauen einen „starken Mann“ oder die „starke Schulter“ suchen und hoffen, durch ihn Sicherheit und Stabilität in ihrem Leben zu erfahren. Nicht selten geraten sie an unsensible Männer, die ihnen eine gewisse materielle Absicherung bieten. Im Verlauf der Zeit zeigt sich schmerzlich das fehlende emotionale Feingefühl dieser Männer, da sie auf die Bedürfnisse einer hochsensiblen Frau nicht eingehen können. HSP-Frauen, die in dieser Konstellation eine Familie gründen, reden sich ein, dass alle Männer so seien und dass sie sich mit dem zufrieden geben müssen, was sie haben. In diesen Ehen investieren sie ihre emotionale Wärme in die Kinder und suchen bei ihnen etwas, was der Mann ihnen nicht geben kann. Schauen Sie sich noch einmal die Tabelle über die unterschiedlichen Ebenen von Intimität an. Sie werden wissen, was genau in solchen Beziehungen fehlt. Die vermeintlich „starke Schulter“ kann sich als kühl und hart erweisen. Frauen, die sich erlauben würden, genau hinzuschauen, würden schmerzlich erkennen, dass emotional verschlossene Männer ihnen gar keinen Halt geben können. Das fehlende Verständnis des Mannes für die Besonderheiten einer hochsensiblen Frau kann tief in ihr ein Gefühl von Leere, Einsamkeit und Ohnmacht auslösen. Nicht selten kommt es in diesen Konstellationen zu Situationen, in denen die Frau wegen ihrer Sensibilität verspottet wird. Diese Erniedrigung zu ertragen, erfordert eine besonders hohe Bereitschaft, die Realität zu verdrängen. Die Konfliktvermeidung hochsensibler Frauen kann auch dazu führen, dass sie es lieber ihren starken Männern überlassen, Konflikte zu klären. Auf diese Weise brauchen sie sich nicht weiterzuentwickeln, sondern können auf dem Status quo stehenbleiben.

Aus diesen Beispielen ergeben sich folgende Entwicklungsaufgaben für hochsensible Frauen, die erfüllende Beziehungen anstreben:

- die Verbesserung der eigenen Kommunikations- und Konfliktfähigkeit
- übertriebene Erwartungen an einen Partner / sich selbst korrigieren
- die Rückbesinnung auf die eigenen Bedürfnisse
- Alarmzeichen für dysfunktionale Beziehungen erkennen und bereit sein, sich aus diesen zu lösen
- Klarheit finden, was in einer Beziehung wichtig ist
- die verschiedenen Ebenen von Intimität kennen und überprüfen, ob die Beziehung vollständig ist oder ob Ebenen fehlen
- die Bereitschaft, eigene Schwächen zu überwinden
- die Angewohnheit, alles in sich hineinzufressen, ablegen und offen über das sprechen, was im Inneren rumort
- sich aus der Opferrolle befreien und Verantwortung für das eigene Leben übernehmen

Impulsfragen für Frauen

1. Welche für mich schädlichen Beziehungsmuster habe ich beim Lesen des Textes wiedererkannt?
2. Habe ich zu hohe Erwartungen an meinen Partner oder an mich selbst?
3. In welchen Beziehungen habe ich mich zu sehr aufgeopfert?
4. In welchen für mich schädlichen Beziehungen habe ich zu lange gewartet, um auszubrechen?
5. Welchen Partner habe ich gewählt, weil ich eine starke Schulter gesucht habe? Wurden meine Hoffnungen und Erwartungen erfüllt?

6. Wie gehe ich mit Konfliktsituationen in der Beziehung um?
7. Welche unangenehmen Aufgaben gebe ich lieber an meinen Partner ab? Wie verhindere ich damit meine eigene Weiterentwicklung?
8. Welche Aspekte meiner Beziehung schwächen mein Selbstwertgefühl?
9. Bin ich mir klar über meine Erwartungen und Bedürfnisse innerhalb einer Beziehung?
10. Habe ich mich mit Lebensumständen eingerichtet, die mir tief in meiner Seele nicht guttun? Wie kann ich mich aus meiner Opferhaltung wieder befreien?

47. In welche Beziehungsfallen tappen hochsensible Männer hinein und welche Entwicklungsaufgaben ergeben sich daraus?

Mangelnde männliche Ausstrahlung durch innere Konflikte

Hochsensible Männer haben es durchschnittlich schwerer als hochsensible Frauen, eine Beziehung einzugehen oder eine geeignete Partnerin zu finden. Das Selbstwertgefühl eines hochsensiblen Mannes beeinflusst direkt seine Wirkung auf Frauen. Sicher kennen Sie den Spruch: „Nichts macht so sexy wie Erfolg." In Bezug auf HSP-Männer können wir die Redewendung so verstehen, dass Attraktivität bei Männern mit Aspekten assoziiert wird, die mit Macht, Status, Erfolg, Dominanz, körperlicher Kraft und wirtschaftlicher Sicherheit in Verbindung stehen. Ein hochsensibler Mann, der noch nicht die Sicherheit in sich selbst gefunden hat, wird keine anziehende Männlichkeit ausstrahlen. Deshalb steht für hochsensible Männer ein ganz wichtiger Entwicklungsschritt im Vordergrund, wenn sie auf der Suche nach einer Partnerin sind. Durch Selbstakzeptanz und die liebevolle Integration des männlichen Anteils werden sie eine anziehende Ausstrahlung entwickeln. Dazu ist die Auseinandersetzung mit der Vaterfigur in der eigenen Familie erforderlich.

Der Kumpeltyp und die Ablehnung der eigenen Männlichkeit

Ein hochsensibler Mann, der seinen eigenen Vater als bedrohlich, grob und aggressiv erlebt hat und sich selbst als weich und harmonieliebend, entwickelt in seinem Unterbewusstsein einen inneren Konflikt. Mit einer solch negativen Vaterfigur muss der HSP-Junge erwachsen werden und weiß nicht wie. Er muss die von seinem Vater vorgelebte, aggressive Männlichkeit ablehnen. Ein tiefer Identitätskonflikt entsteht, der umso brisanter wird, wenn der Vater innerhalb der Familie gewalttätig war. Von Frauen wird der unterdrückte HSP-Mann eher als Kumpeltyp wahrgenommen, mit dem man über alles reden kann, der einen versteht, jedoch kaum als Partner oder Familienvater infrage kommt. In diesem Fall ist seine männliche Energie zu schwach und die Polarität zur Frau ist nicht stark genug. Deshalb brauchen HSP-Männer Räume, in denen sie ihren eigenen Zugang zur gesunden Männlichkeit finden. Sie brauchen positive Vorbilder von Männern, die ihre hochsensible Veranlagung in die richtigen Bahnen gelenkt haben: zum Beispiel durch künstlerischen Ausdruck, therapeutische Berufszweige und hohe Sozialkompetenz. Die Basis einer gelungenen Selbsterkenntnis legt gleichzeitig den Grundstein für eine erfolgreiche Karriere. HSP-Männer, die ihre Talente entdeckt haben und mit sich selbst im Reinen sind, können in ihrer Sparte sehr erfolgreich werden und damit die finanzielle Sicherheit bieten, die sich viele Frauen von einem Mann wünschen.

Angst vor dem „Erdrücktwerden“ in einer Beziehung

Wenn der eigene Vater auch hochsensibel war und sich in der Familie von dominanten Frauen hat unterdrücken lassen, entsteht ein Problem anderer Art. Ein Teil hochsensibler Männer gerät an Frauen, die gerade einen solchen Partner suchen, um sich niemals unterlegen zu fühlen. Diese Frauen üben auf diese Weise eine Macht aus, die hochsensible Ehemänner zur Verzweiflung treibt. Ein HSP-Mann ohne Rückgrat oder mit schwerer eigener Biografie (besonders die Nachkriegskinder) läuft außerdem Gefahr, suchtabhängig zu werden, um seine emotionalen Schmerzen oder Ängste zu betäuben. Haben Sie als Kind Ihren Vater schwach und unterdrückt erlebt? Dann werden Sie wahrscheinlich in engen Beziehungen Angst bekommen, von der Frau erdrückt und dominiert zu werden, so wie es die Mutter (und manche Schwiegermutter) vorgelebt hat. Es kommen Fluchtgedanken auf, wenn die Beziehung in die Phase der Verbindlichkeit und Ernsthaftigkeit gelangt.

Die Wunde der Überverantwortung

Wenn Ihre Mutter hochsensibel und gleichzeitig neurotisch veranlagt war, kann es sein, dass sie mit ihrer Emotionalität alle anderen Familienmitglieder erpresst hat. Mütter, die allzu deutlich auf die Tränendrüse drücken, um das Verhalten der Kinder zu manipulieren, verursachen ein tiefes Entsetzen in der kindlichen Psyche, wenn es um Gefühle geht. Im Erwachsenenalter werden die Gefühle der Frau als irrational bewertet, die unerträgliche Spannungszustände im Mann verursachen. Besonders dramatisch spitzt sich diese Dynamik zu, wenn eine

Mutter ihrem Sohn gegenüber Selbstmordabsichten kundtut und ihn somit in eine Position der Überverantwortung bringt, die langfristige Folgen für sein ganzes Leben haben wird. Eine andere Variante dieser Verletzung entsteht, wenn der Sohn Zeuge wird, wie der Vater die Mutter schlägt oder bedroht. Die Wunde der Überverantwortung ist für hochsensible Männer ein ganz heißes Eisen, das sie sich anschauen dürfen, wenn sie ihr Leben selbstbestimmt gestalten wollen. Ungelöst wird der so geprägte hochsensible Mann wahrscheinlich wieder eine unselbständige Frau anziehen, die ihm die gesamte Verantwortung für die Familie überträgt. Das Vertrauen in die eigenen Gefühle kann nicht wachsen, weil sie als beschämend erlebt werden. Häufig ist dies der Grund, warum Männer sich von ihren eigenen Gefühlen abschneiden. Das ist für einen hochsensiblen Mann fast unmöglich. Er wird unter seinen Gefühlen leiden, solange er sie wegzudrücken versucht.

High Sensation Seekers

Hochsensible Männer, die gleichzeitig „**H**igh **S**ensation **S**eekers“ sind, fühlen sich in Beziehungen schnell gelangweilt. Häufig haben sie Schwierigkeiten, längerfristige Partnerschaften aufrechtzuerhalten. Ich habe die Beziehungsdynamik von HSS bereits in Frage Nr. 28 beleuchtet. Sollten Sie sich als HSS erkannt haben, analysieren Sie noch einmal bewusst Ihre Beziehungsmuster und das Vorbild, das Ihnen Ihre Eltern vorgelebt haben. Als HSS kann es sein, dass es Ihnen schwerfällt, Ihre Hochsensibilität zu akzeptieren oder zu verstehen. Seien Sie sich bewusst, dass Sie anders ticken als der *normale Mann*, und finden Sie die Vorteile, die darin liegen.

Hochsensibilität und Homosexualität

Abschließend möchte ich auf ein Thema eingehen, das viele

Männer in Bezug zur Hochsensibilität beschäftigt. Es kann sein, dass die Frage nach einem Zusammenhang zwischen Homosexualität und Hochsensibilität auftritt. Wenn junge Männer erste Erfahrungen mit Frauen machen und gleichzeitig ihre Hochsensibilität spüren, kann es sein, dass sie befürchten, als homosexuell zu gelten. Tatsächlich kann es geschehen, dass sie von ihrem Umfeld als schwul wahrgenommen werden, obwohl das gar nicht der Fall ist. Elaine Aron berichtet in ihrem Buch *Hochsensible Menschen in der Psychotherapie* (1), dass die meisten homosexuellen Männer nicht hochsensibel sind. Wahrscheinlich sind nur 15 Prozent der homosexuellen Männer hochsensibel. Das entspricht etwa dem allgemeinen Durchschnitt in der Gesamtbevölkerung. Obwohl sie ihre feminine Seite teilweise betonen, hat das nicht zwangsläufig mit einer hochsensiblen Veranlagung zu tun. Es gibt in unserer Kultur noch keinen selbstverständlich anerkannten Platz für hochsensible Männer.

Folgende Entwicklungsaufgaben entstehen insbesondere für hochsensible Männer:

- die Entwicklung einer Selbstverständlichkeit als HSP-Mann
- die Versöhnung mit der männlichen Energie
- die Verwirklichung eigener Talente und die passende Berufsfindung zur Stärkung der Identität
- die Klärung einer möglichen Suchtgefährdung durch Alkohol oder andere Drogen
- das Ablegen von Überverantwortung
- einen gesunden Umgang mit Gefühlen finden
- die Analyse der vorgelebten Beziehung der eigenen Eltern
- lernen, auf Frauen selbstbewusst zuzugehen

Impulsfragen für Männer

1. Welche Beziehungsmuster habe ich anhand des Textes bei mir erkannt?
2. Wie fühle ich mich in Bezug auf meine Männlichkeit?
3. Weiß ich, was meine Stärken und Talente sind?
4. Bin ich im richtigen Berufszweig?
5. Werde ich von Frauen immer wieder als Kumpeltyp gesehen? Wie kann ich noch stärker in meine gesunde männliche Energie hineinwachsen?
6. Ziehe ich dominante Frauen an, die mich unterdrücken wollen? Wie kann ich mich anders positionieren?
7. Reagiere ich mit Rückzug oder Verachtung, wenn Frauen emotional werden?
8. Habe ich die Wunde der Überverantwortung?
9. Kann ich zu meiner Hochsensibilität stehen?
10. Fühle ich mich in Beziehungen schnell gelangweilt?
11. Welches Vorbild war mein Vater für mich? Habe ich dadurch eine Rückenstärkung erhalten oder ist mein Vater ein negatives Beispiel für Männlichkeit?

48. Können Beziehungen mit zwei Hochsensiblen funktionieren?

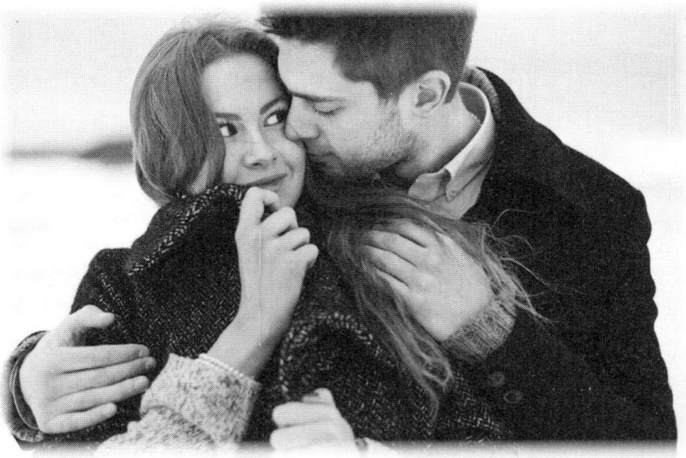

Ähnlichkeiten verbinden

Es ist erstaunlich, wie stark sich der Mythos, dass Beziehungen zwischen zwei Hochsensiblen nicht funktionieren, bis heute hält. Ich bin davon überzeugt, dass eine HSP-HSP-Beziehung wunderbar verlaufen kann! Viele glauben tatsächlich, dass eine solche Verbindung nicht tragfähig ist, weil die Partner sich zu ähnlich seien. Hinter dieser Annahme verbirgt sich die bereits beschriebene Dynamik hochsensibler Frauen, die auf der Suche nach einer „starken Schulter" sind und diese Eigenschaft eher bei normalsensiblen Männern vermuten. Tatsächlich ist das Gegenteil der Fall. In ihren Umfragen fand Elaine Aron (1) heraus, dass „*… hochsensible Menschen etwas glücklicher sind, wenn ihr Partner ebenfalls hochsensibel ist …*" (aus dem Buch *Hochsensible Menschen in der Psycho-*

therapie, S. 215). Die Ähnlichkeit hochsensibler Paare hilft ihnen, viele unnötige Diskussionen zu vermeiden, weil sie dieselben Bedürfnisse haben und genau nachvollziehen können, was der andere meint, wenn er beispielsweise sagt, dass ihm das Radio zu laut ist. Hochsensible Paare können durch ähnlich gelagerte Interessen und Empfindungen schöne Momente kreieren, in denen sie ihre Beziehung in der Natur, durch Kunst oder spirituelle Praktiken (wie Meditation) vertiefen. Sie sind in der Lage, eine intime Verbindung auf allen Ebenen des Seins miteinander aufzubauen. In der Sexualität werden sie rücksichtsvoller miteinander umgehen und ähnliche Bedürfnisse haben, was die Harmonie innerhalb der Beziehung unterstützen wird. Jede Partnerschaft ist mit Arbeit verbunden: zum Beispiel sich weiterzuentwickeln, sich auf den Partner einzulassen, tiefe Verletzungen aus der eigenen Biografie zu heilen und sich authentisch zu zeigen. Diese Entwicklungsaufgaben betreffen alle Paare. Hochsensible machen da keine Ausnahme. Warum nicht den Weg mit jemandem gehen, der ihnen ähnlich ist? Übrigens, hochsensible Männer können sehr fürsorglich sein, da sie sicherheitsbedacht sind und einen großen Beschützerinstinkt für ihre Frauen entwickeln.

HSP-Männer werden teilweise von ihren Frauen nicht erkannt

Interessant in diesem Zusammenhang ist die Tatsache, dass Elaine Aron während ihrer Forschungsarbeiten herausfand, dass ein Teil der hochsensiblen Frauen ihre HSP-Männer gar nicht als solche erkannte, obwohl der Fragebogen eindeutige Ergebnisse lieferte. Möglicherweise hat dieser Effekt mit der Problematik der hochsensiblen Männer in unserer Gesellschaft zu tun, die immer noch versuchen, sich zu verstecken, und ihr wahres Ich leugnen. Wahrscheinlich haben sie sich unpassende Strategien der Kommunikation angeeignet, um nicht über ihre wahren Gefühle und Empfindungen sprechen zu müssen. Haben sie unsensible Männer als Vorbilder in ihrer Kindheit erlebt, übernehmen sie zum Teil unbewusst dieselben, unpassenden Strategien. Aus solchen Konstellationen ergeben sich unnötige Konflikte zwischen den Partnern. Schauen Sie genau hin, ob sich vielleicht hinter Ihrem Partner ein hochsensibler Mann verbirgt!

Entwicklungsaufgaben in Beziehungen von zwei Hochsensiblen:

- eine offene Konfliktkultur entwickeln
- die Stärkung des Selbstwertgefühls
- der Aufbau einer Kommunikation, die unterschiedliche Ebenen der Intimität beinhaltet
- die Heilung der Verletzungen aus der eigenen Biografie
- die Bereitschaft, sich selbst weiterzuentwickeln, anstatt vom Partner zu erwarten, dass er oder sie bestimmte Dinge für uns ausgleichen wird
- die Verwirklichung gemeinsamer Ziele
- das klassische Rollenmodell, wie Männer und Frauen sich zu verhalten haben, hinterfragen
- bei Nachwuchs: Unterstützung in Form von Babysittern annehmen, um Ruhe und Rückzug zu ermöglichen
- eine Balance innerhalb der Beziehung entwickeln, was die Verteilung von Verantwortlichkeiten angeht

Impulsfragen

1. Sind wir beide in der Beziehung hochsensibel?
2. Welche Eigenschaften schätze ich an meinem hochsensiblen Partner?

3. Welche Gemeinsamkeiten verbinden uns auf einer tiefen Ebene?
4. Welche Schwächen hat unsere Beziehung?
5. Welche Entwicklungsaufgaben ergeben sich konkret daraus?
6. Ist einer von uns beiden ein „High Sensation Seeker"? Wie können die Bedürfnisse nach Abwechslung für den HSS in die Beziehung integriert werden?
7. Haben wir gemeinsame Ziele und Pläne, die uns beide motivieren voranzuschreiten?
8. Wenn Kinder in der Familie sind: Haben wir uns beide Zeiträume für Rückzug und Ruhe eingeplant?
9. Gibt es andere Beziehungen in meinem Umfeld, die ich mir als positives Vorbild nehmen kann? Was macht dieses Paar aus, dass es gut miteinander harmoniert?

49. Welchen Einfluss haben Beziehungsmuster der Vorfahren in HSP-Partnerschaften?

Wir wiederholen die Erfahrungen unserer Kindheit, bis wir voll bewusst darüber sind

Die Beziehungsmuster unserer Vorfahren prägen auf besondere Weise unsere Beziehungen. In der Kindheit lernten wir unbewusst, was Familie bedeutet, wie eine Partnerschaft aussieht und welche Rollen Frauen und Männer in unserer Gesellschaft haben. Egal wie, alle diese Umstände prägen unser Bild und das Gefühl zum Thema Partnerschaft. Wenn Sie das Glück hatten, in einer harmonischen Familie aufgewachsen zu sein, wird es Ihnen leichter fallen, einen Partner anzuziehen, der zu Ihnen passt. Sollten Sie in einer dysfunktionalen

Familie groß geworden sein, werden Sie die negativen Umstände Ihrer Kindheit als Erwachsener in Ihren Beziehungen in ähnlicher Form wieder erleben. Diese Wiederholungsschlaufen dienen nicht dazu, Sie in Ihrem Leid einzusperren, sondern ermöglichen Ihnen, die Verletzungen der Vergangenheit zu heilen und endlich neue, bewusste Entscheidungen zu treffen.

Scheidungskinder

Immer mehr Kinder wachsen in Scheidungsfamilien auf, in denen ein Elternteil schmerzlich fehlt oder ein erbitterter Rosenkrieg stattfindet, auch wenn die Scheidung bereits abgewickelt ist. Die Kinder werden häufig als Objekt des Machtkampfes zwischen den Eltern eingesetzt, was eine tiefe Verletzung in der Seele verursacht. Scheidungskinder haben die Aufgabe, den nicht mehr präsenten Elternteil in ihrer Psyche wieder positiv zu integrieren und ihr Selbstwertgefühl zu stärken. Nur durch die Akzeptanz des männlichen und des weiblichen Parts können sie in sich selbst wieder vollständig werden. Durch den Verlust eines Elternteils werden Kinder in ihrer Psyche erschüttert. Sie erleben ihre Eltern in der Trennung als schwach, weshalb sie schnell lernen, ihnen nicht mehr zur Last zu fallen. Hochsensible Kinder ziehen sich in diesen Situationen in ihr Schneckenhaus zurück und verbergen ihre wahren Gefühle. Haben auch Sie eine Maske der Stärke um sich aufgebaut? Lernen Sie wieder, authentisch zu kommunizieren, sprechen Sie offen über Ihre Bedürfnisse, nehmen Sie Unterstützung an und erlauben Sie sich, endlich wieder schwach zu sein. Anders sieht es bei denjenigen aus, die sich mit der Opferrolle identifizieren. Sie sind aufgefordert, ihre eigene Macht wieder anzunehmen und selbst Entscheidungen zu treffen. Lassen Sie es nicht zu, dass das Opferbewusstsein Sie lähmt. Übernehmen Sie wieder bewusst die Verantwortung in allen Bereichen des Lebens. Dies gilt insbesondere, wenn Sie an einer Beziehung festhalten, die Ihr Selbstwertgefühl untergräbt. Geben Sie anderen nie mehr diese Macht über sich.

Verlustängste

Durch den frühen Verlust eines Elternteils durch Trennung oder Tod entwickeln die meisten Kinder starke Ängste vor dem Verlassenwerden. Dies kann sich negativ auf die Anbahnung oder den Erhalt von Beziehungen im Erwachsenenalter auswirken. Einige Menschen entwickeln deshalb einen Schutzpanzer, der es anderen schwer macht, an sie heranzukommen. Sie bilden sich ein, nur so könnten sie sich vor einem zweiten Verlust schützen. Andere kaschieren ihre Verlustängste durch Eifersucht. Egal wie Sie Ihre frühen Verluste verarbeitet haben, widmen Sie sich intensiv der Heilung dieser Verletzung, am besten mit therapeutischer Unterstützung. So können Sie Stück für Stück das Vertrauen aufbauen, um sich wieder auf eine tragfähige Beziehung einzulassen.

Eltern als Rollenvorbilder und Prägestempel für Glaubenssätze

Eltern vermitteln ihren Kindern ein Bild von Männern und Frauen. Was hat Ihnen Ihre Mutter über Männer erzählt? Wie hat sie sich über Ihren Vater geäußert? Was hat Ihr Vater Ihnen über Frauen vermittelt? Hatte er Respekt für Frauen? Opferte sich Ihre Mutter in der Beziehung auf? Bettelte sie um Anerkennung? All dies spielt eine entscheidende Rolle bei der Entstehung Ihrer Glaubensmuster über Beziehungen. Unsere Identität wird durch die Eltern stark beeinflusst. Insbesondere der Elternteil, mit dem Sie sich am meisten identifizierten, bestimmt in einem besonderen Maße, wie Sie selbst ins Leben und in Beziehungen gehen.

Impulsfragen

1. Was haben mir meine Eltern in ihrer Beziehung vorgelebt?
2. Welcher Elternteil von mir war hochsensibel? Wurde seine hochsensible Veranlagung in der Familie geschätzt und respektiert?
3. Gab es ein Gefälle der Macht zwischen meinen Eltern? Wie hat sich das auf mein Bild über Männer und Frauen ausgewirkt?
4. Habe ich frühe Verluste in meiner Familie erlebt? Wie habe ich das verarbeitet?
5. Ist die Identität meines Vaters ein Geheimnis? Wie kann ich dieses fehlende Puzzlestück in mir integrieren?
6. Bin ich in einer Opferrolle gefangen?
7. Habe ich mich hinter einer Maske der Stärke und Unnahbarkeit versteckt?
8. Was sind meine Glaubenssätze über Partnerschaften im Allgemeinen?
9. In welcher Wiederholungsschlaufe in Bezug auf Beziehungen stecke ich seit Jahren fest? Welche Entwicklungsaufgabe habe ich übersehen? Vor welcher Erkenntnis laufe ich davon? Wie kann ich aus meiner Vergangenheit lernen?
10. Bin ich bereit für eine liebevolle Beziehung?

50. Wie können Hochsensible in Beziehungen eine Balance zwischen Nähe und Distanz finden?

Verschmelzung macht uns verletzlicher

Das Spiel zwischen Nähe und Distanz bildet die Grundlage für jede gesunde Partnerschaft. Vielfach liegen in diesem Bereich unnötige Blockaden verborgen, die eine Beziehung beeinträchtigen, wenn nicht sogar verhindern können. Diese grundlegende Dynamik ist in allen Konstellationen wirksam, egal ob in einer Freundschaft oder einer intimen Beziehung. Grundsätzlich spüren die meisten Menschen eine Sehnsucht nach Verschmelzung in sich. Der schöpferische Akt der Zeugung ist ebenfalls mit einer intensiven körperlichen Verschmelzung verbunden. Dasselbe kann auf der psychischen und seelischen Ebene stattfinden. Besonders in den Anfangsphasen einer Beziehung wird es viele intensive Nähemomente geben, die dazu führen, dass die Partner miteinander verschmelzen. Wir erleben in diesen Momenten eine Öffnung unserer innerseelischen Grenzen und eine Erweiterung des eigenen Ichs. Diese Augenblicke können intensive, euphorische Gefühle auslösen, die uns in ein erweitertes Bewusstsein führen. Gleichzeitig öffnen wir uns für tiefer liegende Schichten unserer Seele. Darin sind unsere Verletzungen gespeichert. Leider sind unsere tiefsten Enttäuschungen in nahen Beziehungen geschehen: bei den eigenen Eltern, Geschwistern, Onkeln, Tanten, Großeltern oder Lehrern. Deshalb kann diese intensive seelische Nähe im zweiten Schritt zu Ängsten führen, da unser Unterbewusstsein uns daran erinnern möchte, dass dies eine Gefahrenzone ist. Auf der Flucht vor unseren eigenen Verletzungen kann es geschehen, dass wir deshalb intensiven Nähemomenten ausweichen wollen und uns nicht auf die Beziehung einlassen. Eine lauwarme Beziehung wird immer unvollständig bleiben. Auf diese Weise bleibt man mit einem Bein außerhalb der Partnerschaft: ständig bereit zur Flucht.

Schüchternheit als Schutz

Schüchternheit ist eine gesunde Schutzfunktion, die uns davor bewahren möchte, allzu schnell Vertrauen und Nähe zu Fremden aufzubauen. Sie kann eine sehr wertvolle Fähigkeit sein, um sich nicht vorschnell auf eine Beziehung einzulassen. Daher ist es durchaus sinnvoll, sich in der Kennenlernphase viel Zeit zu nehmen, bevor eine körperliche Verschmelzung stattfindet, um sicherzugehen, den potentiellen Partner richtig wahrgenommen zu haben. Geschieht die intensive Verschmelzung zu schnell, sind wir nicht mehr objektiv und haben Schwierigkeiten herauszufinden, was wir tatsächlich wollen.

Nähe und Distanz als gesunde Pendelbewegung

Das Bedürfnis nach Rückzug ist bei Hochsensiblen stark ausgeprägt. In diesen Momenten können sie Erlebnisse gründlich verarbeiten und Zustände von Überreizung abbauen. Deshalb dürfen Sie diese Phasen nicht vernachlässigen. Partner mit Verlustängsten können sich durch das Rückzugsverhalten des anderen verunsichert fühlen, da bereits die Angst vor dem Verlassenwerden in ihnen lauert. Sprechen Sie offen über Ihre Bedürfnisse nach Nähe und Distanz, um diese gebührend innerhalb der Partnerschaft zu berücksichtigen. Stellen Sie sich das Ganze wie ein schwingendes Pendel vor. Je stärker das Nähegefühl war, umso mehr sollte das Pendel in die andere Richtung wieder ausschlagen. Auf die Phase der Verschmelzung mit dem Partner folgt die Rückverbindung mit dem eigenen Ich. Solange das Pendel lebendig hin- und herschwingt, entsteht ein Gleichgewicht. Sollte es sich in eine Richtung fixieren, wird eine Seite der Medaille überbetont.

Abhängigkeit und Autonomie im Wechsel

Es gibt viele Menschen, die ein überdurchschnittliches Bedürfnis nach Freiheit haben und damit eine Vertiefung der Beziehung behindern. Ich möchte nun zwei synonyme neue Wörter einführen: *Abhängigkeit* und *Autonomie.* Diese beiden elementaren Erfahrungen machen wir in unserer frühesten Kindheit. Zunächst haben Säuglinge und Kleinkinder intensive Abhängigkeitsphasen, in denen sie auf die zuverlässige Versorgung und emotionale Nähe ihrer Eltern angewiesen sind. Je älter das Kind wird, umso deutlicher treten seine Autonomiebedürfnisse in den Vordergrund. Trotzdem wechselt es immer wieder in den Modus der Abhängigkeit, in dem es Nähe und Schutz bei der Mutter oder dem Vater sucht. Sollte in dieser Entwicklung etwas schieflaufen, wird dies die Beziehungsfähigkeit im Erwachsenenalter enorm stören. Dabei gibt es zwei grundsätzliche Probleme. Erstens: Das Kind wird zu schnell entwöhnt und ist zu früh auf sich selbst zurückgeworfen. In diesem Fall werden die Abhängigkeitsbedürfnisse nur unzureichend erfüllt und es bleiben eine tiefe Sehnsucht, Trauer und Unsicherheit zurück. Zweitens: Die Autonomieentwicklung des Kindes wird sabotiert. Dies geschieht durch Mütter, die ihren Nachwuchs zur Erfüllung eigener Bedürfnisse brauchen. Wenn eine Mutter ihrem Sohn seine gewünschte Autonomie zu lange versagt und boykottiert, wird er als erwachsener Mann alles dafür tun, um in einer Beziehung unabhängig zu bleiben. Diese kurzen Ausführungen dürften ausreichen, um Ihnen ein Bild von der Beziehungsdynamik zu geben. Überlegen Sie kurz selbst, wie Sie und Ihr Partner mit diesen Themen umgehen.

Kaschierte Beziehungsunfähigkeit

Partner mit übertriebenem, unvorhersehbarem Rückzugsverhalten und verletzender Abwehrhaltung kaschieren im Grunde genommen ihre eigene Beziehungsunfähigkeit. Es gibt Menschen, die regelmäßig mit ihrem Partner „Schluss machen", weil sie dem Druck nicht standhalten, der in ihnen selbst durch eine verbindliche Beziehung erwächst. Dahinter steckt nicht selten eine Bindungsstörung oder eine Persönlichkeitsstörung. In Beziehung zu sein bedeutet, sich aufeinander *zu beziehen.* Dazu gehört die Fähigkeit, Bindungen einzugehen. Menschen mit schweren Erschütterungen in ihrer frühen Kindheit können diesen Beziehungstanz als Erwachsene oft nicht mehr ausführen und provozieren wiederkehrende, abrupte Trennungen, die dem anderen Partner wehtun. Achten Sie auf Signalzeichen, insbesondere wenn Ihr Partner als Kind ins Heim gegeben wurde, die Mutter Ihres Partners nach seiner Geburt unter starken Depressionen litt oder anderen traumatischen Situationen (Flucht, Krieg, Tod des Mannes) ausgesetzt war. Gewalterfahrungen, die Kinder erleben, können langfristig ihre Beziehungsfähigkeit untergraben, wenn sie keine therapeutische Unterstützung annehmen. Oftmals erfahren wir leider nichts darüber, weil diese traumatischen Erlebnisse überwiegend verdrängt und verschwiegen werden. Falls Sie über mehrere Jahre die Unfähigkeit bei Ihrem Partner beobachten, in Beziehung mit Ihnen zu bleiben, wird sich an dieser Dynamik höchstwahrscheinlich nur wenig ändern. Streben Sie beide einen Wandel an? Dann ist eine psychotherapeutische Begleitung unumgänglich. Gemeinsam mit dem Therapeuten sollte genau erarbeitet werden, was der tiefere Hintergrund dieser Beziehungsstörung ist. Die Ursachen finden sich immer in der Kindheit. Sie werden feststellen, dass es nicht an Ihnen liegt, auch wenn Sie das bisher vielleicht geglaubt haben.

Lösungswege

Je mehr Sie sich auf beide Seiten des Pendels einlassen, auf intensive Phasen von Nähe und Alleinsein, umso glücklicher wird die Beziehung werden. So behalten Sie die Lebendigkeit und Freiheit. Sprechen Sie offen mit Ihrem Partner über Ihre Bedürfnisse und Beobachtungen. Im zweiten Schritt analysieren Sie, ob Sie noch von Verletzungen aus der Kindheit angetrieben werden und Nähe vermeiden. Widmen Sie sich liebevoll dem inneren Kind in Ihnen und lassen Sie Heilung durch Nähe wieder zu. Sollten Sie in letzter Zeit ein überdurchschnittliches Bedürfnis nach Rückzug und Autonomie verspüren, ergründen Sie, was die wahren Ursachen dafür sind. Sind Ihre früheren Beziehungen immer an derselben Stelle gescheitert? Wenn ja, lohnt es sich, tiefer zu graben. Oder wollen Sie in denselben Wiederholungsschleifen hängenbleiben? Eine andere Ursache starker Rückzugsbedürfnisse ist ein tatsächlicher Trennungswunsch. Sollten Sie die Nähe Ihres Partners nicht mehr ertragen können, den Blicken und Berührungen ausweichen, dann fragen Sie sich ernsthaft, ob Sie sich innerlich schon getrennt haben! Seien Sie ehrlich mit sich selbst und sprechen Sie offen mit dem Partner über Ihre Gefühle.

Impulsfragen

1. Wie viel Nähe und Distanz brauche ich aktuell in meiner Beziehung?

2. Wie drückt mein Partner seine Bedürfnisse nach Nähe oder Rückzug aus?
3. Fühle ich mich mit Phasen von intensiver Nähe wohl?
4. Gibt es Ängste, die ich mit intimer, emotionaler Nähe verbinde?
5. Habe ich als Kind frühe Verluste erlebt? Wie beeinflussen diese meine Pendelbewegung?
6. Gibt es ein Problem mit Nähe in meiner Beziehung?
7. Ist in meiner Partnerschaft einer von uns beziehungsunfähig?

51. Wie verarbeiten Hochsensible Trennungen?

Trennungserlebnisse sind für jeden nur schwer zu verkraften, da sie unsere grundlegendsten Bedürfnisse nach Sicherheit, Bindung und Familie erschüttern. Besonders für Hochsensible gilt, dass sie sich sehr viele Gedanken über die Trennung machen werden. Sie brauchen länger Zeit, um darüber hinwegzukommen. Dies kann ein bis zwei Jahre in Anspruch nehmen. Je nachdem, wie viel Energie Sie in Ihren Ex-Partner investiert hatten, wie sehr Sie sich mit ihm identifiziert haben, wird der Aufbau einer neuen Identität Zeit brauchen. Hochsensible neigen dazu, sehr viel in eine Beziehung zu investieren und ihre eigenen Bedürfnisse zurückzustellen. Deshalb kann es für sie dauern, bis sie ihre Orientierung wiedergefunden haben und mit sich selbst allein wieder klarkommen. Die intensiven Gefühle von Trauer, Schmerz, Bedauern, Verlust und Ohnmacht können überwältigend erscheinen. Solange es in den tieferen Bewusstseinsschichten noch unerlöste Verletzungen gibt, Minderwertigkeitsgefühle und Selbstzweifel, werden diese mit aller Macht an die Oberfläche kommen. Dies ist der Moment, in dem Hochsensible sich selbst die „Schuld“ am Scheitern der Beziehung geben. Besser wäre es, sich den Verletzungen des inneren Kindes zuzuwenden. Sind Sie durch eine Trennung in eine Negativspirale geraten, wäre es sicher gut, sich therapeutische Hilfe zu suchen. Sehen Sie diese Krise als Chance, etwas Neues in Ihrem Leben zu lernen. Oftmals stellen sich Trennungen im Nachhinein als glückliche Fügung heraus. Sie eröffnen uns die Möglichkeit, nun einen besser passenden Partner anzuziehen. Doch das wollen und können wir im Schmerz der Trennung noch nicht glauben. Machen Sie sich bewusst: Wenn einer der Partner nicht glücklich war, hätte die Beziehung insgesamt nicht funktioniert. Seien Sie es sich wert, in einer Beziehung zu leben, die Sie glücklich macht und in der Ihre Bedürfnisse berücksichtigt werden. Lassen Sie Menschen los, die Ihnen nicht guttun! Verabschieden Sie sich auch von dem Muster, potentielle Partner attraktiv zu finden, die nicht erreichbar sind. Das sind zum Beispiel verheiratete und emotional verschlossene Männer oder Frauen. Finden Sie in den tiefsten Momenten der Trauer zu Ihrem eigenen Kern. Machen Sie aus diesen Gefühlen Kunst: Malen Sie etwas, singen Sie oder gehen Sie zum Töpfern. Hören Sie Musik, die genau das ausdrückt, was Sie jetzt fühlen. Wenn Sie sich erlauben, diese Gefühle kreativ auszudrücken, können Sie wunderbare Heilungsmöglichkeiten entdecken und vielleicht großartige Kunstwerke erschaffen.

Impulsfragen

1. Wie habe ich meine letzte Trennung verarbeitet?
2. Bin ich gerade kurz vor oder mitten in einer Trennung? Was brauche ich jetzt, um mich zu stabilisieren?

3. Welche negativen Beziehungsmuster will ich loslassen?
4. Welche kreativen Ausdrucksmöglichkeiten helfen mir besonders gut, meine Gefühle von Trauer zu verarbeiten?
5. Wer hat die Trennung ausgesprochen?
6. Welche neuen Chancen ergeben sich aus der Trennung für mich?

52. Welche Ängste oder negativen Glaubenssätze haben hochsensible Singles in Bezug auf Beziehungen, wenn sie länger allein sind?

Hochsensible, die länger allein bleiben, haben ihre Gründe. Es gibt bestimmte Ängste, die sie davon abhalten, sich in der Tiefe auf Beziehungen einzulassen. Viele haben mit den Erfahrungen aus der Biografie zu tun. Einige habe ich bereits in den vorherigen Fragen behandelt. Nun möchte ich Ihnen noch weitere Themen vorstellen. Schauen Sie, von welchen Punkten Sie sich angesprochen fühlen. Die meisten dieser Ängste können durch eine Beziehung mit einem geeigneten Partner wieder aufgelöst werden. Entscheidend ist nur, dass Sie sich wieder auf das Abenteuer der Liebe einlassen und dem Leben eine Chance geben.

1. Durch das geringe Selbstwertgefühl haben unbewusste HSPs Hemmungen, mit potentiellen Partnern in Kontakt zu kommen, weil sie das Gefühl haben, nicht liebenswürdig zu sein, und der Lebensgefährte könnte das herausfinden.
2. Die Angst vor Trennung tritt auf, wenn wir in der Kindheit bereits frühe Verluste erlebt haben. Auch schmerz-

hafte Trennungen im Erwachsenenalter können das Vertrauen erschüttern, je wieder eine ernsthafte Beziehung eingehen zu können.

3. Die Angst vor dem Verlassenwerden oder vor Betrug: Hier wurde bereits das Vertrauen eines Hochsensiblen mindestens einmal schwer enttäuscht.
4. Die Angst vor Konflikten, das Gefühl der Unterlegenheit: Beziehungen bringen Reibungspunkte mit sich. Für einige Singles fühlt es sich leichter an, allein zu bleiben, als sich auf diese Reibungen mit einem Partner einzulassen. Im stillen Kämmerlein ist alles so schön vorhersehbar und ruhig.
5. Die Sorge um die große Verantwortung lässt einen recht großen Teil der Hochsensiblen vor der Gründung einer Familie zurückschrecken. Da das Kinderthema bei vielen sehr zentral ist, kann eine Beziehung daran scheitern, wenn es unterschiedliche Meinungen dazu gibt.
6. Hochsensible können das Gefühl haben, sich in einer Beziehung zu verlieren. Sie fürchten um ihre Autonomie und haben das Gefühl, nur mit viel Abstand bei sich bleiben zu können. Kreative Hochsensible brauchen Freiräume, um in ihren Seelenräumen zu wandern und Inspiration zu empfangen.
7. Hochsensible, die in früheren Beziehungen Ablehnung und Verspottung erfahren haben, können Ängste entwickeln, dass ihnen Ähnliches wieder geschehen wird. Sie befürchten, dass ein Partner keine Rücksicht auf ihre hochsensiblen Bedürfnisse nehmen wird.

Alles in allem sind diese Punkte nachvollziehbare Ängste. Negative Erfahrungen sind Teil jeder Biografie und die Frage ist: *Wie gehe ich damit um?* Je länger wir uns davor sperren, neue

Erfahrungen zu machen, umso tiefer graben sich diese Sorgen ins Unterbewusstsein, weil wir ja nur unsere Vergangenheit haben. Hinter jeder Angst steckt eine Entwicklungsaufgabe. Wir brauchen nicht da stehenzubleiben, wo wir einmal durch Erfahrungen geprägt wurden. Die alles entscheidende Frage liegt darin, ob wir es schaffen, den für uns passenden Partner zu wählen. Können wir damit aufhören, unsere alten Dramen wieder und wieder neu zu inszenieren? Schaffen wir es, vermeintlich „verlockende" Partner als unpassend zu erkennen? Wird sich die enttäuschte HSP-Frau nicht mehr von der „starken Schulter" blenden lassen? Wird der scheue HSP-Mann seine Ängste über Bord werfen und endlich entschlossen auf die Herzensfrau zugehen, die er im Auge hat? Wir stehen uns in Wirklichkeit nur selbst im Weg. Beginnen Sie damit, aus den Fehlern der Vergangenheit zu lernen! Auch die beschämenden Erfahrungen aus der Schule sollten nicht länger dazu führen, dass Sie mit gesenktem Kopf durchs Leben laufen! Der Vater, der Ihnen vielleicht nicht die Anerkennung und Liebe geben konnte, darf Ihrem Glück nicht mehr im Wege stehen! Machen Sie sich bewusst, wenn Familienmitglieder gestorben sind, dass dies der Lauf des Lebens ist und wir nur für eine begrenzte Zeit auf diesem Planeten zu Gast sind. Möchten Sie diese Zeit glücklich verbringen oder allein sein? Jeder Mensch braucht einen Partner als Spiegel. Durch eine Beziehung können wir wachsen, uns weiterentwickeln und ein Zuhause finden, das wir uns schon immer gewünscht haben. Gehen Sie dieses Wagnis ein, es lohnt sich!

Impulsfragen

1. Welche Ängste erkenne ich bei mir, die mich davon abhalten, mich wieder auf Beziehungen einzulassen?

2. Welche Fähigkeiten und Stärken möchte ich entwickeln, um selbstbewusster neue Beziehungen einzugehen?
3. Gibt es jemanden, dem ich noch verzeihen möchte, um endlich Frieden in meinem Herzen zu finden?
4. Welche Menschen aus der Vergangenheit möchte ich loslassen?
5. Habe ich bewusst meine Beziehungsfallen aufgearbeitet, um in Zukunft bessere Entscheidungen treffen zu können?
6. Möchte ich meine alten Dramen wiederholen oder bin ich bereit, mich vom Leben positiv überraschen zu lassen?
7. Bin ich bereit, therapeutische Unterstützung anzunehmen, wenn ich spüre, dass meine Verletzungen zu groß sind, um allein damit fertigzuwerden?
8. Kann ich mich mit der Vergänglichkeit und der Unvorhersehbarkeit des Lebens versöhnen?
9. Was habe ich aus den Enttäuschungen in meiner Vergangenheit gelernt?
10. Was erwarte ich von einer Beziehung?

53. Welche Themen beschäftigen Hochsensible bei der Familiengründung?

Kinderlose Hochsensible

Das Thema Familiengründung ist für viele Hochsensible mit einer Reihe von Bedenken verknüpft. Aufgrund ihrer Neigung zum gründlichen Abwägen von Entscheidungen und ihrem hohen Verantwortungsbewusstsein schrecken viele HSPs davor zurück, Kinder zu bekommen. Sie befürchten, der Verantwortung gegenüber einem kleinen Wesen nicht gerecht werden zu können. Sie machen sich Sorgen darüber, ob sie das Kind gut genug beschützen könnten, das Geld reichen würde, oder über den Zustand der Welt im Allgemeinen. Ungeklärte Beziehungsthemen führen ebenso dazu, dass HSPs zu lange allein bleiben oder mit unpassenden Partnern zusammen sind, was verhindern kann, dass Kinder kommen können. Hochsensible Männer sehen sich lange Zeit mit dem Problem konfrontiert, keine passende Partnerin zu finden, mit der sie eine Familie gründen könnten.

Familiengründung mit Schwierigkeiten

Sobald sich Kinder einstellen, zeigen sich die ungelösten Partnerschaftskonflikte gnadenlos. Hochsensible Frauen, die die „starke Schulter" geheiratet haben, wundern sich spätestens nach der Geburt der Kinder über die mangelnde emotionale Fürsorge ihres Ehemannes und erleben sich überwiegend alleingelassen. Die Erschöpfungsphase ist vorprogrammiert. Hochsensible, engagierte Mütter erfahren eine starke Frustration, wenn sie aufgrund der eigenen Überforderung, Reizüberflutung und mangelnden Unterstützung genervt auf ihr Kind reagieren. Sie fühlen sich schuldig, dass sie ihren eigenen hohen Ansprüchen an die Mutterschaft nicht gerecht werden. Daraus entsteht ein Kreislauf, der dazu führt, dass diese Mütter sich selbst noch mehr vernachlässigen, um für das Kind da zu sein. Oft bemerken sie erst zu spät, dass sie auf diese Weise zunehmend weniger belastbar sind und nicht adäquat auf das Kind und seine Bedürfnisse eingehen können. In diesen Phasen sind dringend Unterstützung und eine Auszeit, zum Beispiel in einer Mutter-Kind-Klinik, angesagt.

Harmonische Paarbeziehungen mit Kindern

In einer glücklichen Ehe oder Partnerschaft stehen die Chancen recht gut, dass hochsensible Eltern mit ihrer Rolle als

Mutter und Vater zufrieden sind. Aufgrund ihrer hohen Empathie sind sie besonders liebevolle und fürsorgliche Eltern. Sie können besser auf die Bedürfnisse ihrer feinfühligen Kinder Rücksicht nehmen, wenn sie über das Thema Hochsensibilität Bescheid wissen. Bewusste, hochsensible Väter können ihren Kindern einen starken emotionalen Halt, Nestwärme und Fürsorge geben, die so dringend gebraucht werden. Sie sind eher bereit, sich mit dem Nachwuchs zu beschäftigen und „Frauenaufgaben" innerhalb der Familie zu übernehmen. Für Jugendliche sind hochsensible Väter wunderbare, offene Gesprächspartner, mit denen sie über alles philosophieren und lachen können. Kinder bieten uns Erwachsenen die Möglichkeit, uns selbst und unsere eigene Entwicklung rückblickend besser zu verstehen. Hochsensible Eltern, die es schaffen, eine Balance zwischen den eigenen Bedürfnissen und denen der Kinder herzustellen, werden ein glückliches Familienleben erfahren. Dafür ist es wichtig, Rückzugsbedürfnisse nicht aus den Augen zu verlieren und sich die Freiheit zu nehmen, die eigenen Akkus wieder aufzuladen.

Impulsfragen

1. Bin ich bereit für eine Familiengründung?
2. Habe ich tatsächlich den passenden Partner / die passende Partnerin dafür?
3. Bin ich im Frieden mit meiner Hochsensibilität?
4. Kann ich Nähe genießen und Bindungen verlässlich eingehen?
5. Bin ich bereit, meine eigenen Bedürfnisse im Blick zu behalten?
6. Stelle ich meine Kinder auf ein Podest und vernachlässige mich dabei selbst?

7. Welche Ängste haben eine Familiengründung bisher verhindert?
8. Möchte ich mich bewusst und im Frieden für eine Zukunft ohne Kinder entscheiden?
9. Welche ungeklärten Muster kommen bei mir und meinem Partner durch die Kinder zum Vorschein?
10. Welche positiven Qualitäten als Vater oder Mutter erkenne ich bei mir selbst?

Affirmationen für Beziehungen

Allgemein

- Ich bin liebenswert.
- Ich bin es wert, dass sich meine Bedürfnisse in meinen Beziehungen erfüllen.
- Ich folge dem Ruf meiner Seele und finde so meinen Seelenpartner.
- Ich begrüße Konflikte als eine Möglichkeit für seelisches Wachstum.
- Ich finde eine Balance zwischen Nähe und Distanz.
- Ich erkenne, dass unnahbare Personen mir nicht das geben können, was ich wirklich brauche, und lasse sie los.
- Ich bin bereit, mich aus Beziehungen zu befreien, die mir nicht guttun.
- Ich versöhne mich mit den Fehlern meiner Eltern und weiß, dass ich neue, heilsame Wege in Beziehungen beschreiten kann.

- Ich bin bereit, aus meiner Vergangenheit zu lernen.
- Ich lerne aus den Fehlern meiner Ahnen und beende die Kette des Leids.
- Ich sehe das höchste Potential in meinem Partner und in mir selbst.
- Ich darf als Mutter / Vater um Unterstützung bitten.
- Je mehr Nähe ich in einer liebevollen Beziehung zulasse, umso mehr Heilung kann geschehen.
- Mit meinem sich weiterentwickelnden Bewusstsein entfalten sich Schönheit, Harmonie und Liebe in meinen Beziehungen.
- Ich lasse alle vergangenen Beziehungspartner emotional vollständig los und gebe sie frei.
- Ich feiere Trennungen und erkenne, dass sie mir die Chance für einen Neuanfang bieten.
- Ich umarme die Verletzungen meines inneren Kindes und gehe liebevoll mit mir um.
- Ich genieße es, mein Leben schöpferisch und kreativ zu gestalten.
- Ich zeige mich authentisch in meinen Beziehungen und schenke meinem Partner die Möglichkeit, sich mir vollkommen zu öffnen.
- Ich bin dankbar für meine Kinder und den Spiegel, den sie mir bieten.
- Ich finde eine Balance zwischen meinen Bedürfnissen und denen meiner Kinder.

Für Frauen

- Ich bin eine wertvolle, hochsensible Frau.
- Ich bin es mir wert, in einer liebevollen Beziehung auf Augenhöhe zu leben.
- Ich bin ein Wesen voller Würde und strahle sie in all meinen Beziehungen aus.
- Ich behüte den Schatz meiner Seele und öffne mich nur dem Partner, der respektvoll mit mir umgeht und mich liebt.
- Ich nehme meine Weiblichkeit an und finde die Kraft darin.
- Ich erlaube meinem Kind, sein volles Potential zu entfalten.
- Ich gebe meinem Kind die bedingungslose Liebe, die ihm von Geburt an zusteht.
- Ich bin gut genug als Mutter.
- Ich ziehe einen Schutzkreis um meinen Körper und finde meine Würde als Frau.
- Ich erkenne das heilende Potential der körperlichen und seelischen Vereinigung mit meinem Herzenspartner.

Für Männer

- Ich bin ein wertvoller, hochsensibler Mann.
- Ich bin der König in meinem Leben und lade meine Herzenskönigin in mein Reich ein.
- Ich vertraue auf meine innere Weisheit und spreche diese offen aus.
- Ich kenne meine höchste Mission und verwirkliche diese im Einklang mit meiner Familie.

- Ich bin gut genug als Vater.
- Ich vergebe meiner Mutter alle ihre Fehler und erkenne meine Frau in einem neuen Licht.
- Ich bin stark genug, um meine Familie zu beschützen.
- Meine Hochsensibilität ist ein wertvoller Schatz, den ich großzügig mit der Welt teile.
- Ich versöhne mich mit meiner Männlichkeit und offenbare meine Kreativität zum Wohle aller.
- Ich verbinde meine Sexualität mit meiner Liebe und werde so vollständig.

HOCHSENSIBILITÄT UND STRESSVERARBEITUNG

VII.

54. Wie verarbeiten Hochsensible körperliche Schmerzen?

Hochsensible haben eine niedrigere Schmerzschwelle aufgrund ihrer feinen Verarbeitung von Reizen durch die Sinneskanäle. Dies kann sich zum Beispiel beim Zahnarztbesuch zeigen oder bei der Verarbeitung von Lärm. Besonders hochsensible Lehrer und Erzieher können durch chronische Lärmbelästigung leichter Probleme mit dem Innenohr bekommen, die sich durch Tinnitus, Drehschwindel, Hörsturz und eine ausgeprägte Lärmempfindlichkeit manifestieren. Bei diesen Menschen ist die Schmerzschwelle bei lauten Geräuschen niedriger als bei normalsensiblen Menschen. Elaine Aron (1) berichtet in ihrem Buch *Hochsensible Menschen in der Psychotherapie* (S. 60), dass sich die erhöhte Schmerzempfindlichkeit von Hochsensiblen langfristig als Risikofaktor für chronische „*Nacken- und Rückenbeschwerden, Migräne, Fibromyalgie, Erschöpfungsphasen oder Umwelterkrankungen und ein stark ausgeprägtes prämenstruelles Syndrom*“ bei Frauen herausstellen kann. Akzeptieren Sie Ihre individuelle Schmerzverarbeitung, auch wenn Ihr Umfeld Sie als Mimose bezeichnet. Vergleichen Sie sich nicht mehr mit der Masse, sondern beginnen Sie damit, Rücksicht auf Ihre möglicherweise stark ausgeprägte Schmerzempfindlichkeit zu nehmen!

Impulsfragen

1. Wie reagiere ich auf Lärm, Hitze, Kälte, Berührung?
2. Bin ich beim Zahnarzt schmerzempfindlicher als andere Patienten?
3. Neige ich zu Muskelschmerzen?
4. Bin ich geräuschempfindlicher geworden?
5. Wie kann ich mich besser schützen, um Schmerzerlebnisse zu reduzieren?
6. Versuche ich mich beim Thema Schmerz den Erwartungen meines Umfeldes anzupassen oder nehme ich genügend Rücksicht auf meine Bedürfnisse als Hochsensibler?

55. Wie reagieren Hochsensible auf Stress?

Stress ist ein sehr subjektives Empfinden. Sicher haben Sie bereits die Erfahrung gemacht, dass Sie schon durch laute Musik in Cafés, durch Schlafmangel, Hunger, Düfte, Geräusche oder zu viele Menschen in einem Raum in Stress geraten, während robustere Naturen davon kaum Notiz nehmen. Durch Forschungen in sogenannten Stresslabors wurde bereits bestätigt, dass Personen, die objektiv den gleichen Stressfaktoren ausgesetzt wurden, durchaus unterschiedlich stark ausgeprägte Stressreaktionen zeigten. Deshalb wäre es ratsam, wenn Sie ab heute damit beginnen würden, sich bei der Verarbeitung von Stress nicht mehr mit anderen zu vergleichen. Es sind nicht die Ereignisse im Außen, die bestimmen, was Stress für Sie ist, sondern wie Ihr Körper darauf reagiert. Stress bedeutet, dass das Nervensystem nicht zur Ruhe kommt, auch wenn der Stressfaktor gar nicht mehr vorhanden ist. Dies geschieht, wenn wir zu viele Reize auf einmal verarbeiten müssen. Bei Hochsensiblen sind das Situationen wie langes Autofahren auf der Autobahn, ein Tag voller Konflikte am Arbeitsplatz, in der Familie, Lärm oder ganz einfach Einkaufen in Massenansammlungen. Wahrscheinlich kennen Sie das Phänomen, dass Sie nach solchen Ereignissen länger brauchen, um sich zu erholen. Es kann sein, dass Sie viel darüber nachdenken, was andere über Sie denken. Oder Sie spüren noch eine längere Zeit die innere Erregung, Anspannung oder einfach Erschöpfung danach? In diesem Fall ist die Stressverarbeitung noch nicht abgeschlossen. Unser Nervensystem braucht eine gewisse Zeit, um sich wieder zu regulieren und auf Entspannung umzuschalten. Dafür brauchen Hochsensible Ruhe und Rückzug.

Akute Stresssymptome

- Appetitmangel oder übermäßiger Hunger
- erhöhte Herzfrequenz
- nicht einschlafen oder durchschlafen können
- flacher, angestrengter Atem, Hyperventilation
- Kopfschmerzen
- Verdauungsprobleme
- Verschlechterung der Konzentration und des Kurzzeitgedächtnisses
- das Gefühl vom „Stein auf der Brust“ oder „Stein im Magen“
- emotionale Aufgewühltheit
- nicht mehr zuhören können
- starke Muskelverspannungen

- Zittern
- Zähneknirschen
- vermehrte Ängstlichkeit
- starke Erschöpfung
- Ohnmacht

In vielen klinischen Studien wird der Cortisolspiegel als Gradmesser für chronischen Stress gemessen. Bei Hochsensiblen wurde festgestellt, dass dieses Hormon dauerhaft erhöht ist und nur sehr langsam sinkt, selbst wenn HSPs gerade eine Erholungspause eingelegt haben. An der Harvard-Universität stellte der Psychologe Jerome Kagan fest, dass bereits hochsensible Säuglinge erhöhte Herzfrequenzen hatten und ihre Pupillen sich unter Stress früher weiteten. Urin- und Speichelproben zeigten hohe Konzentrationen von Noradrenalin und Cortisol auf. Ein über Jahre erhöhter Cortisolspiegel kann eine höhere Infektanfälligkeit und ein schlechtes Kurzzeitgedächtnis begünstigen sowie die Entwicklung von Depressionen, Schlafstörungen und Burnout.

Impulsfragen

1. Welche Alltagssituationen bedeuten Stress für mich?
2. Welche Stresssignale produziert mein Körper zuerst?
3. Gebe ich mir selbst die Auszeiten, die ich brauche, um mich zu erholen?
4. Wie kann ich mein Leben anders gestalten, um bestimmten Stresssituationen auszuweichen?
5. Vergleiche ich mich immer noch mit anderen?
6. Neige ich zu Verspannungen, Schlafstörungen oder Verdauungsproblemen?

56. Welche Methoden können Hochsensiblen bei der Verarbeitung von Stress helfen?

Lesen Sie sich folgende Liste durch und probieren Sie davon mindestens drei Dinge aus, die Sie ansprechen. Durch das regelmäßige Trainieren von Entspannungsverfahren und einen ausgewogenen Lebensstil können Hochsensible dazu beitragen, langfristig ihre Gesundheit zu erhalten.

- Progressive Muskelentspannung
- Autogenes Training
- Atemübungen
- Herzintelligenzmethode
- andere Formen von Biofeedback
- Meditation
- Nordic Walking
- Sauna
- Trancedance
- 5-Rhythmen
- Klangmassage
- Wandern
- Craniosacraltherapie
- Osteopathie
- Ayurvedabehandlungen
- Tai Chi
- Chi Gong
- Naturerfahrung
- Jin Shin Jyutsu
- Atemtherapie
- Singen

- Yoga
- Lachyoga
- Schweben im Samadhi-Tank
- Besuch einer Salzgrotte
- Sitzen unter einem Baum
- Wärmflasche auf den Solarplexus legen
- Medienentzug: Stille, nicht lesen, kein Fernsehen, Internetkonsum reduzieren, Radio ausschalten
- Rückzug zur Regeneration
- Wasseranwendungen zur Entladung der Nerven (Dusche, Salzbad, Schwimmen)

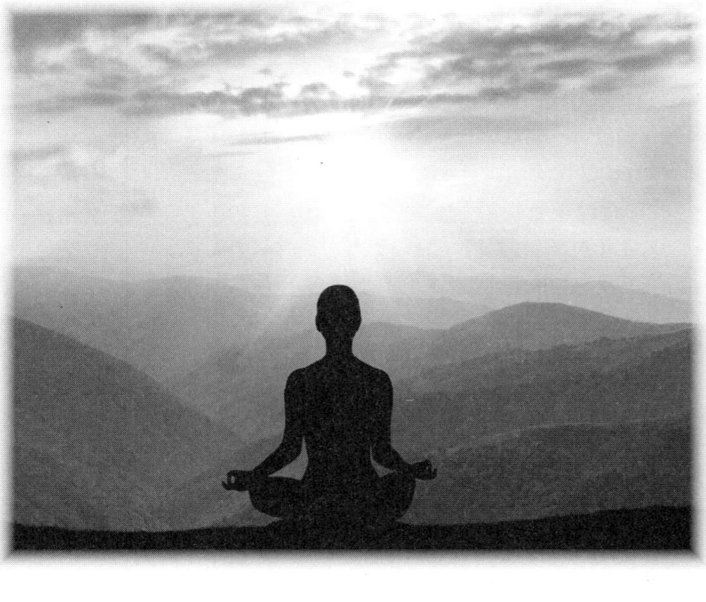

Sich selbst wertschätzen und auf die eigenen Bedürfnisse achten

HSPs sind Meister darin, die Bedürfnisse anderer wahrzunehmen und zu berücksichtigen. Doch ihre eigenen Wünsche blenden sie eher aus. Die Wahrnehmung des eigenen Körpers kann bei Hochsensiblen in den Hintergrund treten. Deshalb fällt es ihnen zunächst nicht auf, wenn sie unter Stress stehen oder sie dringend Ruhe brauchen. Die Rückbesinnung auf die eigenen Bedürfnisse ist die wichtigste Geisteshaltung für Hochsensible, um gesund zu bleiben. Dazu ist es hilfreich, den Fokus immer wieder im Verlauf des Tages auf sich selbst zurückzuführen und die Umwelt nicht so intensiv zu beachten. Unser Körper gibt uns ständig Signale. Wir wären gut beraten, auf diese achtsamer zu hören. Deshalb spricht man von „Körperintelligenz". Um die Weisheit des eigenen Körpers hören zu können, ist es wichtig, sich bedingungslos wertzuschätzen und zu vertrauen. Viele Hochsensible definieren sich über Leistung oder darüber, ob sie die Erwartungen anderer erfüllen. Den meisten täte es gut, die Wünsche der Menschen aus ihrem Umfeld weniger wichtig zu nehmen als die eigenen Bedürfnisse. Diese Angewohnheit ist so tief in uns eingeprägt, dass es einen Weckruf braucht, um aus dieser Hypnose aufzuwachen.

Impulsfragen

1. In welchen Momenten nehme ich die Bedürfnisse der anderen wichtiger als meine?
2. Bin ich es mir wert, mehr auf mich zu achten?
3. Welche Methoden der Stressbewältigung haben mir in der Vergangenheit geholfen?
4. Was möchte ich in Zukunft noch lernen, um zur Ruhe zu kommen?

5. Wie viel Zeit für Rückzug und Entspannung brauche ich pro Woche, um in der Balance zu bleiben?
6. Welche nutzlosen Aktivitäten kann ich einsparen, um mehr Zeit für mich zu haben?
7. Für Mütter: Nehme ich mein Kind seit Jahren schon wichtiger als mich selbst?

57. Welche Faktoren begünstigen bei Hochsensiblen einen Burnout?

In einem Zustand von chronischer Übererregung des Nervensystems kann es langfristig für Hochsensible zu Phasen von Erschöpfung kommen. Deshalb ist es für sie wichtig, Entspannungsverfahren auszuprobieren, um herauszufinden, welche von ihnen zu einer Beruhigung führen. Das regelmäßige Entspannen ist die beste Prävention. Denn ein Burnout muss nicht sein. Durch meine Beratungstätigkeit für Hochsensible weiß ich, dass überdurchschnittlich viele irgendwann im Leben durch eine Phase größerer Erschöpfung gehen. Sie kann als Chance genutzt werden, um etwas am eigenen Lebens- und Arbeitsstil zu ändern. Doch vorher quälen sich die meisten durch einen Burnout, ohne es zu bemerken! Tatsächlich treten Erschöpfungsphasen schon lange vor dem sichtbaren Zusammenbruch auf. Durch den chronischen Stress wird die Erschöpfung gar nicht mehr wahrgenommen. Das Ergebnis: Wir machen einfach so weiter wie bisher in der Hoffnung, dass schon alles gut gehen wird. Doch irgendwann sind die Akkus leer und es geht erst einmal gar nichts mehr. Leider ist es in diesem Moment zu spät, etwas am Lebensstil ändern zu wollen. Es bleibt nur die Notbremse. Jetzt ist ein guter Hausarzt Gold wert, der den Ernst der Lage erkennt. Sollten Sie als Hausfrau oder

Mann „nur“ für die Familie zuständig sein, brauchen Sie im Haushalt und bei der Kinderbetreuung dringend Unterstützung.

Burnout fördernde Eigenschaften von Hochsensiblen
Bei der Entwicklung eines Burnouts gibt es eine Reihe von Risikofaktoren, die Hochsensible aufgrund ihrer Veranlagung und familiären Prägung bereits mitbringen. Lesen Sie sich die folgende Liste durch und versuchen Sie herauszufinden, welche Punkte Sie in Ihrem Lebensalltag selbst verbessern können, indem Sie aktiv daran arbeiten.

- Neigung zu Überreizung
- chronisch hoher Cortisolspiegel
- Perfektionismus und der Wunsch, Fehler zu vermeiden
- Detailverliebtheit
- mangelnde emotionale Abgrenzungsfähigkeit
- nicht „Nein“ sagen können
- Druck, sich einer nicht hochsensiblen Gesellschaft anpassen zu müssen/wollen
- das Gefühl, nicht verstanden oder ernst genommen zu werden (von Kollegen, Partnern, Freunden und Familienmitgliedern)
- vielseitige Begabungen und Interessen, die zum Verzetteln verleiten
- Idealismus und zu viel Engagement um der guten Sache willen
- chronische intellektuelle Unterforderung von hochbegabten Hochsensiblen
- Weltschmerz: zu starkes Mitfühlen mit dem Leid von Menschen und Tieren
- mangelnde Rücksichtnahme auf die Bedürfnisse des eigenen Körpers

- zu viel denken und grübeln bzw. zu komplexes Denken
- sich selbst keine Grenzen setzen
- sich als emotionaler Mülleimer für Arbeitskollegen, Freunde und Verwandte zur Verfügung stellen

Burnout fördernde Umweltfaktoren und Lebensereignisse
Zusätzlich zur eigenen Veranlagung treten im Leben Risikofaktoren auf, die die Entwicklung eines Burnouts beschleunigen können. Überprüfen Sie, wie viele Punkte auf Sie zutreffen, um einzuschätzen, wie stark Ihre Burnoutgefährdung ist. Welche der Faktoren können Sie jetzt noch abändern oder abpuffern?

- Leben in einer Großstadt
- lange Anfahrtswege zum Arbeitsplatz
- eine Großfamilie managen
- Konflikte im Umfeld
- Mobbing am Arbeitsplatz
- Arbeit im Großraumbüro
- giftige Beziehungen
- Informationsüberflutung durch die neuen Medien
- mangelnde Anerkennung am Arbeitsplatz
- unterbezahlte Arbeit unter ständigem Druck „von oben"
- der moderne, schnelle Lebensstil der heutigen Zeit
- Druck und Beobachtung durch die Öffentlichkeit
- kritische Lebensereignisse (Unfälle, Todesfälle in der Familie, Stalking usw.)
- Hausbau, Hausrenovierung, Umzug
- Auswanderung in ein fremdsprachiges Ausland
- fehlende Regenerationsmöglichkeiten bei familiärer und beruflicher Doppelbelastung (besonders bei Alleinerziehenden, die Kinder zu versorgen haben)

- langwierige Fortbildungen bei einer Vollzeittätigkeit oder bereits vollem Terminkalender
- unbehandelte Allergien auf Umweltgifte oder Lebensmittel
- Bewegungsmangel
- unbehandeltes Schleudertrauma (HWS-Trauma) nach Unfall
- virale oder bakterielle chronische Infektionskrankheiten (zum Beispiel: Borreliose, Epstein-Barr-Virus)
- chronische Lärmbelastung durch Straßen- und Schienenverkehr im Arbeits- und Wohnumfeld, Kinderlärm an Schulen und Kindergärten, Maschinenlärm
- Schichtarbeit und die langfristige Verschiebung der biologischen Uhr
- Lichtmangel (Vitamin-D3-Mangel)
- Essen unter Zeitdruck, ausgelassene Mahlzeiten, Verschieben der Essenszeiten in biologisch ungünstige Zeitfenster
- chronische, ungelöste Partnerschaftskonflikte, Erniedrigung und Bedrohung durch den Partner
- chronische Erkrankungen der eigenen Kinder, der Eltern oder des Partners

Impulsfragen

1. Welche Angewohnheiten sollte ich ablegen, um mein Burnoutrisiko zu minimieren?
2. Wie kann ich mich besser abgrenzen, um nicht von anderen ausgenutzt zu werden?
3. Wozu sollte ich öfter *Nein* sagen?
4. Welche Belastungen habe ich im Berufsleben?
5. Welche privaten Beziehungen kosten mich zu viel Kraft?

6. Wie kann ich besser auf die Bedürfnisse meines Körpers eingehen?
7. Wo bekomme ich Unterstützung?
8. Wann habe ich mir zuletzt Urlaub / eine Pause / eine Auszeit gegönnt?
9. Kann es sein, dass ich mich bereits in einem fortgeschrittenen Burnout befinde?
10. Gibt es eine kontinuierliche Lärmbelästigung in meinem Umfeld, die ich abpuffern sollte durch Gehörschutz?

58. Welche Symptome können auf einen Burnout hinweisen?

Die größte Gefahr bei dieser schleichenden Erkrankung liegt darin, sie nicht zu bemerken. Deshalb ist es sehr wichtig für Sie, die möglichen Anzeichen einer starken Erschöpfung zu kennen und ihre Symptome ernst zu nehmen. In ihrem Buch *Der Burnout Irrtum: Ausgebrannt durch Vitalstoffmangel* (1) berichten die Autorinnen Uschi Eichinger und Kyra Hoffmann über die Zusammenhänge zwischen Burnout und dem komplexen Stoffwechsel des Körpers. Wenn Sie zu diesem Thema mehr Informationen brauchen, empfehle ich dieses lesenswerte Buch. Verspüren Sie über längere Zeit einen deutlichen Energiemangel, wenden Sie sich vertrauensvoll an Ihren Hausarzt und lassen einige Blutwerte überprüfen, die hier in der Liste auftauchen.

- Vergesslichkeit und Konzentrationsschwäche
- Zerstreutheit wie ein verrückter Professor
- geringe Frustrationstoleranz: emotional aufbrausend, gereizt, ungeduldig

- beim Denken den Faden verlieren
- Entscheidungsschwierigkeiten auch bei kleinen Alltagssituationen
- Gefühle von Überforderung, Verzweiflung, häufiges Weinen
- übermäßiges Frustessen oder Appetitverlust
- Zynismus und Sarkasmus
- innere Leere
- Mangel an Freude und Begeisterung
- alles kostet mehr Kraft
- Versagensgefühle, Ängste
- nachlassende Libido
- schnelle Erschöpfung
- tägliche Aufgaben scheinen unglaublich viel Energie zu kosten
- Einnahme von Schmerzmedikamenten, Betäubung durch Alkohol
- geringere Alkoholverträglichkeit als früher
- übersteigerte Geräusch- und Lichtempfindlichkeit
- Schwierigkeiten, morgens aus dem Bett zu kommen, und Schlafstörungen
- Ängste und Panikattacken
- Drehschwindel, Tinnitus, Hörsturz
- niedriger Vitamin-D3-Spiegel im Blut
- niedriger Serotoninspiegel
- niedrige Vitamin-B12-Werte
- niedrige Eisenwerte
- erhöhte Entzündungswerte im Blut
- auffällige Schilddrüsenwerte

Impulsfragen

1. Wie viele Symptome eines Burnouts treffen auf mich zu?
2. Wann habe ich mich zuletzt bei meinem Hausarzt durchchecken lassen?
3. Habe ich das Gefühl, dass das Leben mich einfach zu viel Kraft kostet?
4. Nehme ich meine Symptome ernst?
5. Brauche ich dringend Hilfe und Unterstützung?

Affirmationen zur Entspannung

- Ich bin wichtig und wertvoll.
- Ich achte auf die Bedürfnisse meines Körpers.
- Ich liebe und achte mich selbst.
- Ich nehme Rücksicht auf meine Ruhebedürfnisse.
- Ich gebe mir Zeit für Erholung und Entspannung.
- Ich muss nichts leisten, um anerkannt zu werden.
- Ich darf Unterstützung annehmen.
- Ich vertraue meiner Wahrnehmung.
- Ich darf *Nein* sagen.
- Ich bin wichtiger als …
- Ich erkenne, dass mein übersteigertes Streben nach Perfektion mich nicht glücklich macht, und erlaube mir, das Leben zu genießen.
- Ich nehme mich selbst in den Fokus meiner Wahrnehmung.
- Ich bin genauso wichtig wie mein Kind.

- Wenn es mir gut geht, geht es auch meinem Kind gut.
- Ich verabschiede mich von kräftezehrenden Projekten und Beziehungen, die mir nicht guttun.

HOCHSENSIBLE UND GESUNDHEIT

VIII.

59. Neigen Hochsensible eher zu Allergien?

Aufgrund ihrer körperlichen Sensibilität neigen HSPs zu Kontaktallergien, wie die erfahrene Psychotherapeutin Elaine Aron (1) berichtet (*Hochsensible Menschen in der Psychotherapie*, S. 60). In unserer heutigen Zeit nimmt die Belastung durch Umweltgifte immer weiter zu, die Lebensmittelproduktion wird zunehmend industrialisiert, die konventionelle Landwirtschaft verwendet eine Vielzahl von Pflanzenschutzmitteln. Auf diese Weise muss der Körper immer wieder auf Fremdpartikel reagieren, die so in der Natur bisher nicht vorkamen. Möglicherweise sind Hochsensible aufgrund ihrer Neigung zur vegetativen Alarmbereitschaft besonders anfällig für allergische Reaktionen. Allergien sind komplexe Reaktionsmuster des Immunsystems und können am besten mit einer gezielten medizinischen und naturheilkundlichen Behandlung therapiert werden. Eine zentrale Rolle spielt dabei der Darm. Er ist neben der Lunge und der Haut am stärksten mit Fremdmaterial in Kontakt. Eine gezielte Darmsanierung mit Reinigungs- und Aufbauprogrammen kann bereits eine deutliche Verbesserung des allgemeinen Befindens bewirken. Achten Sie auch auf Ihr Hautbild. Schuppenflechte, Rötungen, Juckreiz oder Pickel geben erste Hinweise darauf, dass der Körper aus der Balance geraten ist. Durch Selbstbeobachtung und medizinische Untersuchungen können Sie für sich herausfinden, ob Sie auf einen oder mehrere Auslöser der folgenden Liste allergisch reagieren. Tatsächlich gibt es noch viel mehr Möglichkeiten für allergieauslösende Substanzen.

- Weizen
- Gluten (alle Getreidesorten)
- Kuhmilch
- Ei
- Fruktose
- Nickel
- Nüsse
- Hülsenfrüchte
- chemische Putz- und Waschmittel, Parfum
- Staub, Feinstaub
- Medikamente

Für Hochsensible ist es wichtig, sich nicht mit Freunden und Verwandten zu vergleichen. Nur weil beispielsweise „alle" Weizenbrot vertragen, muss das nicht automatisch für Sie gelten! HSPs versuchen zu oft, sich an die Norm anzupassen, und übergehen dabei ihre eigenen Bedürfnisse. Sie neigen dazu, allergische Reaktionen zunächst nicht zu beachten, weil sie gern „normal" sein möchten. Sobald sie ihre Ernährung nach ihren Besonderheiten umstellen, erleben sie eine deutliche Verbesserung des Wohlbefindens.

Impulsfragen

1. Gibt es bestimmte Lebensmittel, auf die ich mit Unwohlsein reagiere?
2. Habe ich Darm- oder Hautprobleme?
3. Habe ich schon auf Medikamente allergisch reagiert?
4. Versuche ich mich in meiner Ernährung den Erwartungen meines Umfelds anzupassen?

60. Welche naturheilkundlichen Behandlungen sind für HSPs geeignet?

Der Körper von Hochsensiblen ist darauf geeicht, bereits auf kleinste Impulse zu reagieren. Sie sprechen positiv auf naturheilkundliche Behandlungen an. Medikamente bedürfen oft einer niedrigeren Dosierung, wie Elaine Aron (1) in ihrem Buch *Hochsensible Menschen in der Psychotherapie* auf Seite 168 schreibt. Deshalb ist es hilfreich herauszufinden, welche Behandlungsarten für Ihre spezifischen Anliegen am besten wirken. Hochsensible fühlen sich aufgrund ihrer starken Naturverbundenheit besonders von naturheilkundliche Ärzten und Heilpraktikern angezogen. Schmerzhafte Behandlungen sollten nur sehr behutsam getestet werden, denn HSPs haben eine niedrigere Schmerzschwelle. Sanfte Verfahren, wie zum Beispiel Homöopathie, Bachblüten, Aromatherapie, Osteopathie, Craniosacraltherapie, Massagen, Phytotherapie und Radionik, sind Verfahren, mit denen sich HSPs in der Regel wohlfühlen. Für Therapeuten ist es besonders wichtig, die Befürchtungen und Ängste ihrer hochsensiblen Patienten ernst zu nehmen. Oftmals wissen sie aus leidvoller Erfahrung, auf welche Methoden oder Substanzen sie überreagieren. Ein umsichtiger Therapeut wird diese Signale als wichtige Informationen für den Behandlungsplan berücksichtigen. Während einer Krankheit können Sie den Genesungsprozess unterstützen, indem Sie Ihr Bedürfnis nach Regeneration ernst nehmen. Wie oft haben Sie gearbeitet, obwohl Sie krank waren? Vielfach überstrapazieren HSPs ihre Belastungsgrenzen und fordern von sich selbst zu funktionieren. Auf diese Weise betreiben Sie Raubbau mit Ihren eigenen Ressourcen. Nutzen Sie die Auszeit während einer Krankheitsphase, um sich von dem Anspruch, immer etwas leisten zu müssen, zu distanzieren. Nehmen Sie Unterstützung durch Freunde, Kollegen und Verwandte an. Genießen Sie das Gefühl, umsorgt zu werden, anstatt ein schlechtes Gewissen aufzublasen!

61. Haben Hochsensible ein gesundheitliches Frühwarnsystem?

Erhöhte Ängstlichkeit in Bezug zu den eigenen Körpersignalen

Tatsächlich scheint es so zu sein, dass der Körper von Hochsensiblen schneller auf Störungen mit Missempfindungen, Schmerzen oder anderen Reaktionen antwortet. Gleichzeitig ist die Eigenwahrnehmung bei HSPs recht ausgeprägt, weshalb sie Veränderungen im Körper schneller registrieren. Dies hat Vor- und Nachteile. Hochsensible haben die Chance, schneller auf körperliche Dysbalancen zu reagieren und entsprechende Maßnahmen zu ergreifen. Der liebevolle Umgang mit sich selbst ist eine wirkungsvolle Prävention gegen Krankheiten. Durch das Frühwarnsystem können Ängste entstehen, solange man die Symptome noch nicht genau zuordnen kann. An der österreichischen Universität Graz untersuchten Josef

W. Egger und Christina Blach den Zusammenhang zwischen Ängstlichkeit, Depression, stärkerer Stressreaktivität und einer erhöhten Wahrnehmung des eigenen Herzschlages. Hinzu nahmen sie den Fragebogen zur Hochsensibilität von Elaine Aron. Aus den Ergebnissen schlussfolgerten sie, dass Hochsensibilität mit einer *„erhöhten Ängstlichkeit"* und einer als *„bedrohlich erlebten Wahrnehmung von Körpersignalen"* einhergehe (1) (vgl. *Psychologie Heute*, Heft 9, 2015, S. 21-22). Hochsensible brauchen deshalb mehr Beruhigung, wenn sie Irritationen ihres körperlichen Zustands erleben. Sie neigen dazu, Missempfindungen eine höhere Bedeutung zuzuschreiben, und können daraus Ängste vor Krankheiten entwickeln, die der Situation nicht angemessen sind. Eine offene Kommunikation mit dem Hausarzt und entsprechende Untersuchungen können zur Beruhigung beitragen. Oft bestätigen sich die Befürchtungen nicht. Die vielschichtigen Auswirkungen der Hochsensibilität im positiven wie im negativen Sinne erfordern von Ihnen, eine Balance zu finden. Auf der einen Seite ist es wichtig, der eigenen Wahrnehmung zu vertrauen und auf die Erfahrungswerte zu bauen, was die Besonderheiten Ihres Körpers angeht. Versuchen Sie auf der anderen Seite, für eine Entwarnung offen zu bleiben, wenn Sie das Gefühl haben, sich bezüglich Ihrer gesundheitlichen Situation zu sehr in Ängste hineinzusteigern. Häufig hilft schon das Gespräch mit einem Menschen, der ein ruhiges Gemüt hat und Zuversicht ausstrahlt.

Hochsensible als Signalgeber für Umweltbelastungen

In einer anderen Studie von Michael Jawer wurde das Phänomen der „krankmachenden Häuser" im Auftrag einer Umweltschutzorganisation untersucht (1) (vgl. *Psychologie Heute*, Heft 9, 2015, S. 22). Dabei kam der Forscher zu dem Ergebnis, dass insbesondere Hochsensible schneller auf Raumbelastungen wie Gerüche, Staub, Pestizide, Farben oder andere Spurenelemente in der Luft reagierten. Viele der Befragten gaben an, unter Migräne, Reizdarm, Allergien, Fibromyalgie oder chronischer Erschöpfung zu leiden. Als Psychologin, aus eigener Erfahrung mit dem Thema vertraut, würde ich die Ergebnisse so interpretieren, dass diese Zusammenhänge nicht nur etwas über HSPs aussagen, sondern dass Hochsensible für soziale Gruppen eine Art „Frühwarnsystem“ darstellen. Sie reagieren als Erste deutlich auf die Belastungen im Raum. Leider werden Hochsensible in solchen Situationen oft als „Spinner“ disqualifiziert. Würde man ihnen wertschätzende Aufmerksamkeit schenken, könnten solch frühe Warnungen für andere Kollegen oder Hausmitbewohner wichtige Hinweise auf chronische Belastungsquellen geben.

Impulsfragen

1. Wie kündigen sich bei mir Erkältungen an?
2. Welche Signale sendet mir mein Körper, kurz bevor ich krank werde?
3. Reagiere ich empfindlich auf Umweltgifte?
4. Habe ich schon einmal als Erster auf Wohngifte reagiert, die später gefunden wurden, wie zum Beispiel Schimmel, Lacke oder Klebstoffe?
5. Steigere ich mich manchmal in Angst vor Erkrankungen hinein?

62. Welche körperlichen Bedürfnisse sind bei Hochsensiblen anders?

Unser Körper ist ein Meisterwerk. Unzählige Funktionen hält er selbständig aufrecht und ist dabei auf eine liebevolle Pflege angewiesen. In seinem Buch *Zart besaitet* (1) beschreibt der Autor Georg Parlow den Körper eines Hochsensiblen als „Kleinkindkörper". Ich finde diese Bezeichnung äußerst passend. Der Körper eines Hochsensiblen hat ganz besondere Bedürfnisse, um sich wohlzufühlen. Er braucht insbesondere:

- regelmäßiges Essen
- viel Schlaf (8-10 Stunden)
- Ruhe- und Erholungsmöglichkeiten
- liebevolle Berührung, Zärtlichkeit
- Sanftheit in der Behandlung
- Rücksichtnahme auf Schmerzempfindlichkeit
- eine ruhige Umgebung beim Essen und Schlafen
- Wärme, Schutz vor Wind und Kälte
- sanfte Bewegungen im Sport, zum Beispiel Yoga
- einen geringen Konsum von Kaffee oder Alkohol (die meisten HSPs reagieren zu stark darauf)

Wenn Sie diese Punkte beachten, werden Sie eine deutliche Verbesserung Ihres Wohlbefindens erleben. Spüren Sie in sich hinein, was Sie brauchen, um sich gut zu fühlen. Machen Sie sich keine Gedanken darüber, was andere über Sie denken, wenn Sie liebevoll auf die Bedürfnisse Ihres empfindsamen Körpers Rücksicht nehmen! Auf diese Weise können Sie eine wertvolle Fähigkeit trainieren, die Selbstfürsorge. Hochsensible sind Meister darin, sich um andere zu kümmern. Sorgen

Sie regelmäßig für Ihr eigenes Wohlergehen! So können Sie es vermeiden, unnötig über Ihre Grenzen zu gehen, und wertvolle Lebensenergie bewahren. Kuscheln Sie sich abends ein, nehmen Sie ein warmes Bad, unternehmen Sie alles, um sich liebevoll zu umsorgen. So werden Sie sich regenerieren und Stress abbauen.

Impulsfragen

1. Welche Besonderheiten hat mein hochsensibler Körper?
2. Wie viel Schlaf brauche ich tatsächlich, um zu regenerieren?
3. Habe ich eine erhöhte Schmerzempfindlichkeit bei mir beobachtet?
4. Kümmere ich mich liebevoll um mich selbst?

63. Wie ernähren sich Hochsensible?

Aufgrund ihrer Neigung zu Kontaktallergien und ihres ausgeprägten Verantwortungsgefühls bemühen sich viele Hochsensible um eine gesunde Ernährung. Vielfach experimentieren sie eine gewisse Zeit, bis sie die ideale Variante gefunden haben. Ein recht beachtlicher Teil ernährt sich vegetarisch oder vegan. Umgekehrt lässt es sich noch deutlicher ausdrücken. In den letzten Jahren habe ich beobachtet, dass viele Veganer und Vegetarier hochsensibel sind. Die Motive, das Tierleid zu beenden und mehr Fairness und Gerechtigkeit in die Welt zu bringen, sind zentrale Merkmale einer hochsensiblen Persönlichkeit. Die meisten Vegetarier wollen aus ethischen Gründen kein Fleisch mehr essen. Der intensive Wunsch, Tiere zu schützen, ist eindeutig mit einem erhöhten Empathievermögen verknüpft. Deshalb spielen Hochsensible eine wichtige Vorreiterrolle, in der sie auf die quälenden Zustände für Tiere in Zuchtanlagen aufmerksam machen. Sie können die Augen vor dem Leid der Tiere nicht verschließen und geben wieder einmal wichtige Impulse für Politik und Gesellschaft. Bei Familienfeiern oder Geschäftsessen fallen sie auf, weil sie meist eine Liste von Dingen haben, die sie nicht essen. Ohne es zu wollen, werden sie auf diese Weise zum Sonderling, über den die Kollegen und Verwandten staunen. Sollten Sie sich wiedererkannt haben, bleiben Sie standfest, besonders wenn Sie spottende Kommentare aus Ihrem Umfeld vernehmen. Ob Sie es wollen oder nicht, man wird über Ihre Worte nachdenken!

64. Gibt es gesundheitliche Risiken, die mit Hochsensibilität assoziiert werden?

Hochsensibilität ist keine Krankheit

Ich möchte an dieser Stelle noch einmal betonen, dass Hochsensibilität keine Krankheit darstellt. Es handelt sich um eine genetische Disposition, die unser Temperament bestimmt. Erkrankungen entstehen aus der Wechselwirkung zwischen Umgebung und Veranlagung. Einige, die nach Ursachen für gesundheitliche Beschwerden suchen, meinen, sie seien depressiv, weil sie hochsensibel sind. Dies ist eine Fehlannahme. Nicht jeder, der an einer Depression erkrankt, ist hochsensibel. Umgekehrt stimmt es auch nicht, dass jeder Hochsensible depressiv ist. Diese undifferenzierte Vermischung der Phänomenologie „Hochsensibilität" mit Krankheitsbildern ist eine Sackgasse, die niemandem weiterhilft. Deshalb ist es zunächst erforderlich, die Veranlagung über die gesamte Lebensspanne zu rekonstruieren. Hochsensibilität zeigt sich von frühester Kindheit an und tritt nicht einfach im Verlauf der Biografie auf. Natürlich können auch Hochsensible an einer Depression erkranken. Doch dies geschieht durch belastende Ereignisse, die sie nicht verarbeiten konnten.

Die meisten Menschen entwickeln Depressionen unter anderem durch folgende Faktoren:

- nicht gelungene Trauerverarbeitung nach dem Tod eines Familienmitglieds
- frühkindliche Vernachlässigung
- nicht gelebtes Potential (zum Beispiel im falschen Beruf zu arbeiten, ein unerkannter Hochbegabter zu sein, unterdrückte Kreativität)
- Gewalterfahrung
- Erniedrigung in der Partnerschaft
- Mobbing, Ablehnung, Familienausschluss

Ein Hochsensibler, der durch solche Erfahrungen gehen muss, kann eine Depression entwickeln. Da jeder Mensch seine Biografie individuell verarbeitet, sind auch andere Reaktionen möglich. Je mehr Gefühle unterdrückt werden und je weniger Unterstützung man aus dem Umfeld erhält, umso wahrscheinlicher tritt eine psychosomatische Erkrankung auf. ***Hochsensibilität allein kann nicht als Ursache für Erkrankungen verantwortlich gemacht werden.*** Deshalb ist eine genaue Anamnese erforderlich. Ein Psychotherapeut, der einen hochsensiblen Patienten begleitet, wird seine Therapie erfolgreicher gestalten können, wenn er über Hochsensibilität Bescheid weiß. Für den Therapieerfolg ist es jedoch wichtiger, die Verarbeitung der biografischen Belastungen und den Aufbau der Selbstakzeptanz zu fördern. Vielfach wirken darüber hinaus unentdeckte Traumatisierungen aus der frühen

Kindheit, die bei Nichtbeachtung den Therapieverlauf torpedieren. Auch diese sind von außen gesetzt worden und haben nichts mit der hochsensiblen Veranlagung zu tun. Deshalb ist es für Patienten mit traumatischer Vorgeschichte kein Zugewinn, sich lediglich als hochsensibel zu bezeichnen. In diesen Fällen ist eine spezialisierte Traumatherapie erforderlich.

Neigung zu Stresserkrankungen

Insgesamt sind Hochsensible eher gefährdet, an Stresserkrankungen zu leiden, und anfälliger für Angstreaktionen. Dies begründet sich in der sensiblen Veranlagung des Nervensystems und seiner erhöhten Alarmbereitschaft. Aufgrund unserer beschleunigten Lebensweise und der zunehmend steigenden Anforderungen im Berufsleben kann heutzutage kaum jemand der Stressspirale entkommen. Deshalb ist es für Hochsensible unerlässlich, Selbstfürsorgestrategien zu entwickeln. Sie brauchen gesunde Grenzen, um sich von den Forderungen aus ihrem Umfeld adäquat abgrenzen zu können. Darüber hinaus sind sie gut beraten, regelmäßig Entspannungsverfahren zu trainieren, um ihrem empfindlichen Nervensystem Regeneration zu ermöglichen. Auf diese Weise lassen sich Burnout und andere Stresserkrankungen vermeiden. Leider ist es so, dass die meisten erst die Notbremse ziehen, wenn das Kind schon in den Brunnen gefallen ist. Viele Hochsensible brauchen die rote Karte, um es sich endlich wert zu sein, die eigene Gesundheit zu schützen.

Affirmationen zur Gesundheit

- Ich vertraue auf die Signale meines Körpers.
- Ich weiß, was für mich gut ist.
- Ich weiß, dass mein Körper jederzeit alles tut, um gesund zu werden und zu bleiben.
- Ich vertraue auf die Selbstheilungskräfte meiner Körperintelligenz.
- Ich erlaube meinem inneren Heiler, aktiv für mich zu sein.
- Ich übernehme Verantwortung für meine Gesundheit.
- Ich behandle meinen Körper wie ein wertvolles Geschenk.

HOCHSENSIBLE BEIM ARZT UND IN DER PSYCHOTHERAPIE

IX.

65. Brauche ich überhaupt eine Psychotherapie oder bin ich eigentlich ganz normal?

Hochsensibilität entspricht nicht der Norm, es handelt sich um ein Minderheitenphänomen. Allein durch diese Tatsache fühlen sich die meisten HSPs in der Phase der Unwissenheit über ihre eigene Veranlagung als *Sonderling, falsch* und *unnormal*. Deshalb entwickeln viele die Annahme, eine Psychotherapie zu brauchen. Die hochsensible Disposition allein stellt noch keinen Grund für eine psychotherapeutische Behandlung dar. Deshalb machen Sie sich keine Sorgen! Durch die Stärkung Ihres Selbstwertgefühls und das zunehmende Verständnis Ihrer Persönlichkeit ist schon viel gewonnen. Sollten Sie deutliche Einschränkungen in Ihrem Lebensalltag beobachten, wäre die Aufnahme einer Psychotherapie empfehlenswert. In der folgenden Tabelle finden Sie Hinweise, Symptome oder biografische Faktoren, die eine psychotherapeutische Begleitung sinnvoll machen können:

- Panikattacken
- Ängste und Zwänge

- starke Prüfungs- und Versagensängste
- psychosomatische Beschwerden
- länger bestehende Antriebslosigkeit
- sich selbst nicht mehr spüren, Stumpfheit, Betäubung
- Schlafstörungen, chronische Kopfschmerzen
- ein übertrieben negatives Selbstbild
- chronische Beziehungsprobleme
- Angst vor intimen Beziehungen
- Drogenkonsum
- Suizidgedanken
- ausgeprägte Selbstunsicherheit
- Essstörungen, Suchtverhalten, Bindungsabbrüche in der Kindheit: Tod eines Elternteils, Scheidung, Adoption, Verlust des Bruders / der Schwester
- Heimaufenthalt als Kind
- Gewalterfahrung
- Entführung
- Mobbing
- Suchterkrankungen
- psychische Erkrankungen der Eltern
- sich nicht an seine Kindheit erinnern können
- sexuelle Übergriffe
- Krankenhausaufenthalte als Kind (lebensbedrohliche Krankheiten, starke Schmerzen, OPs, längere Trennung von den Eltern)

Entscheidend für den Beginn einer Psychotherapie ist der eigene Leidensdruck. Je mehr Punkte der Liste auf Sie zutreffen, umso dringender ist eine psychotherapeutische Behandlung angesagt. Noch immer haben viele Menschen Angst vor der Stigmatisierung, psychisch krank zu sein. Sie möchten um jeden Preis „normal“ sein und weiter funktionieren. Heutzutage hat sich die Landschaft im Bereich der Psychotherapie modernisiert. Es gibt mittlerweile eine Vielzahl von effektiven Therapiemöglichkeiten. Lassen Sie sich nicht von Ängsten abhalten, eine Therapie zu beginnen. Mit Hilfe des Hausarztes können Sie bei Ihrer Krankenkasse einen Antrag für eine Psychotherapie stellen. In ländlichen Gebieten können Sie mit Wartezeiten von teilweise bis zu sechs Monaten oder länger rechnen. Beantragen Sie den Therapieplatz trotzdem. Unbehandelt werden Sie die Therapie später genauso dringend brauchen wie heute. Psychologische und ärztliche Psychotherapeuten finden Sie unter: **www.psychotherapiesuche.de**

66. Wie kann ich mein Selbstwertgefühl als Hochsensibler stärken?

Fast jeder Hochsensible leidet eine Zeitlang unter einem angeknacksten Selbstwertgefühl. Dies ist ein häufiger Grund, warum Menschen einen Psychotherapeuten aufsuchen. Tatsächlich ist der Aufbau von Selbstfürsorge und Selbstliebe ein zentrales Element von Psychotherapie. Je mehr Ablehnung, Unverständnis und Einsamkeit Sie als Kind erlebt haben, umso tiefer haben sich die Zweifel über Ihre eigene Liebenswürdigkeit eingegraben. Versuchen Sie, Schritt für Schritt Ihre eigene Biografie besser zu verstehen und in einem neuen Licht zu sehen. Als Hochsensibler hatten Sie es in vielen Situationen wahrscheinlich schwerer. Als „Mimose" verspottet zu werden, fördert nicht gerade das Vertrauen in die eigene Wahrnehmung. Korrigieren Sie rückblickend die Bewertungen, die Sie aus Ihrem Umfeld erfahren haben, mit Ihrem heutigen Selbstverständnis. Ergänzend dazu können Sie zur Frage Nr. 92 vorblättern, in der Sie durch praktische Beispiele sehen, wie Sie das konkret umsetzen können. Schon allein die Tatsache, dass Sie dieses Buch lesen, zeigt, dass Sie an persönlicher Weiterentwicklung interessiert sind. Je mehr Sie über Ihre hochsensible Veranlagung in Erfahrung bringen, umso sicherer werden Sie damit umgehen können. Sie erkennen, dass Sie mit Ihren „Macken“ gar nicht allein dastehen, sondern dass es vielen ähnlich ergeht. Das Selbstwertgefühl kann schon durch die bewusste Entscheidung aufblühen, dass Sie sich ab heute bedingungslos lieben wollen. Sie selbst haben die Macht dazu. Lassen Sie die alten Vorstellungen über sich los. Wenn Sie sich dazu außerstande fühlen, wäre die nächstmögliche Handlungsebene, Hilfe zu holen. Suchen Sie einen Therapieplatz und seien Sie es sich wert, unterstützt zu werden. Liebevolle Beziehungen können Ihnen die nötige Erfahrung bieten, um Ihren Selbstwert dauerhaft zu stabilisieren. Oftmals müssen wir erst von außen bestätigt werden, bevor wir in uns selbst stark sein können. Finden Sie Ihre innere Mitte und hören Sie auf damit, durch Leistung glänzen zu wollen. So werden Sie nicht glücklich! Erlauben Sie sich, schwach zu sein. Niemand kann immer nur funktionieren. Erkennen Sie Ihre Einzigartigkeit an und machen Sie das Beste aus Ihrem Temperament. Sobald Sie aufhören, ein anderer Mensch sein zu wollen, entsteht innerer Frieden. Wenn Sie Ihre Individualität wertschätzen und ihr Ausdruck verleihen, finden Sie die Kraft, um Ihr Leben endlich nach Ihren Vorstellungen gestalten zu können.

Impulsfragen

1. Ist mein Selbstwertgefühl geschwächt?
2. Bin ich bereit, mich endlich so anzunehmen, wie ich bin?
3. Welche positiven Rückmeldungen erhalte ich aus meinem Umfeld?

4. Kann ich Lob und Anerkennung wirklich in mein Herz lassen?
5. Welche meiner „Macken“ sollte ich einfach akzeptieren, anstatt gegen meine Natur anzukämpfen?
6. Welche Affirmationen aus diesem Buch sprechen mich besonders an?

67. Welche negativen Glaubenssätze haben viele HSPs gemeinsam?

Aufgrund sich überschneidender Kindheitsprägungen entwickeln Hochsensible oft ähnliche Glaubenssätze. Es handelt sich dabei um grundsätzliche Annahmen über die Welt und sich selbst. Jeder Mensch hat ein inneres Regelwerk in sich abgespeichert, das seine Gedanken, Handlungen und Entscheidungen beeinflusst. Indem Sie sich Ihrer begrenzenden Glaubensmuster bewusst werden, können Sie Abstand dazu finden und freier werden. Hören Sie auf, die Einstellungen zu reproduzieren, die man Ihnen in der Kindheit vermittelt hat. Im Folgenden finden Sie eine Aufstellung von typischen Glaubenssätzen von HSPs:

- Ich kann meiner Wahrnehmung nicht vertrauen.
- Mit mir stimmt etwas nicht.
- Ich muss alles unternehmen, um normal zu sein.
- Ich bin für andere verantwortlich.
- Ich bin nicht liebenswert.
- Ich kann nicht NEIN sagen.
- Ich bilde mir … nur ein.
- Ich bin zu viel.
- Meine Gefühle stören nur.

- Ich muss Leistung zeigen, um anerkannt zu werden.
- Ich darf nicht ich selbst sein.
- Ich bin nicht so wichtig.
- Ich muss perfekt sein.
- Ich muss stark sein.
- Ich bin zu weich / zu schwach für diese Welt.
- Ich gehöre nicht auf diesen Planeten.

Vervollständigen Sie Ihre eigene Liste. Anfänglich kann es sein, dass Ihnen diese Aussagen wie in Stein gemeißelt vorkommen und Sie das Gefühl haben, nicht dagegen anzukommen. Doch das täuscht! Es handelt sich lediglich um abgespeicherte Lernerfahrungen, die zu Ihrer Lebenssituation als Kind gepasst haben. Hinter vielen dieser Muster verbergen sich Überlebensstrategien, die damals hilfreich waren. Als Erwachsener haben Sie endlich die Macht, diese Denkstrukturen zu korrigieren und an Ihre Bedürfnisse anzupassen. Geben Sie diesen Gedanken und Gefühlen nicht mehr so viel Spielraum. Entscheiden Sie sich, neue Dinge zu lernen und aus Ihrem Käfig auszubrechen. So können Sie ein selbstbestimmtes Leben führen. In meinem Buch *Hochsensibel – Was tun?* erhalten Sie praktische Tipps, wie Sie die emotionalen Knoten auflösen, die mit diesen inneren Strukturen verknüpft sind. Fürs Erste genügt es, darüber lachen zu können. Denn wie Sie sehen, sind Sie nicht allein! Mit Hilfe der Affirmationen in diesem Buch können Sie gleichzeitig trainieren, unterstützende und liebevolle Gedanken zu pflegen, die Ihre innere Autonomie fördern.

Impulsfragen

1. Welche negativen Glaubenssätze habe ich bei mir selbst erkannt?
2. Wer hat mir diese Überzeugungen vermittelt?
3. Bin ich bereit, diese einschränkenden Gedanken loszulassen?
4. Welche Gefühle habe ich lange Zeit unterdrückt, um meine negativen Gedanken über mich selbst nicht wahrnehmen zu müssen?

68. Wie erkläre ich meinem Arzt, dass ich hochsensibel bin?

Haben Sie bei sich Allergien auf Medikamente und eine erhöhte Schmerzempfindlichkeit beobachtet, lohnt es sich, dies mit Ihrem Hausarzt zu besprechen. Besonders in Notsituationen hat man weniger Zeit, sich über diese Fragen intensiv auszutauschen. Deshalb informieren Sie einfach Ihren Hausarzt beim nächsten Besuch darüber. So hat er die Möglichkeit, Sie bei einer anstehenden Behandlung individueller therapieren zu können. Viele Arztpraxen bieten Allergietests an, die Ihnen Aufschluss geben, worauf Sie achten sollten. Darüber hinaus können Sie Ihre Behandlungswünsche in einer Patientenverfügung schriftlich niederlegen. Vorlagen und Textbausteine finden Sie auf **www.patientenverfuegung.de**. Sammeln Sie Fachartikel zum Thema Hochsensibilität und schenken Sie einfach Ihrem Hausarzt Kopien davon. Sie können sich auf Veröffentlichungen berufen und deutlich machen, dass Sie mit dem Thema nicht allein sind. Im Gegenteil, diese Informationen sind auch für Ihren Arzt wertvoll, denn

15 bis 20 Prozent seiner Patienten sind ebenfalls hochsensibel. Viele homöopathisch oder ayurvedisch ausgebildete Ärzte wissen aufgrund ihrer naturheilkundlichen Zusatzausbildung ohnehin über die sensiblen Grundkonstitutionen von Patienten Bescheid und werden Sie ihren entsprechenden Fachbegriffen zuordnen.

69. Wie erkläre ich meinem Psychotherapeuten, dass ich hochsensibel bin?

Für die Aufnahme einer Psychotherapie wird eine Eingangsdiagnose vergeben. Hochsensibilität stellt keine Diagnose dar und wird nicht Grundlage einer Psychotherapie sein. Reagieren Sie bitte nicht enttäuscht, wenn Sie beim Psychotherapeuten zunächst eine vorsichtige Reaktion in Bezug zum Thema Hochsensibilität beobachten. Es ist für eine Psychotherapie erforderlich, dass Sie eine Diagnose erhalten. Als Grundlage der Diagnosefindung dient zum Beispiel die „ICD-10" (Internationale statistische Klassifizierung der Krankheiten und verwandter Gesundheitsprobleme), die von der WHO herausgegeben wird. Ein weiterer Diagnoseschlüssel ist der sogenannte „DSM-5" (Diagnostischer und statistischer Leitfaden psychischer Störungen). Ein Psychotherapeut wird zunächst eine umfangreiche Anamnese vornehmen und sich markante Ereignisse Ihrer Biografie notieren. Zu Beginn wird der Therapeut mit Ihnen gemeinsam Ziele festlegen, die Sie erreichen möchten. Dies kann zum Beispiel der Abbau von Ängsten sein oder die Besserung einer depressiven Erkrankung. Machen Sie sich bewusst, dass Hochsensibilität allein nicht therapiewürdig ist, sondern dass es in erster Linie um die Lösung Ihres Leidensdrucks geht oder um die Wiederherstellung Ihrer Arbeitsfähigkeit. Wenn Ihr Psychotherapeut noch nichts über Hochsensibilität gehört hat, können Sie ihm Fachartikel kopieren oder das Buch *Hochsensible Menschen in der Psychotherapie* (1) von Elaine Aron mitbringen. Sollten Sie Antidepressiva verschrieben bekommen, ist ein Austausch über Hochsensibilität in jedem Fall wertvoll, denn es kann sein, dass Sie eine niedrigere Dosierung benötigen oder unerwartete Reaktionen erleben. Auch darüber kann Ihr Psychotherapeut Informationen in dem Buch von Elaine Aron nachlesen. Haben Sie in Ihrer Biografie Gewalt oder andere traumatische Erlebnisse erfahren, akzeptieren Sie bitte, dass Ihr Psychotherapeut diesen Ereignissen eine höhere Bedeutung geben wird als Ihrer hochsensiblen Veranlagung. Vermeiden Sie es, mit den Experten zu fachsimpeln, denn sie müssen Ihr gesamtes Spektrum an Erkrankungen im Auge behalten. Versuchen Sie keinesfalls, Ihre Symptome zu verharmlosen, indem Sie permanent darauf verweisen, dass Sie hochsensibel sind. Wollen Sie genauer verstehen, auf welcher Grundlage der Psychotherapeut Sie behandelt, lassen Sie sich die von ihm gegebenen Diagnosen nennen und erläutern.

Einige Psychotherapeuten sind ebenfalls hochsensibel und besitzen dieselben Antennen wie Sie. Es wäre natürlich ein Glücksfall, einen solchen Therapeuten zu finden. Er kann Ihre Situation aus eigener Erfahrung besser nachvollziehen. Ein Therapeut mit einer hochsensiblen Veranlagung kennt viele Probleme seiner Patienten aus eigener Erfahrung und wird ein hohes Maß an Empathie und Verständnis für Sie aufbringen. Er wird Sie dabei unterstützen, Ihre hochsensible Veranlagung zu akzeptieren, anstatt weiter dagegen anzukämpfen. Viele Laien stellen sich unter Therapie eine

Reparatur vor, mit deren Hilfe sie sich besser an die Anforderungen der Gesellschaft anpassen können. Für hochsensible Patienten sollte ein Therapieziel darin bestehen, ihre Stärken und Schwächen besser kennenzulernen und ihr Leben danach auszurichten. Hochsensibilität kann nicht wegtherapiert werden! Es geht um einen bewussten Umgang mit Ihrer Veranlagung. Besonders Hochsensible brauchen Unterstützung, um ihre eigenen Grenzen zu erkennen und zu achten. Erst durch die Rücksichtnahme auf Ihre hochsensiblen Bedürfnisse können Sie Ihr Leben zufriedenstellend gestalten. Bevor Sie sich auf eine Therapie einlassen, machen Sie am besten von der Möglichkeit Gebrauch, Probesitzungen bei verschiedenen Therapeuten zu nehmen. Durch den direkten Vergleich können Sie genau herausfinden, wer Ihr Vertrauen gewinnt und wo Sie sich gut aufgehoben fühlen. Im Verlauf dieses Kapitels erhalten Sie noch weitere Informationen zu den unterschiedlichen Therapierichtungen. So können Sie entscheiden, welche Methode am besten zu Ihren Beschwerden passen könnte.

70. Welche Rolle spielen Ängste bei Hochsensiblen?

Ängste in Bezug auf Körperreaktionen

Wie ich bereits in Frage Nr. 61 erläutert habe, gibt es tatsächlich einen Zusammenhang zwischen Ängstlichkeit und Hochsensibilität. An der österreichischen Universität Graz untersuchten Josef W. Egger und Christina Blach den Zusammenhang zwischen Ängstlichkeit, Depression, stärkerer Stressreaktivität und einer erhöhten Wahrnehmung des eigenen Herzschlages. Hinzu nahmen sie den Fragebogen zur Hochsensibilität von Elaine Aron. Aus den Ergebnissen schlussfolgerten sie, dass Hochsensibilität mit einer *„erhöhten Ängstlichkeit“* und einer als *„bedrohlich erlebten Wahrnehmung von Körpersignalen“* einhergehe (vgl. *Psychologie Heute*, Heft 9, 2015, S. 21-22). Hochsensible brauchen deshalb mehr Zuspruch, wenn sie Irritationen ihres körperlichen Zustands erleben. Sie neigen dazu, Missempfindungen eine höhere Bedeutung zuzuschreiben, und können daraus Ängste vor Krankheiten entwickeln, die der Situation nicht angemessen sind. In diesen Fällen ist eine Entwarnung hilfreich, die durch ein Gespräch mit dem Arzt entstehen kann.

Die Rolle des Alarmsystems

Wahrscheinlich spielt die erhöhte Alarmbereitschaft des Nervensystems von Hochsensiblen bei der Entwicklung von Ängsten eine wichtige Rolle. Deshalb sollte regelmäßiges Trainieren von Entspannungsmethoden zu Ihrer festen Gewohnheit werden. Der Hypothalamus (eine zentrale Region im Gehirn) ist unter anderem dafür zuständig, die ankommenden Informationen aus den Sinneskanälen an die Großhirnrinde ins Bewusstsein zu leiten. Dabei filtert er wichtige von unwichtigen Impulsen heraus. Diese Hirnregion ist zuständig für die Gefahrenerkennung. Aufgrund der verringerten Filterfähigkeit von Hochsensiblen dringen zwangsläufig mehr alarmauslösende Informationen ins Bewusstsein, was zu einer erhöhten Ängstlichkeit führen kann.

Versagensängste

Viele HSPs plagen sich mit Versagensängsten herum, die sich als hinderlich in Prüfungssituationen oder im Berufsleben erweisen können. Gepaart mit dem übersteigerten Perfektionismus werden sich diese Ängste als lähmende Kraft entwickeln, die Hochsensible davon abhält, ihr innewohnendes Potential zu entfalten. In diesem Fall ist die Entwicklung einer liebevollen Selbstannahme hilfreich, denn meistens versuchen wir durch Leistung und Erfolg Anerkennung durch unser Umfeld zu erhaschen. Sobald Sie einmal begriffen haben, dass Sie unendlich größer als irgendein Versagen sind, können Sie mit sich selbst großzügig umgehen und sich Fehler zugestehen. Sie werden daran nicht zerbrechen!

Verlustängste

Die Sorge, geliebte Menschen zu verlieren, ist tief mit unserem Bindungsinstinkt verwoben. Hochsensible sind Gefühlsmenschen, die verlässliche Bezugspartner in ihrem Freundeskreis und in der Familie brauchen. Frühe Verluste in der Kindheit oder Todesfälle wühlen Hochsensible besonders auf und veranlassen sie dazu, sich übermäßig um Familienmitglieder zu sorgen. Besonders hochsensible Kinder können sehr heftig auf Trennungssituationen reagieren oder längere Zeit bei der Eingewöhnung im Kindergarten brauchen. Hier empfehle ich eine sanfte Vorgehensweise, denn vielfach werden Kinder in diesen Situationen ins kalte Wasser geschubst, was ihnen emotional schaden kann.

Typische HSP-Probleme, die als Ängste wahrgenommen werden

Bei der Überwindung von Ängsten ist bei Hochsensiblen besonderes Fingerspitzengefühl angesagt. Nicht jede Einschränkung hat ausschließlich damit zu tun. In einer meiner Beratungssitzungen hatte ich es mit einer hochsensiblen Mutter zu tun, die sich nicht zutraute, mit dem Auto in Großstädten oder auf Autobahnen zu fahren. Jedes Mal, wenn sie sich dazu zwang, war sie fix und fertig wegen der hohen Reizüberflutung und der Geschwindigkeit. Ihr Mann konnte diese Problematik gar nicht nachvollziehen. Auch Freunde drängten sie dazu, es doch einfach „zu probieren". Dies ist eine typische Situation, die für Außenstehende nach Angst aussieht. Tatsächlich kann sich die Hemmung der Frau als notwendige Schutzmaßnahme entpuppen, denn nicht jeder ist ein guter Autofahrer oder in der Lage, mit dem hektischen Gewimmel in einer Großstadt fertigzuwerden. In diesem Fall ermutigte ich meine Klientin, auf ihr eigenes Gefühl zu hören und Herausforderungen dieser Art, wenn möglich, aus dem Weg zu gehen. Warum sollte sie sich unnötig stressen, wenn es Alternativen gibt? Nach meinem Zuspruch war sie sehr erleichtert. Schon allein der Druck, es anderen beweisen zu wollen, dass sie es konnte, verursachte bei ihr Stress. In diesem Dilemma befinden sich viele HSPs. Es werden von außen viele Ansprüche an HSPs gestellt, sodass sie meist versuchen, sich anderen anzupassen. Allein damit vergeuden Hochsensible zu viel Lebensenergie. Ich habe die Erfahrung gemacht, dass besonders Hochsensible durch eine zu harte Konfrontation mit angstauslösenden Reizen kontraproduktiv reagieren. Deshalb ist es für Sie besonders wichtig, auf Ihre eigenen Impulse zu hören, wenn Sie Ängste überwinden möchten. Lassen Sie sich nicht von anderen Personen zu etwas drängen, was Sie nicht wollen. Überlegen Sie lieber genau, welche Alternativen es gibt.

Therapiewürdige Ängste

Leiden Sie unter starken Ängsten und Zwängen, ist eine ambulante Psychotherapie empfehlenswert. Sie erkennen übertriebene Ängste daran, dass Sie dadurch in Ihrer Lebensqualität stark eingeschränkt werden. Dies wird sich besonders negativ im Berufsleben, in Partnerschaften oder beim Schlafen auswirken. Ausgeprägte Ängste und überstarke körperliche Reaktionen auf bestimmte Auslöser in der Umwelt können Hinweise auf verborgene Traumatisierungen geben. Lesen Sie dazu die Fragen Nr. 76 und 77. In diesen Fällen ist eine spezialisierte Traumatherapie erforderlich.

Impulsfragen

1. Gibt es typische Ängste und Sorgen, die mich im Alltag begleiten?
2. Welche meiner vermeintlichen Ängste haben mit meiner hochsensiblen Veranlagung zu tun?
3. Gibt es Ängste, die mich stark einschränken?
4. Brauche ich therapeutische Hilfe, um meine Ängste zu überwinden?
5. Wie sehr versuche ich, mich den Erwartungen meines Umfelds anzupassen?
6. Habe ich Probleme, einzuschlafen oder mich zu entspannen?

71. Wo finde ich Therapeuten, Berater, Coaches, die sich mit Hochsensibilität auskennen?

Auf der Internetseite **www.hochsensibel.org** gibt es eine Liste von Therapeuten und Coaches, die sich in Deutschland auf hochsensible Klienten spezialisiert haben. Sie wird von Dr. Michael Jack, Vorsitzender des *Informations- und Forschungsverbundes Hochsensibilität e. V. (IFHS)*, betrieben. Die Plattform **www.hochsensbilitaet.ch** bietet in der Schweiz ebenfalls umfangreiche Daten zu Coaches, Therapeuten und Selbsthilfegruppen. In Österreich betreibt der Autor Georg Parlow die Seite **www.zartbesaitet.net**, auf der auch eine

Adressenliste zu finden ist. Die Anzahl von Beratern, die sich der Hochsensibilität zuwenden, wächst stetig. Deshalb nehmen Sie sich Zeit, um die verschiedenen Angebote und die dahinterstehenden Personen miteinander zu vergleichen. Derzeit gibt es noch wenige HSP-spezifische Psychotherapeuten, deren Leistungen von den Krankenkassen bezahlt werden. Deshalb werden Sie als Ratsuchender möglicherweise in Ihrer Nähe überwiegend Angebote finden, die Sie selbst bezahlen müssen. Doch lassen Sie sich davon nicht abhalten. Ein Coaching nimmt weniger Zeit in Anspruch als eine Psychotherapie und wird vergleichsweise weniger Kosten verursachen. Die Anzahl der heilkundlichen Psychotherapeuten (nach dem Heilpraktikergesetz) wächst in Deutschland zunehmend. Die Kosten für diese ambulante Psychotherapie werden unter Umständen von privaten Krankenkassen übernommen.

72. Die Wartezeiten für einen Therapieplatz in meiner Nähe sind mir zu lang. Was kann ich tun?

Viele Hilfesuchende sehen sich damit konfrontiert, dass niedergelassene Psychotherapeuten überlaufene Praxen haben. Teilweise können Wartezeiten von sechs Monaten und mehr auf der Tagesordnung stehen. In diesen Momenten geben viele auf, weil sie sich unmöglich vorstellen können, ein halbes Jahr auf einen Therapieplatz zu warten. Doch lassen Sie sich nicht davon entmutigen! Nehmen Sie die Warteliste in Kauf. In der Zwischenzeit können Sie sich an psychologische Beratungsstellen wenden, die in der Regel kostenlos oder zu einem vergünstigten Preis Einzeltherapien durchführen. Diese Beratungsstellen werden von den Kommunen, der AWO und den Kirchen (evangelisch und katholisch) betrieben. Wenn Sie bereit sind, selbst Geld für Ihre Weiterentwicklung zu investieren, können Sie sich an Coaches und Heilpraktiker für Psychotherapie wenden. Die Listen für HSP-Experten finden Sie auf den Internetseiten, die ich in Frage Nr. 71 empfohlen habe. Da es unterschiedliche Therapieformen gibt, ist eine schnelle Beratung außerdem sinnvoll. Viele wissen gar nichts über die unterschiedlichen Therapieschulen und wollen einfach zum „Psychologen". Ein guter Berater wird Ihnen Informationen zu Therapieformen geben, damit Sie entscheiden können, welche Behandlung zu Ihrer Situation am besten passt.

73. Welche Formen von Psychotherapie sind für Hochsensible gut geeignet?

Es gibt eine Vielzahl von therapeutischen Schulen und Strömungen innerhalb der Psychologie, die dem Laien unbekannt sind. Ratsuchende sind meist froh, überhaupt einen Platz bei einem Psychotherapeuten zu bekommen. Wie der Psychotherapeut vorgeht, bleibt oft ein Rätsel. Zunächst möchte ich auf einen wesentlichen Punkt hinweisen, der durch wissenschaftliche Untersuchungen bereits bestätigt wurde. Völlig unabhängig von der Ausbildung des Therapeuten gibt es einen Faktor, der den Erfolg einer psychotherapeutischen Begleitung am meisten beeinflusst. Es ist der Therapeut selbst. Was bedeutet das für Sie als Leser? Fragen Sie sich, ob Sie mit dem Menschen, der Ihnen gegenübersitzt, klarkommen. Fühlen Sie sich in der Anwesenheit der Therapeutin wohl? Können Sie sich anvertrauen? Wie ist die Gesprächsführung? Spüren Sie eine positive Resonanz? Ist die Psychotherapeutin dem Konzept der Hochsensibilität offen gegenüber oder verschlossen? Je mehr Fragen Sie mit „Ja" beantworten können, umso wahrscheinlicher passt der Therapeut zu Ihnen. Um dies herauszufinden, sind Probesitzungen sinnvoll. Vorab können Sie recherchieren, ob die Psychotherapeutin eine Internetseite oder Visitenkarte hat, auf der beschrieben wird, welche Ausbildungen sie absolviert hat. Im Folgenden erhalten Sie eine kurze Beschreibung der gängigsten Therapiemethoden. Um herauszufinden, welche Therapierichtung am besten zu Ihnen passt, überlegen Sie sich genau, welche Ziele Sie mit der Psychotherapie verfolgen und welche Behandlungsweisen Ihnen für Ihre Persönlichkeit und Situation angemessen erscheinen. Die Krankenkassen in Deutschland übernehmen die Kosten für die *Verhaltenstherapie* und die *tiefenpsychologische Therapie*. Die Anerkennung von weiteren Therapieformen durch die Krankenkassen wird in Österreich, Deutschland und der Schweiz teilweise unterschiedlich geregelt.

Basistherapien, die von den Krankenkassen bezahlt werden:

1. Verhaltenstherapie

Therapieform: ***Verhaltenstherapie (1)***
Vertreter: basiert auf der „Lerntheorie" nach P. Halder
Methoden und Grundsätze: Die Verhaltenstherapie ist ein pragmatisches Vorgehen zur Veränderung bestimmter Verhaltensweisen und Denkstrukturen. Sie wird häufig empfohlen bei Ängsten, Zwängen, Süchten oder Depressionen. Der Vergangenheit wird keine so große Bedeutung gegeben wie in der Tiefenpsychologie. Stattdessen erarbeitet der Patient mit Hilfe des Therapeuten alternative Handlungsstrategien für seine aktuelle

Problemsituation. Bei Ängsten werden konkrete Handlungspläne entwickelt, um sich im Alltag mit ihnen zu konfrontieren, anstatt sie weiter zu vermeiden. Auch die Veränderung der Denkgewohnheiten wird im Therapieprozess unterstützt. Die Verhaltenstherapie eignet sich gut als Kurzzeittherapie.

2. Tiefenpsychologie

Therapieform: ***Tiefenpsychologisch fundierte Psychotherapie (2)***
Methoden und Grundsätze: Dieses Verfahren wurde aus der Psychoanalyse weiterentwickelt. Die Therapiedauer liegt in der Regel bei 50 Sitzungen. Es geht weniger um eine Verhaltensänderung (wie bei der Verhaltenstherapie), sondern um die Ergründung der tieferliegenden Ursachen von psychischen Problemen. Die Beziehung zwischen Patient und Therapeut ist aktiv und der Therapeut erklärt die Hintergründe der Therapieverfahren. Im Zentrum steht die Klärung von aktuellen Konflikten im Leben des Patienten. Dafür werden kindliche Beziehungsstrukturen der Ursprungsfamilie analysiert.

Therapieform: ***Psychoanalyse (3)***
Vertreter: Sigmund Freud, C. G. Jung als Begründer
Methoden und Grundsätze: Dies ist die älteste und langwierigste Form der Psychotherapie. Methoden: Bewusstmachung verdrängter Erinnerungen durch Gespräche, Traumdeutung und freie Assoziation. Testverfahren: durch Projektion (Rorschachtest, Malen). *Ziele:* Förderung des Verstehens der eigenen Biografie, stark auf die gedankliche Analyse ausgerichtet. Die Kindheit und die Beziehung zu den Eltern werden ausführlich beleuchtet. Der Klient liegt tatsächlich auf der Couch.

Approbierte Psychotherapeuten

Der Psychotherapeut muss über eine sogenannte „Approbation“ und eine Praxisniederlassung verfügen, damit die Kosten von den gesetzlichen Krankenkassen übernommen werden. Um eine „Approbation“ (Heilerlaubnis) zu erhalten, ist eine umfangreiche Therapieausbildung erforderlich, die erst nach dem Psychologie- oder Medizinstudium begonnen werden kann. Sie umfasst in der Regel eine 3-jährige Vollzeit- oder eine 5-jährige berufsbegleitende Ausbildung. Die Kosten dafür liegen im 5-stelligen Bereich und müssen von den Auszubildenden selbst bezahlt werden. Wie Sie sehen, investieren Psychotherapeuten sehr viel Lebenszeit und Geld in ihren Beruf, bevor sie überhaupt beginnen können, Menschen zu helfen.

Psychotherapeuten nach dem Heilpraktikergesetz

Da der klassische Ausbildungsweg sehr langwierig und teuer ist, gibt es in Deutschland eine Vielzahl von Psychotherapeuten, die alternativ nach dem Heilpraktikergesetz arbeiten. Ihre Berufsbezeichnung ist „Heilpraktiker für Psychotherapie“. Die Honorare werden teilweise von den privaten Krankenkassen übernommen oder von den Patienten selbst bezahlt. Heilpraktiker für Psychotherapie haben die Möglichkeit, jedes Verfahren zu wählen, auch wenn es nicht verhaltenstherapeutisch oder tiefenpsychologisch orientiert ist. Sie könnten zum Beispiel die *Gesprächstherapie nach Carl Rogers* oder die *systemische Psychotherapie* für ihre Patienten anbieten. Durch diese Regelung sind sie freier in der Anwendung der Therapiemethoden. Um Psychotherapeut nach dem Heilpraktikergesetz zu werden, müssen die Therapeuten eine schriftliche und mündliche Prüfung beim Gesundheitsamt ablegen und eine Psychotherapieausbildung ihrer Wahl absolvieren.

Zusatzausbildungen

Nach meiner Erfahrung ist die Spezialisierung eines Psychotherapeuten noch aufschlussreicher als die Grundausbildung. Sie macht das therapeutische Profil interessanter. Es gibt eine Vielzahl von wertvollen Therapieströmungen, von denen ich Ihnen an dieser Stelle berichten möchte. Die Liste enthält ausgewählte Methoden, tatsächlich gibt es noch mehr.

Anerkennung der Wirksamkeit

In den folgenden Tabellen habe ich verschiedene Therapieverfahren für Sie zusammengefasst. Nicht alle Methoden sind in ihrer Wirksamkeit wissenschaftlich anerkannt. Ich führe sie hier auf, weil ich sie als wertvolle Therapien betrachte.

Zusatzausbildungen:

1. Schematherapie

Therapieform: ***Schematherapie (4)***

Vertreter: Jeffrey E. Young

Methoden und Grundsätze: Die Schematherapie ist ein modernes Verfahren, das unterschiedliche therapeutische Strömungen miteinander kombiniert und aus der Verhaltenstherapie hervorgeht. Es wurden 18 Schemata definiert, die als Reaktionsstrategien auf kindliche Prägungen anzusehen sind (zum Beispiel: *Misstrauen, Scham, Isolierung, Abhängigkeit, unterentwickeltes Selbst, Anspruchshaltung, Bestrafen, Selbstaufopferung, überhöhte Standards).* Ziel der Therapie ist es, dem Klienten bewusst zu machen, welche Schemata er in seiner Biografie entwickelt hat und wie er dadurch in seiner aktuellen Lebenssituation beeinträchtigt wird. Im zweiten Schritt werden Lösungen erarbeitet, wie der Klient diese Muster unterbrechen und neue, konstruktive Verhaltensweisen und Einstellungen entwickeln kann. Auf diese Weise können aktuelle Probleme adäquat gelöst werden, die Selbstwirksamkeit erhöht sich.

2. Humanistische Psychotherapie

Therapieform: ***Gestalttherapie (5)***
Vertreter: Fritz und Laura Perls; Paul Goodman
Methoden und Annahmen: Der Mensch wird als Einheit von Körper, Geist und Seele angesehen. Die Gestalttherapie ermutigt, kreativ zu experimentieren. Deshalb wird sie gern in Verbindung mit erlebnisorientierten Methoden, wie Rollenspielen, Kunsttherapie und offenen Gruppentherapien, eingesetzt. Perls beobachtete, dass der Mensch in viele „Teile zersplittert" sei. Im Rahmen der Therapie erhält er die Möglichkeit, diese inneren Anteile zu erkennen, zu fühlen und auszudrücken, um sie später in der Ganzheit der Persönlichkeit wieder zu integrieren. Das therapeutische Vorgehen möchte die Selbstbestimmung, Würde und Selbstheilungskraft des Klienten fördern. Der Therapeut arbeitet beziehungsorientiert, wertschätzend und vermittelt dem Klienten bedingungslose Akzeptanz. Deshalb drängt er ihn auch nicht zu einer Veränderung. Stattdessen eröffnet er einen Raum, in dem der Klient sich selbst akzeptieren und Muster loslassen kann, die nicht mehr zu ihm passen. Er lässt es zu, persönlich berührt zu werden, anstatt eine „professionelle Distanz" zu wahren.

Therapieform: ***Klientenzentrierte Gesprächstherapie (6)***
Vertreter: Carl Rogers
Methoden und Annahmen: Diese Therapie ist beziehungsorientiert. Der Therapeut begegnet dem Klienten mit „bedingungsloser Wertschätzung" und schafft damit einen Vertrauensraum. Er hört mit „Empathie" aufmerksam zu, indem er das Gesprochene wiederholt und zusammenfasst. Der Therapeut verhält sich „kongruent", also offen, authentisch menschlich, anstatt sich hinter seiner Rolle zu verstecken. Auf diese Weise entsteht ein Raum für Wachstum und Weiterentwicklung. Der Therapeut vermeidet es, Ratschläge zu geben, weil er davon ausgeht, dass der Klient alle Antworten und Lösungen in sich selbst hat.

Therapieform: ***Transaktionsanalyse (7)***
Vertreter: Eric Berne
Methoden und Annahmen: Bei diesem Verfahren wird mit den Persönlichkeitsanteilen des „inneren Kindes", des „Eltern-Ichs" und des „inneren Erwachsenen" gearbeitet. Je nach Situation wechselt der Mensch in verschiedene Ich-Zustände. Es ist ein praktisches Modell, das sich in vielen Situationen einsetzen lässt. Es geht davon aus, dass der Mensch prägende Erfahrungen aus seiner Kindheit verinnerlicht und später als Teil seiner eigenen Persönlichkeit wahrnimmt. Im Zuge der Therapie werden einschränkende Prägungen bewusst gemacht und der Klient wird zu einer verstärkten Autonomie befähigt, indem er Bewusstsein über seine Persönlichkeitsanteile aufbaut.

3. Körpertherapie

Therapieform: ***Bioenergetik (8)***
Vertreter: Alexander Lowen
Methoden und Grundsätze: Lowen war Schüler von Wilhelm Reich, einem Begründer der Körpertherapie. Die Bioenergetik sieht eine Verbindung zwischen typischen Verhaltensweisen, innerem (emotionalen) Erleben, charakteristischen Körperhaltungen und muskulären Verspannungen. Im Therapieprozess wird mit folgenden Methoden gearbeitet: Vertiefung der Atmung, Anregung unwillkürlicher Körperbewegungen, Unterstützung beim emotionalen Ausdruck sowie die Integration von verdrängten Bewusstseinsinhalten. Das Verfahren wird eingesetzt bei Depressionen, Angst, PTBS, Burnout und sexuellen Empfindungsstörungen.

Therapieform: ***Achtsamkeitsbasierte Stressreduktion (MBSR) (9)***
Vertreter: Jon Kabat-Zinn
Methoden und Grundsätze: Das Therapieprogramm arbeitet mit achtsamer Körperwahrnehmung (Body Scan), Atemübungen aus dem Yoga, Sitzmeditation, Gehmeditation und Achtsamkeit im Alltag. Seine Wurzeln finden sich im Yoga und Buddhismus. Es wird verwendet für Patienten mit Depressionen, Angst, Burnout und Trauma.

4. Systemische Therapie

Therapieform: ***Systemische Therapie (10)***
Vertreter: Virginia Satir; Gregory Bateson; Bert Hellinger; Steve de Shazer; Paul Watzlawick; Franz Ruppert
Methoden und Grundsätze: Die Probleme und Beschwerden

des Klienten werden im sozialen Kontext (Familie, Arbeitskollegen) gedeutet. Es wird ein Genogramm (Ahnenstammbaum) bzw. ein Soziogramm (Gruppenstruktur) erarbeitet. Die systemische Therapie geht davon aus, dass Veränderungen des Einzelnen durch Impulse im System verursacht werden können und umgekehrt. Methoden: systemische Aufstellungen, Familienaufstellungen mit Stellvertretern oder Symbolen, Strukturaufstellungen (für Firmen und Organisationen) und die Arbeit mit real anwesenden Familienmitgliedern als Gruppe sowie die Metaphernarbeit. Die Anwendungsgebiete für die Familientherapie sind weitreichend. Teilweise wird mit einer Videoanalyse der Sitzungen gearbeitet. Alternativ wird die „Zwei-Kammer-Methode“ verwendet. Der Co-Therapeut beobachtet durch eine Einwegscheibe die Therapiesitzung und gibt Feedback. Ziel ist es, durch kluge Fragestellungen und (paradoxe) Interventionen eine Verbesserung der Interaktion innerhalb des Systems zu bewirken. Virgina Satir entwickelte die „Familienskulptur“, um Beziehungen innerhalb von Familien zu verdeutlichen und bearbeiten zu können. Familienaufstellungen sind zu einer weit verbreiteten Methode geworden.

5. Kunsttherapie

Therapieform: ***Kunsttherapie (11)***
Strömung: tiefenpsychologisch; anthroposophisch nach Rudolf Steiner; BioDanza
Methoden und Grundsätze: Die Kunsttherapie wird häufig in Gruppen und Kliniken angeboten. Dabei werden kreative Techniken wie das Malen, Gestalten mit Ton, Tanz, die Arbeit mit Collagen und Masken verwendet. Der kreative Ausdruck unterstützt die Verarbeitung von Emotionen und Erinnerungen, die nur schwer durch Worte auszudrücken sind.

Durch die Reflexion der eigenen Werke findet ein Austausch zwischen dem Klienten und seinen Bewusstseinsinhalten statt. Eine künstlerische Bewertung der Ergebnisse wird ausdrücklich vermieden. Die Techniken dienen lediglich als prozessunterstützendes Medium des seelischen Empfindens.

Therapieform: ***Musiktherapie (12)***
Methoden und Grundsätze: Ähnlich wie in der Kunsttherapie verwendet die Musiktherapie musikalische Elemente für therapeutische Zwecke. Dabei gibt es zwei unterschiedliche Möglichkeiten: 1. die rezeptive (empfangende) Musiktherapie (zum Beispiel mit Klangschalen, Gongs, Monochord, Trommel, Harfe) und 2. die aktive Musiktherapie, in der der Klient aufgefordert wird, selbst aktiv Musikinstrumente oder seine eigene Stimme auszuprobieren.

6. Transpersonale Psychotherapie

Therapieform: ***Prozessorientierte Psychotherapie (POP) (13)***
Vertreter: Arnold Mindell
Methoden und Grundsätze: Grundhaltung der Therapeuten: Offenheit, Neugier, Mitgefühl, Wertschätzung und Respekt für alle Anteile einer Person oder alle Strömungen einer Gruppe, innerliches Zurücktreten vom Geschehen, um das gesamte Bild wahrzunehmen, Anbindung an ein größeres Bewusstsein. In der Prozessarbeit wird immer an einer konkreten Fragestellung des Klienten gearbeitet. Es wird Träumen, Körpersymptomen und sozialen Konflikten eine Bedeutung zugemessen, die Aufschluss über das seelische Entwicklungspotential gibt. Arnold Mindell beschäftigte sich mit bewusstseinserweiternden Techniken alter Kulturen.

Therapieform: ***Psychosynthese (14)***
Vertreter: Roberto Assagioli
Methoden und Grundsätze: Die Grundlagen der Psychosynthese sieht der Begründer in der Psychoanalyse verbunden mit spirituellen Weisheitstraditionen. Die Psychosynthese arbeitet mit Teilpersönlichkeiten, inneren Bildern, dem höheren Selbst, Aufstellungen, Willensstärkung und spontanem Zeichnen. Die Methode ist lösungsorientiert und ressourcenstärkend. Sie möchte den Klienten unterstützen, eine ausgewogene, selbstverantwortliche Persönlichkeit zu entwickeln. Durch die Anerkennung des höheren Selbst (der Seele) distanziert sich die Psychosynthese von materialistisch geprägten Therapieverfahren und möchte zu einem ganzheitlichen Verständnis des Menschen beitragen.

Therapieform: ***Holotropes Atmen (15)***
Vertreter: Stanislav Grof
Methoden und Grundsätze: Durch das verbundene Atmen bewegt sich der Klient in veränderte Bewusstseinszustände mit dem Ziel, die eigene Ganzheit wiederzufinden. Die Technik arbeitet mit Begleitmusik, beschleunigtem und vertieftem Atmen, Malen und Austausch. Das Verfahren wird vorwiegend in Gruppen verwendet. Im Verlauf der bis zu 3-stündigen Sitzung steigen Emotionen an die Bewusstseinsoberfläche und es kommt zu einer „Katharsis“ (dem Wiedererleben verdrängter Erlebnisse). Während der Atemtherapie können die Geburt, die pränatale Phase oder frühe Kindheitserlebnisse erinnert werden. Außerkörperliche, transpersonale Erfahrungen wie Einheits- und Gipfelerlebnisse sind möglich. Das holotrope Atmen sollte nicht bei Patienten mit Persönlichkeitsstörungen verwendet werden.

Therapieform: ***Leben-zwischen-den-Leben-Therapie (16)***
Vertreter: Michael Newton
Methoden und Grundsätze: Newton ist promovierter Psychologe aus den USA und hat diese Methode in jahrzehntelanger Arbeit auf der Grundlage der Hypnotherapie entwickelt. Er führt Klienten durch Trance in frühere Leben und in die Phase zwischen den Leben. Dort erleben sich die Klienten als reines Seelenbewusstsein und erfahren ein tiefes Gefühl für den Sinn und Zweck ihres jetzigen Lebens. Newtons Bücher wurden in 30 Sprachen übersetzt, er gilt als Pionier bei der Erforschung der Geheimnisse des Lebens nach dem Tod. Seine Methode ist besonders für spirituell Interessierte wertvoll.

74. Lässt sich Hochsensibilität durch Psychotherapie abtrainieren?

Unerfahrene HSPs fühlen sich in der Anfangsphase der Auseinandersetzung mit ihrer Veranlagung meist frustriert. Sie meinen, wenn sie nicht hochsensibel wären, würden sie viel besser in der Gesellschaft klarkommen und hätten weniger Probleme. Deshalb wünscht sich ein Teil der Hochsensiblen, diese Eigenschaft am liebsten wieder loszuwerden. Sie laufen in die Therapiepraxis und möchten gern *robuster, widerstandsfähiger und weniger empfindlich* werden. Mir ist kein Therapieverfahren bekannt, das dies bewerkstelligen könnte. Die hochsensible Wahrnehmung lässt sich nicht wie ein Schalter *an- und ausknipsen*. Sie ist eine angeborene Veranlagung. Eine gelungene Psychotherapie sollte darauf ausgerichtet sein, die eigene Wesensart anzunehmen und wertzuschätzen. Hinter all den Problemen, die HSPs mit der

Hochsensibilität in Verbindung bringen, verbergen sich eine Menge wertvoller Gaben. Das Ziel einer Psychotherapie sollte ein an die eigenen Bedürfnisse ausgerichteter Lebens- und Arbeitsstil sein. Solange Sie gegen Ihre Natur handeln, werden Sie mit Problemen aller Art zu kämpfen haben. Natürlich lassen sich Strategien entwickeln, um mit Reizüberflutung umzugehen, doch diese sollten bei einem Hochsensiblen eher in der Vermeidung liegen als in einer unnötigen Konfrontation. Im Bereich der Emotionsregulation gibt es eine Vielzahl von Therapiemethoden, die dabei helfen, sich von dem Einfluss belastender Emotionen zu distanzieren. Die therapeutische Arbeit mit Gefühlen wie Schuld, Scham, Angst, Aggression, Eifersucht, Trauer, Enttäuschung oder Misstrauen kann Ihnen zu mehr Selbstvertrauen und Gelassenheit verhelfen. Sobald Sie Ihren Gefühlshaushalt in Balance bringen, werden Sie Ihre Hochsensibilität noch mehr zu schätzen wissen. Sie ermöglicht es Ihnen, in sozialen Situationen eine feine Wahrnehmung zu entwickeln, die für andere wie Hellsehen erscheinen mag. Je mehr Sie Ihre wahren Talente entdecken und pflegen, umso mehr werden Sie die Vorzüge Ihrer Hochsensibilität erkennen.

Impulsfragen

1. Habe ich meine Hochsensibilität vollkommen angenommen?
2. Möchte ich meine hochsensible Veranlagung loswerden?
3. Welche konkreten Probleme möchte ich in einer Psychotherapie lösen?

75. Meine bisherige Psychotherapie war nicht wirklich erfolgreich. Bin ich ein hoffnungsloser Fall?

In meinen Einzelberatungen stelle ich immer wieder fest, dass ein gewisser Prozentsatz von Klienten nur mit eingeschränktem Erfolg bereits an einer Psychotherapie teilgenommen hat. Teilweise scheint die Therapie nach einer gewissen Zeit (der Stabilisierung) nicht weiter voranzukommen. Ängste, Partnerschaftsprobleme und ungelöste Knackpunkte bleiben oft erhalten und frustrieren den Patienten. Viele Hilfesuchende schließen daraus, dass ihnen nicht zu helfen sei, oder akzeptieren den mehr oder weniger erfolglosen Therapieverlauf. Schuld- und Schamgefühle tun ihr Übriges, dass die Betroffenen meinen, sie seien selbst für diesen Misserfolg verantwortlich. Die Ursachen für einen unbefriedigenden Therapieverlauf können vielfältig sein.

Mangelnde Passung zwischen Patient und Therapeut

Wie ich bereits in Frage Nr. 72 besprochen habe, wirkt der Therapeut selbst stark auf den Therapieverlauf ein, egal welche Methode angewandt wird. So wie Ihnen im Privatleben einige Menschen unsympathisch erscheinen, kann auch die *Chemie* zwischen Ihnen und dem Therapeuten nicht stimmen. Können Sie sich in den Gesprächen nicht richtig öffnen, bleibt ein Großteil Ihrer Energie blockiert. Psychotherapie ist Beziehungsarbeit. Es ist entscheidend, ob Sie sich bei einem Mann oder einer Frau in Therapie begeben. Meistens gibt es da Präferenzen beziehungsweise Blockaden durch Verletzungen in der Kindheit. Gehen Sie dahin, wo Sie am meisten Vertrauen empfinden. Sollten Sie sich nun fragen, warum

Ihre Psychotherapie nicht zufriedenstellend verlief, ergründen Sie zunächst, ob Sie sich in Anwesenheit des Therapeuten wohlgefühlt haben. Konnten Sie sich öffnen? Fühlten Sie sich wertgeschätzt? Haben Sie die Sprache (Fachwörter, Erklärungen) Ihres Therapeuten verstanden? Ging der Therapeut auf Ihre Fragen und Wünsche ein? Half er Ihnen dabei, aktiv Lösungen für Ihre Probleme zu entwickeln? Je mehr Fragen Sie mit „Nein“ beantwortet haben, umso geringer sind die Chancen auf einen Therapieerfolg.

Das Psychotherapieverfahren passte nicht zur Problemsituation des Patienten

Nun kommt der zweite Faktor ins Spiel. Viele suchen einfach einen „Psychologen“, mit dem sie reden können. Sie sind sich nicht bewusst, dass es unterschiedliche Therapiemethoden gibt. Spätestens nach dem Durchschauen der Listen in Frage Nr. 73 dürfte Ihnen klar sein, dass jede Therapieströmung ein anderes Weltbild und Menschenverständnis hat. Es kann tatsächlich sein, dass das Verfahren nicht zu Ihrer Problemsituation gepasst hat. Dies kann sogar der Fall sein, wenn Sie zunächst gute Fortschritte gemacht und sich bei Ihrem Therapeuten wohlgefühlt haben. Doch irgendwann stagnierte es. Das offene Reden über Probleme und die Sicherheit eines Therapieplatzes wirken für viele Patienten schon stabilisierend. Trotzdem kann es geschehen, dass Sie das Gefühl haben, auf der Stelle zu treten. Einige Menschen brauchen mehrere Stationen, um wieder heil zu werden, oder mehr Zeit, um tieferliegende Verletzungen aufzuarbeiten. Haben Sie Ihre Psychotherapie abgebrochen oder unzufrieden beendet, fragen Sie sich, ob Sie bereit wären, einen zweiten Versuch zu wagen. Ich würde Ihnen empfehlen, niemals aufzugeben. Es gibt immer eine Lösung, nur manchmal vergehen Jahre, bis wir sie finden. Nehmen Sie sich Zeit, ausführlich unterschiedliche Therapieströmungen zu recherchieren. Finden Sie heraus, welche am besten zu Ihnen passen könnte. Fragen Sie ruhig zu Beginn der Probegespräche, ob Ihr Therapeut schon ähnliche Patienten hatte und ob er das Gefühl hat, Ihnen helfen zu können. Sprechen Sie mit Verwandten und Freunden, ob sie einen guten Therapeuten empfehlen können. Optimal wäre es, wenn er über Hochsensibilität Bescheid weiß.

Der Psychotherapeut als Projektionsfläche

Ein Mensch, der zur Psychotherapie geht, braucht Hilfe, weil er allein nicht mehr weiterkommt. Für viele Betroffene stellt dieser Schritt eine große Überwindung dar. Sie bereiten sich darauf vor, ihr Innerstes auszubreiten, und haben Angst davor, sich zu blamieren. Auch wenn sich die meisten Therapeuten um eine professionelle Distanz zum Patienten bemühen, nehmen sie in gewisser Weise eine Elternrolle ein. Tiefenpsychologisch ausgebildete Therapeuten sind sich dessen bewusst und arbeiten mit dem Spiel von „Übertragung" und „Gegenübertragung". Dies bedeutet, dass sie eine Wahrnehmung dafür entwickeln, wenn sich der Patient ihnen gegenüber so verhält und fühlt wie als Kind in der Gegenwart seiner Eltern. Wurde ein Mann von seinem Vater als Kind abgelehnt, wird er wahrscheinlich im Verlauf der Psychotherapie das Gefühl entwickeln, sein Therapeut würde ihn ebenfalls ablehnen. Therapeuten brauchen in dieser Hinsicht ein dickes Fell, denn sie sind ständig diesen Projektionen ausgesetzt. Unerfahrene Patienten können überhöhte Erwartungen stellen, die quasi überirdisch sind. Sie erhoffen sich förmlich, ihre Probleme würden *weggezaubert.* Daraus können massive Konflikte entstehen, die dazu beitragen, dass der Patient seine Therapie abbricht oder innerlich aufgibt. Besonders Ratsuchende, die als

Kinder Gewalt und Vernachlässigung erfahren haben, entwickeln äußerst hohe Ansprüche an den Therapeuten und sind maßlos enttäuscht, wenn er ihre Erwartungen nicht erfüllt. Sich an eine Vertrauensperson „auszuliefern", verursacht bei ihnen Alarm, da sie bereits in der Kindheit durch Autoritäten verletzt wurden.

Gehen Spiritualität und Psychotherapie Hand in Hand?

Ein weiterer Aspekt betrifft das Thema Religiosität. Hatte Ihr Therapeut eine innere Verbindung zu Spiritualität und Religion oder war er ein Rationalist? Hochsensible Mystiker (siehe Fragen Nr. 94-100), die in der Psychotherapie auf einen Therapeuten mit materialistischer Weltanschauung treffen, werden nicht über alles sprechen können, was sie bewegt. Eine Psychotherapie ohne tiefere Dimension wird vielen Hochsensiblen unvollständig erscheinen. Der Psychotherapeut ist ja der *Seelsorger* der Neuzeit. Doch in der akademischen Psychologie wird Spiritualität in Hinblick auf *Objektivität* und *Wissenschaftlichkeit* ausgeblendet. Therapeutische Verfahren, die in enger Verbindung mit Weltreligionen stehen oder aus dem Bereich „transpersonale Psychologie" und „Anthroposophie" stammen, können eine Brücke zwischen der irdischen und spirituellen Natur des Menschen bauen. Ein sehr bekannter Psychotherapeut und christlicher Theologe ist beispielsweise Eugen Drewermann, der es geschafft hat, die Tiefendimension des menschlichen Erlebens in den Therapieprozess miteinzubeziehen. Grundlegende Themen, die Menschen in Lebenskrisen stürzen, wie der Verlust von geliebten Menschen, die Frage nach der eigenen Seele oder das Leben nach dem physischen Tod finden in ganzheitlich orientierten Therapieverfahren ihren Platz. Weichen wir diesen existentiellen Fragen nicht länger aus, haben wir die Chance, innerlich ganz werden zu können.

Unentdeckte Traumatisierungen
Darüber hinaus gibt es eine weitere Therapieblockade, die für Therapeut und Patient sehr frustrierend sein kann. Es handelt sich um verdrängte Traumata.

76. Wie lässt sich ein Trauma erkennen und was hat das mit Hochsensibilität zu tun?

Im Laufe meiner Beratungstätigkeit bin ich zu der Überzeugung gelangt, dass mehr Menschen traumatisiert sind, als wir allgemein annehmen. Vergessen Sie Statistiken! Traumaquellen werden oft nicht erkannt, viele traumatisierte Menschen gehen gar nicht zur Psychotherapie oder können nichts darüber berichten, weil sie alles verdrängt haben. Lesen Sie dazu auch das Kapitel „Stress, Burnout und Trauma“ in meinem Buch *Hochsensibel – Was tun?* Fragen Sie sich nun, ob Sie selbst von einem Trauma betroffen sein könnten, lesen Sie meine Ausführungen genau durch. Folgende *Symptome* und *Ereignisse* innerhalb der Biografie können Hinweise auf Traumatisierungen geben:

- das Gefühl von Entfremdung von sich selbst
- starke, wiederkehrende Gefühle von Hilflosigkeit
- den eigenen Körper und die Gefühle nicht mehr spüren können (sich stumpf, leer, in Watte, schwebend, nicht existent fühlen bzw. Empfindungslosigkeit)
- Gefühle existenzieller Bedrohung ohne ersichtliche, äußere Gefahr
- starke innere Unruhe (Alarm)
- frühe Trennung von der Mutter (Bindungsschock, Abga-

be ins Heim, ausgesetzt werden, sofortige Trennung von der Mutter: Aufenthalt auf der Intensivstation)

- Tod eines geliebten Familienmitglieds
- frühe Operationen, lebensbedrohliche Erkrankungen mit Krankenhausaufenthalt (mit Komplikationen) oder räumliche Trennung von den Eltern (Aufenthalt in Spezialkliniken)
- fehlende Erinnerung an die Kindheit, Schulzeit oder Jugend
- Zwangshandlungen, Zwangsgedanken
- starke Ängste (vor Beziehungen, Nähe, Intimität)
- anhaltender Misserfolg im Beruf durch Versagensängste, wiederkehrendes Mobbing
- selbstzerstörerisches Verhalten, Selbstverletzungen bewusst am eigenen Körper herbeiführen
- Ablehnung durch die eigenen Eltern, Elternteile, die als Kinder selbst im Heim waren (und traumatisiert worden sind)
- Unsicherheit in Beziehungen, übertriebene Verlust- oder Bindungsängste
- trotz guter Auffassungsgabe: starke Prüfungsängste, Blackouts
- Versagensängste, überstarker und zerstörerischer *innerer Kritiker*
- Verlust von Geruchs- und/oder Geschmackssinn ohne Unfall oder medizinische Ursache
- sexuelle Übergriffe, Gewalt
- Mitgliedschaft in einer ausbeuterischen Sekte
- Therapiemisserfolge: Trotz guter Bemühungen kommen alte Probleme und Symptome wieder an die Oberfläche, was sehr frustrierend sein kann
- Existenzschuld, irrationale Schuldgefühle oder Ängste,

selbst gewalttätig oder aggressiv zu werden, sich selbst als böse zu fühlen
- wiederkehrende Albträume
- starke emotionale Reaktionen auf Trigger (Gerüche, Farben, Situationen und bestimmte Menschentypen verursachen irrationale Gefühle, Ängste und Panik)
- Bedürfnis nach Betäubung der starken Emotionen durch Alkohol oder andere Substanzen

Können Sie mehrere Punkte dieser Liste bestätigen und deutliche Einschränkungen in Ihrer Lebensqualität erfahren, wenden Sie sich an einen Traumatherapeuten. Da Traumata auf besondere Weise im Nervensystem verarbeitet werden, hilft es nicht, einfach nur darüber zu reden! Für Traumapatienten wurden spezifische Therapieverfahren entwickelt. Ein nicht behandeltes Trauma wird sich als Therapieblockade und dauerhafte Einschränkung im Lebensalltag erweisen. In der Praxis sieht es leider so aus, dass Traumapatienten oft einen langen Weg gehen müssen, um endlich die für sie passende Hilfe zu finden. Deshalb ist es wichtig, sich zu informieren.

Trauma und Hochsensibilität

Hochsensibilität ist eine genetische Veranlagung, die angeboren ist. Haben sich zusätzlich in der Biografie traumatische Ereignisse abgespielt, kann dies die Sensibilität verstärken. Ich würde in diesem Zusammenhang von einer *Hypersensibilisierung* sprechen. Es gibt unterschiedlich ausgeprägte Stufen der Sensibilität. Viele Traumapatienten entwickeln im Laufe ihres Lebens eine ausgeprägte Hochsensibilität, die zu verschiedenen Einschränkungen im Alltag führen kann. Gewalt oder traumatische Ereignisse in der Kindheit verändern das Nervensystem in Form einer verstärkten Sensibilisierung oder Abstumpfung. Ich persönlich bin nicht der Meinung, dass hochsensible Menschen leichter traumatisiert werden können als normalsensible. Ein Trauma stellt grundsätzlich eine Ausnahmesituation dar, die sich an der Schwelle zwischen Leben und Tod abspielt oder die psychische Autonomie eines Menschen durch Machtmissbrauch, Bestrafung und Gewalt extrem einschränkt. Traumatische Erlebnisse sind für jeden Menschen eine Überforderung. Auch Bindungstraumatisierungen (abrupte Trennung von einem Elternteil durch Tod, Adoption, Scheidung, Entführung oder Umgangsverweigerung) stellen eine enorme Irritation im emotionalen Teil unseres Gehirns dar und hinterlassen lebenslange Spuren. Genau diese Schattenthemen werden in den meisten Familien um jeden Preis unter den Teppich gekehrt, was das Leiden der Betroffenen verschlimmert. Deshalb sind sich viele traumatisierte Menschen lange Zeit gar nicht bewusst, dass sie psychotherapeutische Hilfe benötigen. Sollten sich im Verlauf einer Therapie oder im Rahmen von Selbsterfahrungsseminaren Traumasymptome zeigen, nehmen Sie sie ernst. In diesem Fall wird die Beschäftigung mit dem Thema „Hochsensibilität" allein nicht weiterhelfen.

Hochsensibilität tritt unabhängig von einer belasteten Kindheit auf

Dennoch lässt sich nicht einfach rückschließen, dass Hochsensibilität immer aus einem Trauma entsteht. Dies wäre eine zu sehr vereinfachte Erklärung und widerspricht dem aktuellen Forschungsstand. In ihrem Buch *Hochsensible Menschen in der Psychotherapie* gibt Elaine Aron interessante Einblicke in ihre Forschungsarbeiten an der Universität von Kalifornien in Santa Cruz. Sie schreibt auf Seite 293: *„Ein weiterer Eindruck aus den Interviews, der diesmal durch den Fragebogen* *zum Bindungsstil bestätigt wurde, war, dass etwa die Hälfte der Teilnehmer eine „ausreichend gute" Kindheit gehabt hatte, jedoch trotzdem eindeutig hochsensibel war – das heißt, ihre Sensibilität war nicht einfach eine Reaktion auf eine chronische Familiendysfunktion oder ein frühes Trauma. Diese hochsensiblen Interviewten mit einer guten Kindheit waren im Allgemeinen erfolgreich, ob im Studium oder im Beruf, und sahen viele Vorteile in ihrer Sensibilität, obwohl sie ihr Leben erheblich geprägt hatte. Ihre Geschichte enger Beziehungen war auch weitaus besser als die der Personen, die eine schwierige Kindheit gehabt haben."*

Impulsfragen

1. Habe ich Traumasymptome bei mir entdeckt?
2. Konnte ich darüber mit einem Psychotherapeuten sprechen?
3. Hatte ich bereits eine Traumatherapie oder eine Standardtherapie?

77. Welche Formen der Traumatherapie sind für Hochsensible interessant?

In der folgenden Tabelle finden Sie eine Auswahl verschiedener Traumatherapieverfahren. Für eine erfolgreiche Therapie steht an erster Stelle das Vertrauensverhältnis zwischen Therapeut und Patient. Zunächst muss eine tragfähige Beziehung aufgebaut werden, damit das therapeutische Geschehen fruchten kann. Deshalb sollte die persönliche Sympathie die erste Entscheidungsgrundlage bei der Suche nach einem Therapeuten darstellen. Informieren Sie sich zusätzlich im Internet oder durch Bücher noch ausführlicher über die unterschiedlichen Therapieformen, bevor Sie sich ernsthaft für eine entscheiden. Die Kosten für viele Methoden werden von den Krankenkassen (noch) nicht übernommen. Deshalb achten Sie darauf, ob der Therapeut eine Kassenzulassung hat. Die Regelungen sind in Deutschland, Österreich und der Schweiz teilweise sehr verschieden. Viele Psychotherapeuten arbeiten ohnehin nur in Privatpraxen, die von Selbstzahlern oder Privatversicherten aufgesucht werden. In manchen Fällen kann es durchaus sinnvoll sein, in den eigenen Geldbeutel zu greifen, besonders wenn es das finanzielle Polster zulässt. Auf diese Weise können Sie lange Wartezeiten verringern und genau die Therapie wählen, die Sie möchten. Ist Ihnen dies aus finanziellen Gründen nicht möglich, erkundigen Sie sich bei Ihrer Krankenkasse, welche Regelungen im Bereich der Traumatherapie gelten, wenn es um eine Kostenübernahme geht. Teilweise besteht die Möglichkeit, eine Traumatherapie im Rahmen der stationären Behandlung in einer psychosomatischen Klinik zu absolvieren. Klinikaufenthalte werden vom Rentenversicherungsträger übernommen und können mit Hilfe des Haus- oder Facharztes beantragt werden.

Therapieform: ***EMDR (1)***
Vertreter: Francine Shapiro
Methoden und Annahmen: Die Verarbeitung des Traumas wird mit Hilfe einer „bilateralen Stimulation“ unterstützt. Dabei leitet der Therapeut entweder Augenbewegungen (von links nach rechts) an oder initiiert die Stimulation durch Klopfen auf dem Körper, Aufbau eines sicheren inneren Ortes. Es wird zunächst eine Stabilisierung und danach eine Verarbeitung des Traumas angestrebt.

Therapieform: ***PITT (2) Psychodynamische imaginative Traumatherapie***
Vertreter: Luise Reddemann (aus der psychoanalytischen Therapie)
Methoden und Annahmen: Diese Methode ist für dissoziative Patienten (Borderline, PTBS) entwickelt worden und arbeitet mit folgenden Elementen: Anerkennung der Abwehrstrategien, Stabilisierung, Stärkung der Selbstregulation, Arbeit mit dem *inneren Team* (Persönlichkeitsanteilen), Distanzierung mit der *Bildschirmtechnik,* Arbeit mit dem *inneren Kind*, dem *sicheren Ort*, mit *den idealen Eltern*, imaginative Arbeit mit inneren Bildern und Gefühlen zur Selbstregulation. Das Verfahren wird häufig in Kliniken und von tiefenpsychologisch ausgebildeten Psychotherapeuten verwendet.

Therapieform: ***Emotional Mastery (3)***
Vertreter: Tom Stone und Deepen Ram
Methoden und Annahmen: Stone arbeitet mit Techniken zur Verarbeitung von belastenden Gefühlen, Traumata und langwierigen Störungen: 1. Silence-Technik (das Finden des *Auges im Orkan* der Gefühlswallung, von der Aufregung zur Ruhe), 2. Out-Technik (Distanzierungstechnik), 3. In-Technik (die Befreiung von überwältigenden Erfahrungen der Vergangenheit), 4. Locate-Technik (das Auffinden und Entfernen von emotionalen Erinnerungen im Körper). Diese Technik kann schnell erlernt werden und hilft bei der Verbesserung der Selbststeuerung. „Emotional Mastery" ist noch recht unbekannt und wird bisher noch nicht in Kliniken angewandt.

Therapieform: ***Somatic Experiencing® (4)***
Vertreter: Peter A. Levine
Methoden und Annahmen: Diese Therapieform wurde in den 1970er Jahren in den USA entwickelt. Sie versucht die biologischen Verarbeitungsschemata (jenseits des Verstandes) vollständig zu durchlaufen und somit abzuschließen, um Traumafolgen aufzulösen. Die Methode bezieht die körperlichen Reflexe und emotionalen Reaktionen mit ein: Aufbau von Ressourcen zur Verarbeitung, Verbesserung der Eigenregulation.

Therapieform: ***NARM™ (5) Neuroaffektives Beziehungsmodell***
Vertreter: Laurence Heller
Methoden und Annahmen: Das Verfahren wurde speziell für die Behandlung von Entwicklungstraumata und Bindungsstörungen entwickelt. Dabei handelt es sich um schädliche Ereignisse, die über längere Zeiträume auf Kinder einwirken. Traumaquellen sind in diesen Fällen oft die eigenen Eltern, die Gewalt ausüben oder selbst an einer psychischen Störung gelitten haben. Die Methode arbeitet ressourcenorientiert, körpertherapeutisch und jetztorientiert. Ziel ist die Wiederherstellung der Selbstregulationsfähigkeit. NARM hilft Klienten dabei, Abhängigkeits- und Autonomiekonflikte in Beziehungen besser zu verstehen und wieder Vertrauen in engen Beziehungen zuzulassen.

Therapieform: ***Ego-State-Therapie (6)***
Vertreter: Milton Erikson John und Helen Watkins
Methoden und Annahmen: Die Ego-State-Therapie ist eine noch recht junge und vielversprechende Therapie. Sie wurde für traumatisierte Menschen entwickelt, um starke innere

Konflikte, posttraumatische Belastungsstörungen, Borderline, Essstörungen oder Narzissmus zu therapieren. Das Modell beschreibt verschiedene Zustände des Ichs, den *Perfektionist, Antreiber, Kontrolleur, Anpasser* und *Moralist*. Darüber hinaus ist die Arbeit mit sogenannten „Täterintrojekten" möglich, jenen destruktiven, verinnerlichten Anteilen, die durch den Kontakt mit Tätern im Unterbewusstsein entstanden sind. Dazu gehören der „innere Kritiker", der „innere Verfolger", der „innere Zerstörer". Im Rahmen der sogenannten Ego-State-Therapie versucht der Therapeut nicht, die störenden Elemente in der Psyche *wegzutherapieren*, sondern in Form eines inneren Dialoges und von Bilderarbeit zu erlösen. Es ist ein entwicklungsorientierter Ansatz, der Elemente der Tiefen- und Hypnotherapie verbindet.

Therapieform: ***Hypnoanalytische Teilearbeit (7)***
Vertreter: Jochen Peichl
Methoden und Annahmen: Die hypnoanalytische Teilearbeit nach Dr. med. Jochen Peichl ist eine Weiterentwicklung der Ego-State-Therapie und eignet sich für die Therapie komplex traumatisierter Patienten. Sie kann teilweise mit EMDR kombiniert werden.

Therapieform: ***Schematherapie (8)***
Vertreter: Jeffrey E. Young
Methoden und Annahmen: Bereits in Frage Nr. 73 habe ich die Schematherapie vorgestellt. Sie ist für Traumapatienten gut geeignet, um neue Strategien für ihren Lebensalltag zu entwickeln. Deshalb wird sie auch für Patienten mit Borderline oder Narzissmus angewandt.

HOCHSENSIBLE KINDER

X.

78. Woran erkenne ich ein hochsensibles Kind?

Ich möchte Ihnen das hochsensible Kind bildlich als „Fühlerwesen“ vorstellen. Denken Sie an eine kleine Raupe oder einen Schmetterling. HSP-Kinder haben quasi Antennen oder Fühler auf dem Kopf, mit denen sie feinste Schwingungen aus ihrem Umfeld wahrnehmen. Wie ein Seismograph reagieren sie auf Veränderungen, Temperaturen, Gerüche, Menschen, Tiere und Situationen mit höchster Empfindlichkeit. Auch das Gefühlsleben dieser Kinder ist intensiv. Sie sind Fühler im doppelten Sinne und in ihrem Wohlbefinden stark von ihrer Umwelt abhängig, da sie harmonie- und gerechtigkeitsliebend sind. Die Fühlerwesen lieben es, in Kontakt mit Pflanzen und Tieren zu sein, ihre Verbindung zur Natur ist groß, auch das Interesse an Technik und Erfindungen kann ein wichtiges Thema für sie sein. Genauso wie ein Schmetterling Schaden nimmt, wenn er am Flügel zu grob berührt wird, brauchen hochsensible Kinder zarte Berührungen. Sie sind selbst vorsichtig im körperlichen Kontakt und überwiegend scheu und schüchtern. Die Fühlerwesen lieben Musik und feine Kunst. Ihre Fantasie ist ebenso wie ihre Empathie ausgeprägt. Schnell nehmen sie telepathische Informationen aus ihrem Umfeld auf und schwingen emotional mit. Lesen Sie sich einfach folgende Aussagen durch. Welche treffen auf Ihr Kind zu? Zählen Sie am Ende zusammen, wie viele Male Sie mit Ja geantwortet haben.

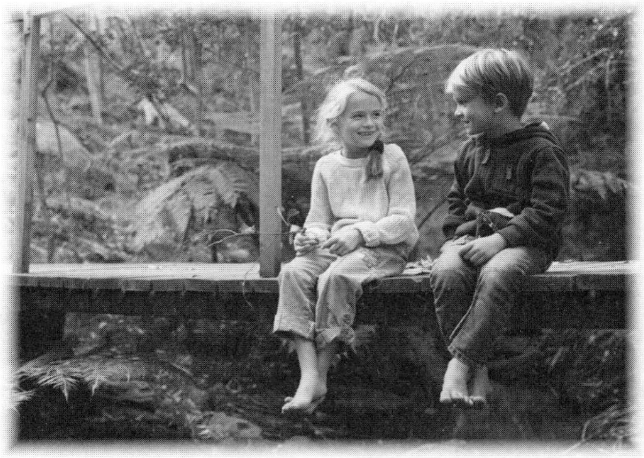

Test für Kinder

1. Das Kind liebt es, eher ruhige Spiele zu spielen, und ist gern in der Natur draußen.
2. Es ist eher schreckhaft.
3. Das Kind reagiert irritiert und ängstlich auf laute Geräusche.
4. Es wirkt innerhalb der Familie harmonisierend und ausgleichend. Bei Streit vermittelt es und liebt Harmonie.
5. Das Kind ist kreativ und musisch veranlagt.

6. Es stellte schon früh ungewöhnliche Fragen über das Leben und die Natur.
7. Das Kind macht sich schnell Sorgen um andere Menschen oder ist besorgt um ein Tier.
8. Es ermüdet schnell, wenn zu viele Eindrücke auf es einwirken.
9. Das Kind kann Hunger schlechter ertragen als andere Kinder.
10. Als Kleinkind reagierte es empfindlich auf kratzende Stoffe.
11. Es braucht viel Sicherheit und Geborgenheit, manchmal deutlich mehr als andere Kinder in seinem Alter oder als Geschwister.
12. Das Kind hat einen starken Gerechtigkeitssinn.
13. In der Schule fühlt es sich teilweise überfordert, wenn es zu laut ist.
14. Im Kindergarten zieht sich das Kind häufig zurück, um allein zu spielen.
15. Das Kind zeigte früh Verantwortungsbewusstsein.
16. Es hat Schwierigkeiten, mit größeren Veränderungen klarzukommen.
17. Das Kind weint schneller als andere Kinder in seinem Alter und ist emotional leicht zu beeindrucken.
18. Es bemerkt, wenn andere Menschen in seiner Umgebung unglücklich sind oder leiden.
19. Das Kind neigt dazu, beim Friseur zu weinen und Angst zu haben.
20. Es nimmt kleine Details sehr gut wahr.
21. Das Kind ist beim Essen eher vorsichtig und teilweise wählerisch.

22. Rhythmische, langsame Bewegungen beruhigen es, während schnelle Bewegungen zu Irritationen führen können, zum Beispiel Übelkeit beim Autofahren.
23. Das Kind ist eher introvertiert und schüchtern im Kontakt mit neuen Menschen.
24. Es versucht, Dinge genau und richtig zu machen.
25. Das Kind hat eine reiche Fantasie.
26. Als Jugendlicher fällt es als Spätentwickler auf, es ist etwas später in der Pubertät und interessiert sich später als die Gleichaltrigen für Jungen oder Mädchen.
27. Das Kind/der Jugendliche hat nur wenige enge Freunde. Dafür pflegt es den Kontakt intensiv.

Auswertung
Sollten Sie mehr als 12-mal mit Ja geantwortet haben, ist Ihr Kind wahrscheinlich hochsensibel. Je mehr Punkte auf Ihr Kind zutreffen, umso sicherer ist das Ergebnis. Zusätzlich können Sie noch einmal zurückblättern zur Frage Nr. 2. Dort habe ich die vier Hauptmerkmale von Hochsensiblen nach Dr. Elaine Aron zusammengefasst.

79. Auf welche Punkte sollten die Eltern eines hochsensiblen Jungen achten?

Wie Sie den Zugang zur emotionalen Verletzlichkeit Ihres Kindes bewahren

Besonders hochsensible Jungen brauchen Ermutigung, sie selbst zu sein. Erlauben Sie Ihrem Sohn, Gefühle und Verletzlichkeit zu zeigen, anstatt ihm zu vermitteln, dass „Indianer keinen Schmerz kennen“. Die Ablehnung von körperlicher Gewalt kann sich bereits früh zeigen und spricht für eine hohe emotionale Intelligenz. Hochsensible Männer haben zeit ihres Lebens damit zu kämpfen, dass sie das männliche Protzgehabe und die Aggressionsausbrüche anderer Männer nicht nachvollziehen können. Deshalb ist es wichtig, dass Sie Ihrem hochsensiblen Jungen Ihre liebevolle Akzeptanz vermitteln. Der Vater eines hochsensiblen Sohnes kann sich durch die feinfühlige Veranlagung seines Sprösslings verunsichert fühlen. Egal ob er selbst hochsensibel oder normalsensibel ist, seine eigenen Prägungen in Bezug auf Männlichkeit stehen im krassen Widerspruch zu den Eigenheiten seines hochsensiblen Jungen. Der offene Ausdruck von verletzlichen Gefühlen wie Zärtlichkeit, Nähe- und Trostbedürfnis, Angst, Trauer und Verlust ist für Männer und Jungen noch heute mit Hemmungen verbunden. Emotional verschlossene Väter haben deshalb Schwierigkeiten, mit den Gefühlsäußerungen ihrer Kinder klarzukommen. Dies ist besonders schade, denn genau diese Regungen sind gesund und authentisch. Sie sind der Ausgleich für Aggressionen und „Bockigsein“. Helfen Sie Ihrem Sohn, in Kontakt mit diesen Gefühlen zu bleiben, und leben Sie ihm vor, dass man(n) damit schon fertigwird. Schaffen Sie ein sicheres, emotionales Zuhause, in dem er auch weinen darf. Es besteht kein Grund, diese Gefühle zu unterdrücken oder zu verstecken.

Eine sichere Bindung zur Mutter erlauben

Jungen mit einer starken Bindung zur Mutter finden sich schneller, als ihnen lieb ist, in Situationen, in denen es zu einer Konkurrenzsituation mit dem Vater kommen kann. Oftmals wird in diesen Momenten der Mutter vorgeworfen, sie würde ihren Sohn *„verwöhnen und verhätscheln“*, obwohl sie nur seine natürlichen Grundbedürfnisse nach Nähe und Sicherheit erfüllen möchte. Eine gesunde Bindung kann nicht „zu stark“ sein. Sie gehört zur natürlichen Entwicklung von Kindern. Tatsächlich kann der Vater des Kindes Eifersuchtsgefühle empfinden: Denn nun muss er seine Frau mit ihm teilen. Kinder können sehr fordernd sein, wenn es um ihre Bedürfnisse geht. Dies sind die Konstellationen, in denen sich Streit zwischen den Eltern entwickelt. Meist mischt sich die Großelterngeneration auch noch ein und betrachtet das Ganze mit einer veralteten Brille. Überlegen Sie genau, was jetzt das Richtige für das Kind ist, auch wenn das bedeutet, gewohnte Erziehungsmuster hinter sich zu lassen. Lassen Sie es als Mutter nicht zu, dass Ihre Instinkte von Verwandten infrage gestellt werden, und vertrauen Sie in allen Situationen auf Ihr innerstes Gefühl.

Förderung der wahren Talente

Hochsensible Jungen sind wunderbare Kinder, die viel Liebe und Lebendigkeit in eine Familie bringen können. Helfen Sie einem hochsensiblen Jungen, positive Vorbilder zu finden. Viele von ihnen sind besonders musisch oder kreativ begabt und können in diesen Bereichen ihre Stärken ausleben. In diesen Fällen sind die klassischen Fertigkeiten wie handwerkliches Geschick oder Sportlichkeit unter Umständen eingeschränkt. Solche Kinder haben die berühmten „zwei linken Hände“. In veralteten Familienstrukturen wird diese Begabungsverteilung schnell zu einem Makel, den der Junge nicht abschütteln kann. Doch wer sagt, dass jeder Mann ein Bauarbeiter, Handwerker oder Sportler werden muss? Unsere Gesellschaft hat viele kreative, intellektuelle und soziale Berufe hervorgebracht, sodass es genügend Platz gibt, um diese Talente beruflich nutzbringend umsetzen zu können. Verabschieden Sie sich bitte von diesen alten Klischees, sie bringen nur Frustration und Stress mit sich.

Jungen brauchen positive, männliche Vorbilder
Wenn die Eltern getrennt sind, wäre es wichtig, eine väterliche Ersatzfigur zu finden und dem Kind zu ermöglichen, seinen Vater regelmäßig zu sehen. Leider lässt sich dies in der Praxis nicht immer leicht umsetzen. Jede zweite Ehe wird mittlerweile geschieden und der Zusammenhalt in den Familien wird schwächer. Leider hat sich das Vaterdefizit schon seit vielen Generationen für Jungen bemerkbar gemacht. Im 20. Jahrhundert waren es die beiden Kriege, die die Väter den Familien entrissen haben. Deshalb fühlen viele Männer tief in sich eine Leere. Sie sind unsicher, ob sie ihren Kindern ein guter Vater sein können, weil er ihnen selbst gefehlt hat. Um diesen Verlust väterlicher Energie zu überwinden, brauchen wir soziale Netzwerke im realen Leben, in denen Kinder Zugang zu positiven männlichen Vorbildern haben.

Impulsfragen

1. Welche Werte möchte ich meinem hochsensiblen Sohn / Enkel vermitteln?
2. Hat mein hochsensibler Junge noch Zugang zu verletzlichen Gefühlen und Tränen?
3. Fühle ich mich als Mutter unter Druck, meinen hochsensiblen Sohn strenger zu erziehen, als ich möchte? Werde ich als „Glucke“ bezeichnet?
4. Wie fühle ich mich als Vater eines hochsensiblen Jungen?
5. Welche Talente hat mein hochsensibler Sohn?
6. Wird mein hochsensibler Junge in unserer Familie so akzeptiert, wie er ist?

7. Wie ist die Beziehung zwischen dem Sohn und seinem Vater?
8. Hat er positive männliche Vorbilder?
9. Wie habe ich meinen eigenen Vater in Erinnerung?

80. Ist Hochsensibilität nicht dasselbe wie ADHS?

Noch immer hält sich dieser Mythos hartnäckig in verschiedenen Kreisen. Ich kann diese Frage ganz klar mit NEIN beantworten. Es wäre fatal, Hochsensible in die ADHS-Schublade zu stecken. Hochsensibilität ist keine Erkrankung, wie ich schon mehrfach in diesem Buch erläutert habe. Deshalb gibt es keine Diagnose dafür. Zu behaupten, dass Hochsensibilität dasselbe wie ADHS sei, ist schlichtweg falsch. Hinter dem Begriff ADHS steckt eine Ansammlung von Symptomen, die im Zusammenhang mit vielen anderen psychischen Erkrankungen auftreten können. Aus diesen Gründen ist die Diagnostik von ADHS von vielen Fachpersonen immer wieder kritisiert worden. Viele Eltern glauben mittlerweile, dass ADHS gar nicht existiert und eine Erfindung ist. Angeheizt wurde diese Diskussion durch die stetig ansteigende Zahl der Diagnosen und die massenhafte Verordnung von Psychopharmaka. Im Jahr 2012 trat der amerikanische Psychiater Leon Eisenberg eine Lawine los, die er kurz vor seinem Ableben durch ein Interview in Gang brachte. Eisenberg gilt als einer der Köpfe, die ADHS als Diagnose für psychische Erkrankungen im Kindesalter auf den Weg brachten. Das Interview mit dem Medizinjournalisten Jörg Blech fördert Eisenbergs Einschätzung zutage, dass ADHS ein *„Paradebeispiel für eine fabrizierte Erkrankung“* sei, wie die FAZ (1) am 16.2.2012 veröffentlichte. Im selben Artikel wurde überraschend deutlich, dass viele ADHS-Diagnosen schlichtweg falsch sind. Ulrike Lehmkuhl, eine anerkannte Expertin auf dem Gebiet und Direktorin der psychiatrischen Kinderklinik an der Berliner Charité, berichtete, dass sie in 9 von 10 Fällen bereits gestellte ADHS-Diagnosen revidieren müsse. In diesen Fällen vergibt sie andere Diagnosen zu Verhaltensauffälligkeiten. Im selben Artikel wird Prof. Dr. Glaeske von der Universität Bremen erwähnt. Er schätzt, dass etwa 250.000 Kinder in Deutschland Ritalin einnehmen. *Vier von fünf Kindern mit ADHS würden ausschließlich mit Medikamenten therapiert.* Die einseitigen Behandlungsmethoden und die vernachlässigte Ursachenforschung stellen in meinen Augen das größere Problem dar. Wenn die Diagnostik von ADHS gar nicht so zuverlässig in der Praxis abläuft, wie zu erwarten wäre, welchen Wert hat sie? Erhält Ihr Kind eine solche Diagnose, nehmen Sie dies als Startschuss für eigene Recherchen. In jedem Fall besteht Handlungsbedarf. Angesichts der umstrittenen Rahmenbedingungen für die Diagnosen dürfen Sie ruhig genauer hinschauen. Durch meine eigene Beratungstätigkeit für Eltern kann ich bestätigen, dass es viele Familien gibt, die Kinder mit ADHS-Symptomen haben, und dass der Leidensdruck für alle Familienmitglieder groß ist. Die Einschränkungen der Kinder sind real existierend und keine Einbildung. In meinem Buch *Hochsensibel – Was tun?* können Sie ausführlich über die vielfältigen Ursachen und alternativen Behandlungsmöglichkeiten von ADHS-Symptomen nachlesen. In vielen Familien ist das Kind ein *Symptomträger,* der tieferliegende Probleme des Familiensystems sichtbar macht. In diesen Fällen sollten beide Elternteile in den Therapieprozess aktiv mit einbezogen werden. Oftmals verbergen sich ungelöste Konflikte hinter den Verhaltensauffälligkeiten des Kindes.

Konzentrationsschwierigkeiten?
In vielen Gesprächen werde ich gefragt, ob Konzentrationsprobleme Teil einer hochsensiblen Veranlagung seien. Dies kann ich aus meiner persönlichen Erfahrung und der Arbeit mit Klienten nicht bestätigen. Konzentrationsprobleme treten höchstens als Begleiterscheinung im Burnout auf, weil die allgemeine Leistungsfähigkeit bei dieser Erkrankung deutlich herabgesetzt ist.

In der folgenden Tabelle finden Sie eine Gegenüberstellung von Gemeinsamkeiten und Unterschieden zwischen ADHS und Hochsensibilität.

Merkmal	Hochsensible Kinder	Kinder mit ADHS-Symptomen
Spielverhalten	sehr fantasievoll, kreativ, kann sich lange mit einem Spiel beschäftigen, mag ruhige Spiele, Naturmaterialien, künstlerische Tätigkeiten, mag sich nicht so gern dreckig machen, niedrige Risikobereitschaft, überlegt, bevor es handelt	sehr fantasievoll, mag gern körperliche Spiele, etwas grob, sprunghaftes Spielverhalten, ändert gern Regeln, erträgt es nicht zu verlieren, Verletzungsgefahr, handelt impulsiv, hohe Risikobereitschaft, ist fasziniert von Computerspielen mit hohem Tempo und Belohnungssystemen

Merkmal	Hochsensible Kinder	Kinder mit ADHS-Symptomen
Sozialkontakt	hat wenige, aber dafür tiefe, lang anhaltende Freundschaften, vorsichtig im Sozialkontakt, fühlt sich in großen Gruppen nicht so wohl, wirkt eher schüchtern, 30 % sind extrovertiert, schreckhaft, starker Gerechtigkeitssinn	fühlt sich oft als Außenseiter, öfter in Raufereien verwickelt, teilweise isoliert, starker Gerechtigkeitssinn, findet schnell Kinder mit ähnlichen Vorlieben und Persönlichkeiten, Gefahr von Freundschaftsabbrüchen wegen Konflikten
Körperkontakt	mag Körperkontakt, aber keine groben Berührungen, kuschelt gern, einige HSP-Kinder empfinden den Körperkontakt jedoch als zu intensiv	Körperkontakt stürmisch, ungestüm, tollpatschig, aber kuschelig, es fehlt manchmal an Feingefühl für das Gegenüber
Sorgfalt	hohe Sorgfalt, Blick für Details, erkennt Fehler, zweifelt eher an sich, vorsichtig, genau	niedrige Sorgfalt, Flüchtigkeitsfehler, erkennt eigene Fehler (z. B. beim Lernen) nicht, Vergesslichkeit, verliert Dinge

Merkmal	Hochsensible Kinder	Kinder mit ADHS-Symptomen
Kommunikation	die Sprache spiegelt schon früh die tiefsinnigen Gedankengänge wider, sucht Harmonie und Ausgleich, nimmt eher Rücksicht	redet viel, unterbricht andere, kann sich nicht stoppen, kann schlecht warten, sehr impulsiv, Redefluss „vom Hölzchen aufs Stöckchen“, steht gern im Mittelpunkt
Routine, Rituale	mag Routinen und Rituale, mag keine abrupten Veränderungen	Routinen (besonders bei Körperpflege) scheinen nur schwer zu etablieren zu sein
Konzentration	kann sich sehr gut (auch allein) konzentrieren, bleibt länger an Aufgaben dran, Bereitschaft für autodidaktisches Lernen	hat Schwierigkeiten, sich zu konzentrieren und Dinge zu Ende zu bringen, braucht engmaschige Anleitung, die Gedanken schweifen ab
Wissen und Lernen	lernt meist gern, hat vielfältige Interessen, stellt tiefgründige Fragen, Möglichkeit zu Hochbegabung, häufig fühlt sich das Kind zu kreativen und musischen Tätigkeiten hingezogen	Lernschwierigkeiten, geringe Motivation, oft LRS oder Dyskalkulie, auch Kombination mit Hochbegabung möglich, durch die Lernschwierigkeiten eher Haupt- oder Realschulabschluss, teilweise Sonderschule

Merkmal	Hochsensible Kinder	Kinder mit ADHS-Symptomen
Fühlen	kann Emotionen fühlen, tiefe Gefühle möglich, hohe Verletzbarkeit, nah am Wasser gebaut, anfällig für soziale Gefühle wie Scham, Angst, Schuld, Empathie für andere Kinder und Erwachsene, zeigt schon früh emotional reifes Verhalten	intensives, impulsives Gefühlsleben, schnell verletzt, Wutausbrüche, erträgt keine Langeweile, fühlt sich schnell ungerecht behandelt, niedrige Frustrationstoleranz, oft gepanzert gegenüber verletzlichen Gefühlen, daher Anpassungsschwierigkeiten, wirkt egozentrisch
Reizverarbeitung	Reizoffenheit, Zustände von Überstimulierung mit Rückzugsbedürfnis, Empfindlichkeit gegenüber kratzigen Stoffen, Lärm, Licht, Gerüchen, eher schmerzempfindlich	leichte Ablenkbarkeit durch Außenreize, starke innere und motorische Unruhe, teilweise Wahrnehmungsdefizite, Schmerzunempfindlichkeit, den eigenen Körper nicht richtig wahrnehmen, Ausblenden von Hitze oder Kälte

81. Ist Hochsensibilität nicht dasselbe wie (Asperger-)Autismus?

Auch diese Frage muss ich ganz klar mit „Nein“ beantworten. Der größte Unterschied zwischen einem hochsensiblen und einem autistisch veranlagten Menschen ist der Faktor „Empathie“. Hochsensible sind empathisch bis hochempathisch. Autistische Menschen haben mit sozialen Interaktionen Schwierigkeiten und Probleme, den Gesichtsausdruck anderer Personen richtig zu deuten. So entstehen Komplikationen im zwischenmenschlichen Bereich. Generell vermeiden sie Augen- und teilweise Körperkontakt. Je nach Ausprägung kann ein Asperger-Autist hochintelligent sein und studieren, während ein klassisch autistisches Kind eher in Richtung Lernbehinderung tendiert. Deshalb wissen viele von einem leichten Autismus Betroffene gar nicht, dass sie so veranlagt sind. Meistens zeigen sie die Einschränkungen erst im mittleren Erwachsenenalter, wenn es um Heirat und Familiengründung geht. Hochsensible im Gegensatz dazu sind geradezu Meister darin, die Gesichter anderer Menschen zu lesen, und in der Lage, Gefühlszustände anderer Personen mit Leichtigkeit zu erkennen. Sie sind besonders im zwischenmenschlichen Bereich begabt, die Bedürfnisse anderer Menschen zu erkennen, selbst wenn diese es gar nicht aussprechen. Die einzige Gemeinsamkeit zwischen Hochsensibilität und Autismus besteht in der Anfälligkeit für Reizüberflutung. In meinem Buch *Hochsensibel – Was tun?* finden Sie eine ausführliche Tabelle, in der ich noch detaillierter auf die Besonderheiten des Autismus-Spektrums eingehe und es mit Hochsensibilität und ADHS vergleiche.

82. Wie kann ich meinem hochsensiblen Kind helfen, selbstbewusster zu werden?

Besonders hochsensible Kinder verhalten sich eher zurückhaltend und schüchtern. Bei der Entwicklung von Selbstbewusstsein brauchen Kinder die Unterstützung ihrer Familie. Das Selbstbild eines Kindes formt sich wie ein Abdruck durch die Gesten, Blicke, Gefühle und Worte seiner Eltern. Hochsensible Kinder nehmen feinste Regungen ihrer Eltern wahr und empfangen empathisch jede nonverbale Botschaft, egal ob positiv oder negativ. Wenn Sie als Elternteil ebenfalls hochsensibel sind, ist es wichtig, dass Sie mit gutem Beispiel vorangehen. Entwickeln Sie Eigenliebe, praktizieren Sie Wertschätzung für sich und für das Kind. Viele Mütter stellen ihre Kinder auf ein Podest und verzichten auf ihre eigenen Bedürfnisse. Wenn Sie als Mutter das Rollenbild vorleben, sich für die Familie aufzuopfern, geben Sie die falschen Signale an Ihre Kinder weiter. Es ist nicht nur wichtig, den Kindern Liebe zu schenken, sondern auch sich selbst. Akzeptieren Sie Ihre eigene Hochsensibilität und vermitteln Sie Ihrem Kind, welche Gaben damit verbunden sind.

Die Bedeutung liebevoller Aufmerksamkeit

Aufmerksamkeit, Liebe und eine sichere Bindung sind für Kinder so wichtig wie Sonne, Wasser und Erde für wachsende Bäume. Um ihr volles Potenzial entwickeln zu können, brauchen Kinder spezielle Rahmenbedingungen, die es ihnen erlauben, selbstsicher zu werden. Die Seele des Kindes hat in erster Linie das Bedürfnis, wahrgenommen zu werden. Das Kind möchte erkannt werden, so wie es ist. Folglich ist Aufmerksamkeit das „Zahlungsmittel" in der Liebe. In einer

Ehe würden Sie sich auch fragen, was nicht stimmt, wenn Ihr Partner Sie nicht mehr beachtet. Unterschätzen Sie nicht die Wichtigkeit liebevoller Zuwendung! Dies ist eine der wichtigsten Voraussetzungen für die gesunde Entwicklung von Kindern. Schaffen Sie Gelegenheiten, um spielerisch Zeit mit ihnen zu verbringen. Dazu gehören Spielenachmittage, Ausflüge in die Natur oder Kuscheln. Egal wie „negativ" Ihr Kind sich verhält, versuchen Sie, ihm einen Vorschuss liebevoller Fürsorge zu geben, um den Teufelskreis im Kampf um Aufmerksamkeit zu durchbrechen. Wenn sich Ihr Kind durch „gutes" Benehmen Ihre Liebe verdienen muss, warten Sie in schwierigen Phasen manchmal umsonst. Dadurch wird es alarmiert und sich möglicherweise noch „negativer" benehmen, weil es Ihre Zuwendung braucht. Deshalb wird das Kind auch Aufmerksamkeit in Form von Schimpfen in Kauf nehmen, um überhaupt wahrgenommen zu werden. Kinder, die in der Schule als Klassenclown auffallen, schreien nach Liebe, es ist ein verzweifelter Hilferuf. Beginnen Sie damit, „schwierige" Verhaltensweisen (wie Wutausbrüche) nicht mehr zu bewerten, indem Sie Kommentare wie *„Du bist ungezogen!"* abgeben. Versuchen Sie stattdessen, diese neutral zu beschreiben und die Gefühle dahinter zu erkennen. Dadurch vermeiden Sie, das Kind zu beschämen. Sagen Sie: *„Ich sehe, du bist jetzt sehr aufgeregt und ärgerlich!"* Wenn Sie die Gefühlswelt des Kindes empathisch wahrnehmen und adressieren, fühlt es sich von Ihnen verstanden und nicht gemaßregelt. Dies schafft Nähe und Vertrauen. Beginnen Sie damit, sich in die Welt des Kindes hineinzufühlen. Auf diese Weise wird es sich beruhigen, anstatt mit Ihnen zu *kämpfen.* Geben Sie ihm die Erlaubnis, seine Gefühle authentisch auszudrücken: Trauer und Tränen, Wut und Aufgeregtheit, Neugier, Wissensdurst, Enttäuschung und Schmerz, Freude und Lebendigkeit. Im Bemühen um eine gute Erziehung dürfen Sie „negative“ Verhaltensweisen des Kindes ignorieren. Dadurch werden sie weniger interessant. Vermeiden Sie auf der anderen Seite, das Kind selbst durch Ignorieren zu bestrafen. Das Durchtrennen des liebevollen Bandes elterlicher Aufmerksamkeit alarmiert die Kinder zutiefst und führt über kurz oder lang zu weiteren Irritationen und unerwünschten Nebenwirkungen.

Impulsfragen

1. Schenke ich meinem Kind bedingungslose, liebevolle Aufmerksamkeit?
2. Wie reagiere ich, wenn sich mein Kind „negativ“ verhält?
3. Wie geht unsere Familie mit Gefühlen um?
4. Wurde ich selbst als Kind mit Liebesentzug von meinen Eltern bestraft? Wie habe ich mich damals gefühlt?
5. Welche Strategien hat mein Kind entwickelt, um Aufmerksamkeit auf sich zu ziehen?

83. Wie reagieren hochsensible Kinder auf Reizüberflutung?

Reizüberflutung kann durch Lautstärke, Menschenmengen, zu viele Eindrücke auf der Straße, beim Einkaufen oder in Schulklassen entstehen. Die typischen Reaktionen darauf sind bei Kindern:

- Rückzug
- Flucht
- Weinen
- aufgewühlt sein

- innere Unruhe
- Einschlafschwierigkeiten
- Kopfschmerzen
- Erschöpfung
- Übelkeit, Bauchschmerzen
- Konzentrationsprobleme und Ablenkbarkeit

Wenn das Kind die Möglichkeit erhält, sich nach Reizüberflutung in Ruhe zurückzuziehen, kann es sich wieder regenerieren.

84. Welche Empfehlungen gibt es für hochsensible Kinder bei der Nutzung der neuen Medien?

Moderne Technologie umgibt uns überall

Ein Leben ohne Technik ist heute für uns nicht mehr vorstellbar. Immer früher kommen Kinder mit Computer, Handy, Laptop, PC-Spielen und Internetzugang in Kontakt. Spätestens in der Schulzeit entwickelt sich ein mächtiger Sog, der ihnen suggeriert, sie müssten ein Handy besitzen, damit sie mit ihren Klassenkameraden in Kontakt bleiben können. Auf dem Schulhof tauschen sich die Schüler darüber aus, welche Computerspiele sie haben und welche neuen Spielereien auf den *Smartphones* möglich sind. Die Internetforen, sozialen Netzwerke und Chatrooms locken Millionen von Nutzern zu sich. Im Grunde genommen könnten sich Kinder und Jugendliche 24 Stunden am Tag mit diesen Angeboten beschäftigen, ohne dass auch nur eine Minute Langeweile entstehen würde. Der Streit um die Nutzung der neuen Medien bedeutet für viele Eltern mittlerweile Erziehungsstress. Die Diskussionen darüber laufen tagtäglich ab. Das übersteigerte Konsumverhalten der Kinder treibt die Eltern in die Verzweiflung. Sie fühlen sich wie in einem aussichtslosen Kampf, den sie nicht gewinnen können, und lassen deshalb ihre Kinder gewähren. Leider geben viele Elternpaare selbst kein gutes Vorbild in dieser Hinsicht ab. Auch sie sind längst zum Dauernutzer geworden. Es ist schon lange durch Studien bekannt, dass die Kinder von heute einen eklatanten Bewegungsmangel haben. Sie gehen viel weniger nach draußen als frühere Generationen und sind meist motorisch unterentwickelt, weil sie stundenlang vor ihren Geräten hocken. Doch das ist nur die Spitze des Eisbergs der ganzen Problematik. Immer mehr Medienprodukte sind multifunktional, deshalb lassen sich Spiel und Kommunikation kaum noch auseinanderhalten.

Grenzen setzen und Kinder in digitalen Welten begleiten
Da hochsensible Kinder besonders empfindlich auf Reizüberflutung reagieren, sind Eltern aufgefordert, ihre Schutzfunktion auszuüben und Grenzen zu setzen. Die magnetischen Verlockungen der neuen Medien sind so anziehend, dass nur klare Regelungen und Zeitbegrenzungen weiterhelfen können. Sonst findet das Kind von sich aus kein Ende. Seien Sie, was die Nutzung von PC, Handy und Co. angeht, klar, streng und genau. Wenn Sie jeden Tag aufs Neue diskutieren, werden Sie am Ende verlieren, weil Sie keine Kraft mehr haben. Gehen Sie mit gutem Beispiel voran und überdenken Sie auch Ihr eigenes Konsumverhalten. Sie möchten Ihrem Kind Zugang zu sozialen Netzwerken im Internet gewähren? Dann begleiten Sie es wie ein Lotse und warnen es vor Gefahren. Dies gilt insbesondere für jugendliche Mädchen, die sonst leichte Beute werden, wenn sie leichtgläubig Kontaktdaten an Fremde weitergeben oder sich mit Unbekannten verabre-

den. Lassen Sie es nicht zu, dass Ihr Kind ohne Ihr Wissen in eine Parallelwelt abdriftet, zu der Sie keinen Zugang mehr haben. Solange Sie über seine Internetaktivitäten Bescheid wissen, besteht die Möglichkeit, ihm beratend beizustehen. Wenn Sie nur als Kontrolleur wahrgenommen werden, wird das Kind Mittel und Wege finden, ohne Ihr Wissen neue Profile in Foren anzulegen, die Ihnen unbekannt bleiben. Solange Sie eine vertrauensvolle Beziehung zu Ihrem Kind bewahren, haben Sie eine Chance, Teil seines virtuellen Lebens zu bleiben. Deshalb ist es wichtig, gemeinsame Zeit mit Kindern zu pflegen, in der Sie über alles reden können. Darüber hinaus empfiehlt sich die Installation eines Sicherheitsprogrammes, das automatisch bestimmte Seiten mit schädlichen Inhalten sperrt.

Impulsfragen

1. Wie viele Stunden verbringt mein Kind mit den neuen Medien pro Tag?
2. Wie sieht mein eigenes Nutzungsverhalten aus?
3. Gibt es bei uns oft Streit um diese Themen? Wer setzt sich durch?
4. Haben wir eine Kindersicherung für das Internet?
5. Weiß ich über die Internetaktivitäten meines Kindes Bescheid?

85. Was brauchen hochsensible Kinder, um gesund aufzuwachsen?

Schutz, Rückzug und Ausdrucksmöglichkeiten für Gefühle

Hochsensible Kinder brauchen Nähe, Sicherheit, Zugehörigkeit und Schutz von ihren Eltern. Sie mögen zärtliche Berührungen und suchen nach Geborgenheit. Durch ihre Neigung zu Reizüberflutung suchen sie nach Möglichkeiten, sich zurückzuziehen und Ruhe zu genießen. Dafür sind ein eigenes Zimmer oder eine Höhle aus Decken ideal. In diesen Refugien können sich die Kinder stundenlang selbst beschäftigen und in ihre Phantasiewelten abtauchen. Dort können sie Mittagschlaf halten, der für die notwendigen Regenerationsphasen sorgt, die Hochsensible ihr ganzes Leben lang brauchen. Durch Rituale und strukturierte Zeitabläufe helfen Sie Ihrem Fühlerkind, sich im Alltag zu orientieren. Wenn Sie Neues planen, geben Sie ihm vorher Bescheid. Im Vergleich zu früheren Generationen spielen die Kinder von heute immer weniger draußen, sondern hocken lieber zu Hause vor elektronischen Spielgeräten. Doch der Kontakt zur Natur ist für Hochsensible enorm wichtig. Vielleicht können Sie am Wochenende Ausflüge in einen nahegelegenen Wald oder an einen See unternehmen. Gartenarbeit ist eine tolle Möglichkeit für Naturbeobachtungen. Viele Kinder genießen es, Beete mit Pflanzen anzulegen. Wenn Sie Musikalität und Kreativität bei Ihrem Sohn oder Ihrer Tochter erkennen, suchen Sie nach Wegen, diese zu fördern. Es gibt Kunstschulen für Kinder, die Nachmittagskurse anbieten, in denen sie gezielt gefördert werden.

Selbstannahme und Förderung der Stärken

Schon früh werden sich die Eigenarten Ihres Kindes zeigen. Schenken Sie ihm Achtung, Würde und Wertschätzung. Wenn einer der Elternteile nicht hochsensibel ist, fällt es ihm eher schwer, die Bedürfnisse des Fühlerkindes ernst zu nehmen. Versuchen Sie bitte nicht, die Welt des Kindes mit Ihren eigenen Maßstäben zu messen oder es unnötig abhärten zu wollen. Suchen Sie stattdessen lieber nach Wegen, wie es mit seiner hochsensiblen Veranlagung im Alltag besser zurechtkommt. Dazu gehört an erster Stelle, Momente von Reizüberflutung zu erkennen und Rückzugsstrategien einzuüben. Hören Sie Ihrem Kind aufmerksam zu und versuchen Sie, seine Bedürfnisse zu verstehen. Jedes Kind ist ein einzigartiges Wesen mit Potential, das sich entwickeln möchte. Versuchen Sie herauszufinden, was es ausdrücken möchte, und helfen Sie ihm dabei. Dies gilt insbesondere für die Berufswahl. Lesen Sie dazu noch mehr in der Frage Nr. 89, in der es gezielt um Jugendliche geht. In der Schule brauchen hochsensible Kinder Lehrer, die ihren Widerspruch nicht als Rebellion interpretieren, sondern als Ausdruck einer sich entfaltenden Intelligenz. Noch immer werden viele Hochbegabte nicht erkannt und als Störenfriede im Unterricht abgestempelt. Einige Eltern haben ihrerseits Angst, das Kind mit seiner möglichen Hochbegabung in eine Schublade zu stecken. Sie befürchten, es könne dadurch unter Druck geraten oder eingebildet werden. Ich möchte Sie ermutigen, die höheren Begabungen Ihres Kindes zu erkennen und, wenn möglich, testen zu lassen. Die gezielte Förderung seiner Talente wird sich als gute Investition für das spätere Leben erweisen. Nicht jede Hochbegabung lässt sich durch Tests erfassen, dies gilt insbesondere für die Sozialkompetenz und für kreative Begabungen. In diesen Bereichen lässt sich durch Beobachtung vieles ablesen und erkennen.

Gesprächspartner für philosophische Sinnfragen

Hochsensible Kinder suchen schon früh nach dem Sinn des Lebens. Sie brauchen liebevolle Erwachsene, mit denen sie über ihre eigenen, spirituellen Wahrnehmungen sprechen können und die sie dabei ernst nehmen. Authentische Bezugspersonen können ihnen Hoffnung und Mut machen, da sie früh die zerstörerischen Entwicklungen unserer Gesellschaft bemerken. In unserer heutigen Zeit werden wir durch Nachrichten permanent mit negativen Informationen bombardiert, sodass Sie Ihr Kind besser davor schützen, indem Sie den Zugang zum Fernseher und Internet kontrollieren. Lassen Sie Ihr Fühlerwesen möglichst keine Nachrichtensendungen anschauen. Sobald es in die Schule kommt, ist diese Schonfrist beendet. Spätestens dann werden Sie mit Fragen zu den Themen Umweltschutz, Atomkraft, Krieg und Klimaerwärmung rechnen müssen. Helfen Sie Ihrem Kind, auch die positiven Entwicklungen unserer Gesellschaft zu sehen. In der Schule wird Wissen überwiegend auf einer logisch-rationalen Ebene unterrichtet. Es werden Gelder für die mathematische Frühförderung ausgegeben, doch wie sieht es mit Kreativität aus? Die Gefühlsebene der Kinder wird zu wenig angesprochen, das Verstehen steht im Vordergrund. Das feine Empfinden der Kinder braucht Räume, um sich zu entfalten. Dies kann durch musikalische oder künstlerische Ausdrucksformen unterstützt werden. Einige Privatschulen haben umfangreiche Konzepte zu diesen Themen entwickelt, die hochsensiblen Kindern wohlmöglich mehr entsprechen.

Neinsagen trainieren

Das Erlernen der Abgrenzungsfähigkeit ist für Hochsensible mit einem lebenslangen Training verbunden. Helfen Sie Ihrem Kind, Nein zu sagen. Vermitteln Sie ihm, dass es ein

Recht darauf hat, seine eigenen Grenzen zu schützen. Dies gilt insbesondere für Körperkontakt mit anderen Erwachsenen oder Kindern. „*Gib dem Onkel brav die Hand!*" oder „*Gib der Tante doch ein Küsschen!*" können Sie getrost vergessen. Das sind veraltete Erziehungsmethoden, die nur ein Ziel haben: das Kind dem Willen der Erwachsenen zu unterwerfen und es für deren emotionales Wohlbefinden zu missbrauchen. Versuchen Sie stattdessen, dem Nachwuchs zu erlauben, seine Autonomie zu entwickeln. Dazu gehört es, der eigenen Wahrnehmung zu vertrauen. Vielfach versuchen Erwachsene, den Kindern ihre Wahrnehmung auszureden. Nehmen Sie die Äußerungen Ihres Fühlerwesens ernst und hören Sie ihm aufmerksam zu, wenn es um soziale Situationen geht, in denen es sich unwohl fühlt.

Impulsfragen

1. Hat mein Kind Rückzugsmöglichkeiten?
2. Wie zeigt sich bei ihm Reizüberflutung?
3. Interessiert sich mein Kind bereits für kritische Entwicklungen unserer Gesellschaft?
4. Wie selbstbewusst und abgrenzungsfähig ist mein Kind?
5. Wie kann ich mein Kind in seiner Wahrnehmung sinnvoll bestärken?

86. In welchen Lebensbereichen brauchen hochsensible Kinder besonders viel Schutz von den Eltern?

Wechsel in den Kindergarten oder in die Schule

Im Umgang mit Ängsten neigen Eltern dazu, ihre hochsensiblen Kinder eher zu überfordern. Sie brauchen viel Geborgenheit und sind wie kleine Pflänzchen, die nur mit äußerster Vorsicht und Pflege gedeihen können. Ein Teil der hochsensiblen Kinder hat Probleme, sich auf neue Situationen einzustellen. Dies kann sich bei der Eingewöhnung im Kindergarten oder in der Schule als hinderlich erweisen. Darüber hinaus spielt die Bindung zu den Eltern eine zentrale Rolle. Die *Fühlerwesen* können nicht einfach umgepflanzt werden in der Hoffnung, dass sie automatisch anwachsen. Bevor sie sich in ihrer neuen Umgebung zurechtfinden können, brauchen sie eine vertraute Bezugsperson. Doch das ist gar nicht so einfach, wenn sich 25 andere Kinder ebenfalls in dieser Orientierungsphase befinden. Die Lehrer und Erzieher können nicht überall gleichzeitig sein. Der Lärm in diesen Großgruppen ist die erste Quelle für Reizüberflutung, die für Hochsensible schwer zu verarbeiten ist. Kinder, die mit Gleichaltrigen verglichen werden, die das *ganz toll hinbekommen*, entwickeln das Gefühl, sie seien verkehrt. In diesem Zusammenhang pflege ich immer zu sagen: *„Das Gras wächst nicht schneller, wenn man daran zieht!“* Ich meine damit, dass wir die Reifeentwicklung von Kindern nicht beschleunigen können, indem wir sie vorschnell Situationen aussetzen, von denen sie sich eindeutig überfordert fühlen. In diesen Übergangsphasen sind Druck und Zwang für hochsensible Kinder Gift. Sie brauchen einfühlsame Eltern, die sich trauen, ihrem eigenen Instinkt zu folgen, und die den Kindern Zeit geben. Achten Sie auf sanfte Eingewöhnungsphasen und trösten Sie das Kind, wenn es vom Trennungsschmerz überwältigt wird.

Mobbing

In Schulen und schon in Kindergärten ist das Mobbingphänomen seit vielen Jahren ein ernstzunehmendes Problem. Besonders hochsensible Kinder können davon betroffen sein, denn sie fallen schon früh durch ihre Andersartigkeit auf. In Kindergruppen wachsen der Druck zur Konformität und das Streben nach Gleichheit. Jeder, der nicht mit dem Strom mitschwimmt, wird schnell zur Zielscheibe für Spott und Ausgrenzung. Diese Dynamiken haben mit der Unreife von Kindern zu tun und mit den gesellschaftlichen Bedingungen, in denen sie aufwachsen. Wenn Sie bemerken, dass Ihr Kind nicht mehr zur Schule gehen möchte oder die schulischen Leistungen nachlassen, versuchen Sie herauszufinden, ob Mobbing die Ursache dafür ist. Hat sich diese Dynamik bereits seit einigen Jahren aufgebaut, wird sich in diesem Klassenverbund nichts mehr daran ändern. Ist die Rollenverteilung erst einmal etabliert, haben die Opfer von Mobbing kaum noch eine Chance, da wieder herauszukommen. Es gibt natürlich Bemühungen von Seiten der Lehrer oder Schulsozialarbeiter, gegen Mobbing etwas zu unternehmen. Doch vielfach läuft es in Bereichen ab, die sich dem Einfluss der Erwachsenen entziehen. Dazu gehört mittlerweile das sogenannte *Cybermobbing*, bei dem innerhalb sozialer Netzwerke im Internet verletzende Kommentare und Fotos gepostet werden, die äußerst beschämend sein können. Stellen Sie sich 100 Prozent hinter Ihr Kind und vermitteln Sie ihm, dass es keine „Schuld“ daran hat. Wenden Sie sich an einen Kinderpsychologen, denn Mobbing kann traumatische Ausmaße annehmen, die Narben für das gesamte Leben hinterlassen. Fackeln Sie bei eingefahrenen Konstellationen nicht lange herum und geben Sie Ihrem Kind die Chance, die Schule zu wechseln. Auch wenn es Angst davor hat, liegt in einem anderen Umfeld die Möglichkeit für einen Neuanfang.

Todesfälle in der Familie

Ein Familienmitglied, das verstirbt, hinterlässt ein großes Loch, das sich kaum wieder füllen lässt. Besonders hochsensible Kinder können in diesen Phasen Ängste entwickeln und viel Zeit zum Trauern brauchen. Sie fangen an, Fragen über den lieben Gott zu stellen, zum Leben nach dem Tod oder dem Sinn des Lebens. In diesen Momenten fühlen sich viele Eltern überfordert und hilflos, weil sie selbst teilweise nicht wissen, was sie dazu antworten sollen. In diesen Momenten brauchen hochsensible Kinder viel Schutz und Trost. Sollten Sie Schwierigkeiten mit der Trauerverarbeitung haben, holen Sie sich therapeutische Unterstützung. Oftmals blockieren Erwachsene die Trauerverarbeitung ihrer Kinder ungewollt, wenn sie selbst ihre Gefühle von Trauer nur verdrängen. In diesen Fällen wollen Kinder ihre Eltern nicht belasten und ziehen sich in ein Schneckenhaus zurück. Eine offene Kommunikation, beispielsweise über den verstorbenen Großvater, ist wichtig und wertvoll. Lassen Sie ihn weiterhin Teil der Familie sein, anstatt darüber zu schweigen. Zu diesem Thema gibt es eine Reihe von wertvollen Kinderbüchern, die Sie gemeinsam lesen können.

Anpassungsdruck durch die Gesellschaft

Der permanente Vergleich mit den anderen schwächt unser Selbstwertgefühl und holt uns aus der inneren Mitte. Viele

Eltern reiben sich förmlich damit auf, mit ihrem Kind nicht auffallen zu wollen. Sie haben Angst, dass es als Erwachsener nicht klarkommen wird, wenn es nicht schon früh lernt, sich anzupassen. Hochsensible erleben schon als Kinder massiv den Druck, sich anpassen zu müssen, denn ihre Andersartigkeit irritiert viele Erwachsene. Durch meine Beratungstätigkeit mit Hochsensiblen weiß ich, dass diese Herangehensweise bei allen Betroffenen zu lebenslangen, negativen Folgen führt. Diese äußern sich darin, dass HSPs ihrer eigenen Wahrnehmung kaum noch vertrauen und sich viel zu sehr anstrengen, die Erwartungen anderer zu erfüllen. Deshalb geben Sie hochsensiblen Kindern ruhig Gelegenheit, mit ihrer Andersartigkeit zurechtzukommen, ohne dass sie dabei schmerzlich lernen müssen, sich zu verbiegen. Für HSPs ist es wichtiger, die Abgrenzungsfähigkeit zu stärken. Dafür brauchen sie ein starkes, autonomes Ich-Bewusstsein. In den meisten meiner Beratungen von Hochsensiblen geht es darum, das Muster der „Überanpassung" abzulegen. Viele HSPs haben verinnerlicht, dass sie keine eigenen Bedürfnisse haben dürfen und dass es für sie besser ist, sich den Erwartungen aus ihrem Umfeld zu fügen. So entstehen Depressionen und sinnentleerte Biografien. Je mehr Akzeptanz Sie Ihrem Kind schenken, umso gestärkter wird es sich entwickeln. Versuchen Sie nicht, aus Ihrem Fühlerkind eine Kopie zu machen, sondern erlauben Sie ihm, ein Original zu werden. Vermitteln Sie ihm, dass es in Ordnung ist, anders als die anderen zu sein. Schenken Sie der Einzigartigkeit Ihres Kindes Wertschätzung und Respekt. Fühlen Sie sich von Nachbarn, Kollegen oder der lieben Schwiegermutter beobachtet und kritisiert? Denken Sie immer daran: Diese Menschen haben ihre eigenen Probleme. Wer mit dem Finger auf Sie zeigt, versucht sich nur von seinen eigenen Schattenthemen abzulenken.

Impulsfragen

1. Gibt es gerade Bereiche im Leben meines Kindes, in denen es elterlichen Schutz brauchen könnte?
2. In welchen Momenten überfordere ich mein Kind?
3. Ist mein Kind von Mobbing betroffen? Welche Unterstützung braucht es jetzt?
4. Wie bringe ich es dazu, sich der Gesellschaft anzupassen? Setze ich mich und das Kind dabei unnötig unter Druck? Wem möchte ich es recht machen?
5. In welchen Situationen hätte ich selbst als Kind mehr Schutz von meinen Eltern gebraucht? Wie habe ich mich damals gefühlt?

87. Was ist bei der Schullaufbahn von hochsensiblen Kindern zu beachten?

Der Zeitpunkt der Einschulung

Die Einschulung ist für Kinder ein Wendepunkt im Lebensverlauf. Für viele Hochsensible ist sie mit einem gewissen Stress verbunden. Sollte Ihr Kind im Kindergarten durch eine schnelle Auffassungsgabe auffallen, versuchen Sie trotzdem, eine verfrühte Einschulung zu vermeiden. Auch wenn es dem Lernstoff geistig gewachsen wäre, ist die soziale Reifeentwicklung eine andere Geschichte. Das Kind wird noch lange genug Schuldruck erleben. Vielleicht hilft ihm ein Jahr von Freiheit, seine Kindheit mehr genießen zu können. Zu Hause gibt es ebenfalls viele Möglichkeiten, Ihr Kind gezielt in seiner Entwicklung zu fördern. Besonders bei einer höheren Begabung wird eine schnelle Einschulung empfohlen. Wägen Sie die Vor- und Nachteile sorgfältig ab, bevor Sie eine Entscheidung treffen. Die Regelung von Pflicht und Freiheit zur Einschulung unterscheidet sich von Land zu Land. In der Schweiz ist es so, dass Kinder schon ab vier Jahren schulpflichtig sind und eine Vorschule besuchen müssen. In Deutschland greift die Schulpflicht erst ab dem 6. oder 7. Lebensjahr. Seit 2009 ist in Österreich der Besuch des Kindergartens ab dem 5. oder 6. Lebensjahr ebenfalls verpflichtend als Vorbereitung auf die Schule.

Hochbegabung oder Erkrankung?

Sollten sich im Verlauf der ersten Schuljahre Hinweise auf eine höhere Begabung zeigen, lassen Sie Ihr Kind ruhig von einem Schulpsychologen testen. Es gibt eine Reihe von Intelligenztests, die die Stärken und Schwächen der Kinder genau erfassen. Schüler mit höheren Begabungen können auch sogenannte *Teilleistungsstörungen* haben, die sich auf einzelne Fertigkeiten (wie Zahlen- oder Buchstabenverarbeitung) beschränken. Da Lehrer besonders auf diese Schwächen anspringen, verpasst man oft, die Stärken des Kindes richtig wahrzunehmen. Ein Besuch beim Schulpsychologen ist auch zu empfehlen, wenn das Kind verhaltensauffällig wird. Vielfach werden Kinder als gestört abgestempelt, doch dahinter kann sich eine Hochbegabung verbergen. Es gibt auch Begabungen, die sich mit herkömmlichen Tests nicht richtig erfassen lassen. Dazu gehören insbesondere künstlerische Talente und die Sozialkompetenz. In diesen Bereichen dürfen Sie selbst aktiv beobachten! Chronische Unterforderung in der Schule führt dazu, dass höher begabte Kinder das Interesse am Lernen verlieren und teilweise die Mitarbeit sogar verweigern. Auffälligkeiten im Lern- und Sozialverhalten können auch mit Mobbing, Kummer, ADHS oder Asperger-Autismus zu tun haben. Diese tieferliegenden Ursachen werden sich durch eine sorgfältige Untersuchung zeigen. Scheuen Sie sich nicht vor unbequemen Diagnosen. Auf dieser Grundlage können Sie sich um Therapiemöglichkeiten bemühen. Bei einigen Erkrankungen, wie zum Beispiel ADHS oder Asperger-Autismus, können Sie beim Jugendamt eine sogenannte „Integrationshilfe" beantragen. Das sind Fachkräfte, die das Kind in der Schule individuell unterstützen und begleiten. Schulpsychologen finden Sie auf **www.schulpsychologie.de**.

Schulformen

Nehmen Sie sich Zeit, die unterschiedlichen Schulformen in Ihrer Region zu erkunden. Einige Privatschulen haben ganz andere Lernkonzepte als staatliche Schulen. Montessori-Kindergärten und Schulen geben viel Raum für eigene Experimente und selbstbestimmtes Lernen. Für neugierige und freiheitsliebende Kinder ist das ideal. Die Begründerin Maria Montessori ging davon aus, dass Kinder bestimmte Phasen durchlaufen, in denen sie von sich aus Interesse für bestimmte Lerngebiete zeigen, wie zum Beispiel Zahlen oder Buchstaben. Mit zahlreichen anschaulichen Lernmaterialien, die Wissen „begreifbar" machen, finden die Kinder einen Zugang zum Lernstoff, der vielen ihrer Bedürfnisse entspricht. Sie können basteln, ausprobieren und im eigenen Tempo lernen. Es gibt Kinder, die eine engmaschige Betreuung und klare Strukturen brauchen. In diesem Fall wäre eine andere Schulform besser geeignet. Waldorfschulen bieten Kindern viele Möglichkeiten, ihre Kreativität und die Sinne zu entfalten. Das Arbeiten mit Naturmaterialien, Musik und Kunst nehmen in den ersten Jahren einen großen Raum ein. Auf Rituale und Rhythmus wird sehr viel Wert gelegt. Intellektuelles Wissen wie Mathematik, Rechtschreibung und Logik darf sich dort mit mehr Zeit und später entwickeln, was den Kindern weniger Lerndruck vermittelt. Das Erfahren der Natur, etwa mit Ton, Wolle, Holz und landwirtschaftlichen Tätigkeiten fördert die Beziehung zur natürlichen Umwelt. In den anthroposophischen Schulen begleiten die Lehrer ihre Klassen über die gesamte Schulzeit, was Vor- und Nachteile mit sich bringen kann. In vielen Familien stellt sich irgendwann die Frage, ob das Kind das Gymnasium besuchen soll. Einige Kinder blühen dort förmlich auf, weil sie richtig gefordert werden und ihren Wissensdurst stillen können. Andere fühlen sich durch die erhöhten Anforderungen zu sehr unter Druck gesetzt und verlieren ihre Motivation. Viele Kinder finden erst mit einem höheren Alter die erforderliche Einstellung zum Lernen. In diesen Fällen kann der spätere Besuch eines Fachgymnasiums die Wende bringen. Finden Sie gemeinsam mit Ihrem Kind heraus, was das Beste für es ist.

Impulsfragen

1. Welche Stärken und Schwächen zeigen sich bei meinem Kind?
2. Wie kommt es in Gruppen mit Gleichaltrigen zurecht?
3. Habe ich schon Hinweise von Kindergärtnern oder Lehrern zu einer möglichen höheren Begabung meines Kindes erhalten? Nehme ich diese Hinweise ernst?
4. Welche Schulen gibt es in unserer Umgebung, die zu den Bedürfnissen meines Kindes passen könnten?
5. Welche Schwierigkeiten hat es beim Lernen oder in Konfliktsituationen?
6. Hat mein Kind Wutausbrüche? Durch welche Faktoren werden diese begünstigt?

88. Wie kann ich die Talente meines hochsensiblen Kindes fördern?

In den meisten Zeitungsartikeln über Hochsensibilität werden die Probleme und Schwächen der Betroffenen in meinen Augen zu sehr in den Vordergrund gerückt. Viele Erwachsene wehren sich dagegen, hochsensibel zu sein, weil sie nur negative Assoziationen haben. Sobald Sie selbst Ihre Hochsensibilität akzeptiert und erkundet haben, können Sie einem hochsensiblen Kind ein besseres Vorbild sein. Es gibt viele Talente, die sich aus der Hochsensibilität ergeben, sie alle wurden in diesem Buch bereits erwähnt. Schärfen Sie Ihren Blick für die Stärken Ihres Kindes. Leider werden die Eltern von der Schule immer wieder alarmiert, wenn es um die Schwächen ihrer Kinder geht. Sie hören etwas von „Lese-Rechtschreib-Schwäche“ oder von „Dyskalkulie“ oder anderen Einschränkungen. Jedes Kind hat Stärken, die es wert sind, gefördert zu werden. In einer meiner Beratungen lernte ich eine Familie kennen, deren Tochter eine ADHS-Diagnose hatte. Sie litt unter Konzentrationsproblemen und wurde in einer Sonderschule unterrichtet. Tag für Tag quälte man das Mädchen dort mit Mathematik, um sie zu „fördern“. Doch ihre Stärke lag in dem Bereich Malen und Gestalten. Dafür hatte sie leider kaum Zeit. Sie musste ja an ihren Schwächen arbeiten. Wie sollen Jugendliche passende berufliche Perspektiven entwickeln, wenn sie zu wenige Chancen erhalten, ihr Talent zu entwickeln? Sollten Sie bemerken, dass Ihr Kind immer lustloser wird, was das Lernen angeht, hat es sicher den Spaß daran verloren. Versuchen Sie gemeinsam mit Ihrem Kind herauszufinden, was es begeistert und wo seine Stärken liegen. Geben Sie ihm die Möglichkeit, diese Stärken auszuleben. Besonders die künstlerischen und kreativen Talente werden in vielen Familien als *nicht so wichtig* disqualifiziert, weil man ja damit später kein Geld verdienen könne. Wer sagt, dass das wahr ist? Es gibt viele kreative Berufe heutzutage. Wenn Kinder Spaß an dem haben, was sie tun, werden sie gern lernen und aufnahmebereit für neues Wissen sein. Kinder, die im Kontakt mit sich selbst sind, werden genau sagen können, welche Tätigkeiten ihnen Freude bereiten. Erlauben Sie Ihrem Kind, seinen Neigungen nachzugehen, auch wenn sie nicht Ihren Vorstellungen entsprechen.

89. Wie können hochsensible Jugendliche am besten in ihrer Entwicklung unterstützt und begleitet werden?

Neue Beziehungen eingehen

Die Pubertät ist für die meisten Jugendlichen eine turbulente Zeit, die Aufregung mit sich bringt. Elaine Aron bezeichnet hochsensible Jugendliche in ihrem Buch *Das hochsensible Kind* (1) jedoch als *„ideal"*, da sie nur sehr wenige Verhaltensauffälligkeiten zeigen. Viele von ihnen haben nicht die typischen emotionalen Probleme wie ihre Gleichaltrigen. Sie wirken reifer, erwachsener und agieren in Gefahrensituationen vorsichtiger. Während ihre gleichaltrigen Klassenkameraden schon intime Beziehungen eingehen, kann es bei HSP-Jugendlichen länger dauern, bis sie sich für einen Partner öffnen können. Sie machen sich Gedanken über die Liebe und wirken beim Flirten gehemmter und schüchterner. Hochsensible Jugendliche sind durch ihre Tiefsinnigkeit nicht an oberflächlichen Begegnungen interessiert. Ihre Altersgenossen können ihnen uninteressant erscheinen, weil sie sich in verschiedenen Welten bewegen. Unsere Gesellschaft entwickelt sich in Beziehungsfragen in eine Richtung der Unverbindlichkeit. Da ist gesunder Selbstschutz wieder einmal Gold wert. Wenn ein Jugendlicher die Kraft hat, *Nein* zu sagen, auch wenn es „alle so machen", kann sich diese Stärke für die weitere *Biografie* als wertvolle Charakterfestigung entpuppen. Sobald sie einen festen Freund oder eine Freundin gefunden haben, werden Hochsensible in der Regel an der Beziehung festhalten. Wundern Sie sich nicht, wenn sich der Jugendliche für potentielle Partner interessiert, die einige Jahre älter sind. Dieser Altersunterschied kann den oftmals vorhandenen Vorsprung in der Sozialkompetenz und Reifeentwicklung Hochsensibler wieder ausgleichen.

Den Selbstwert stärken

Für die Eltern ist es in dieser Phase wichtig, den Jugendlichen zu bestärken und sein Selbstwertgefühl zu schützen, indem sie ihm vermitteln, seinen Gefühlen und Wahrnehmungen zu vertrauen. Trotz allem kann das Selbstwertgefühl in dieser Zeit leiden. Hochsensible Jugendliche erkennen jetzt in aller Deutlichkeit, dass sie tatsächlich anders sind. Dies stürzt sie in Phasen von Einsamkeit und Trauer. Diese beiden Gefühle gehören ohnehin zur Pubertät, denn die Ablösung von den Eltern verursacht zunächst eine innere Leere. Die Verlockung ist nun groß, die daraus entstehende Trauer durch Alkohol, Marihuana, Rauchen, Computerspiele oder Shoppen zu übertünchen. Zum Glück gehen hochsensible Jugendliche vorsichtiger damit um, weil sie sich der Gefahren bewusster sind. Haben Sie Vertrauen! Jugendliche brauchen Ausdrucksmöglichkeiten, um ihre tieferen Gefühle zu verarbeiten. Ideale Werkzeuge dafür sind das Tagebuchschreiben, Malen, Singen, Tanzen und der Aufenthalt in freier Natur.

Berufswahl

In dieser Lebensphase taucht mit immer größer werdender Dringlichkeit die Frage nach der beruflichen Zukunft auf. Jugendliche, die sich ihrer selbst unsicher sind und viele Interessen haben, erleben die Berufswahl als eine Qual. Eltern und Großeltern sollten in jedem Fall der Versuchung widerstehen, Druck und Beeinflussung auszuüben. Ein Mensch, der in eine unpassende berufliche Richtung gedrängt wird, kann sein Potential nicht richtig entfalten und wird unglücklich. Deshalb könnten hochsensible Jugendliche ein Orientierungsjahr nach der Schule gut gebrauchen. Vielleicht möchten sie die Welt durch Reisen oder durch Praktika entdecken? Es gibt eine Reihe von interessanten Internetportalen, die sogenannte *Work-&-Travel-Möglichkeiten* vermitteln. So lassen sich Arbeitsmöglichkeiten in Verbindung mit Kost und Logis auf dem ganzen Globus finden. In diesem Jahr geht es um eine Selbsterkundung und um eine Festigung der Persönlichkeit. Durch solche Herausforderungen wachsen die Jugendlichen über sich selbst hinaus, überwinden Ängste, lernen Sprachen und können ihre Kindheit endlich hinter sich lassen. Diese enorm wichtige Lebensphase stellt die Weichen für die gesamte berufliche und persönliche Entwicklung und sollte als wichtiges Nadelöhr begriffen werden. Wenn sich der Jugendliche bereits für eine Ausbildung oder ein Studium entschieden hat, kann sich diese Entscheidung später noch als „falsch" erweisen. Dies trifft vor allem auf unsichere Jugendliche zu, die noch nicht bei sich angekommen sind. In diesen Fällen hilft ein beruflicher Lotse, der klarmacht, dass es zum Leben auch dazugehört, Umwege zu gehen oder Neuanfänge zu wagen. Solche neuen Entscheidungen sind letztlich kein Beinbruch, sondern ein Ausdruck von Mut und einem erwachenden Selbstbewusstsein.

Impulsfragen

1. Hat mein Sohn oder meine Tochter Liebeskummer? Wie kann ich ein Gespräch darüber führen?
2. Welche eigenen Erfahrungen habe ich als Teenager gemacht?
3. Konsumiert mein Kind irgendwelche Drogen? Welche Gefühle versucht es zu unterdrücken?
4. Welche kreativen Ausdrucksformen helfen meinem Kind bei der Verarbeitung von Gefühlen?
5. Braucht mein Kind Hilfe bei der Berufswahl?
6. Welche Möglichkeiten für ein Orientierungsjahr nach der Schule kommen infrage?

Affirmationen für hochsensible Kinder und Eltern

- Ich schenke meinem Kind bedingungslose, liebevolle Aufmerksamkeit.
- Ich erkenne in meinem Kind den Ausdruck eines sich entfaltenden Potentials.
- Ich erlaube meinem hochsensiblen Kind, so zu sein, wie es wirklich ist.
- Ich erkenne, dass mein Kind meine nicht gelösten Themen widerspiegelt.
- Ich erlaube meinem Kind, seine vollständige Kraft und Lebendigkeit zu entfalten.
- Ich gebe meinem Kind Schutz.

- Ich akzeptiere die Individualität meines Kindes.
- Ich gebe meinem Kind die Zeit, die es für seine Reifeentwicklung braucht.
- Ich helfe meinem Kind, „Neinsagen“ zu üben und sich abzugrenzen.
- Ich finde eine Balance zwischen meinen Bedürfnissen und denen meines Kindes.
- Ich akzeptiere die Wahrnehmung meines Kindes, auch wenn sie sich von meiner unterscheidet.
- Ich erlaube meinem inneren Kind, neu geboren zu werden, und entfalte alle meine Talente in der Fülle aller Regenbogenfarben.
- Mein Leben ist wertvoll.

HOCHSENSIBLE IN DER GESELLSCHAFT

XI.

90. Welche Bedeutung haben Hochsensible für die Gesellschaft insgesamt?

Es gibt Forschungen zur hochsensiblen Veranlagung im Tierreich. Aus diesen Quellen wissen wir, dass hochsensible Tiere in ihren Gruppen eine besondere Stellung einnehmen. Sie sind vorsichtiger, zurückhaltender und wittern Gefahren schneller. Deshalb sind sie wichtige Mitglieder für das Rudel. Durch aufmerksames Abscannen ihrer Umgebung sind sie es, die bei Gefahr als Erste flüchten. Auf diese Weise dienen sie der Gruppe als Signalgeber. Diese Erkenntnisse lassen sich einfach auf unsere menschliche Gesellschaft übertragen. Die Bedeutung von Hochsensiblen innerhalb der menschlichen Kultur wird derzeit noch unterschätzt. In vielen Presseberichten ist überwiegend von der geringen Belastbarkeit oder vom Phänomen der Reizüberflutung bei Hochsensiblen die Rede. Doch HSPs haben ein großes Potential, das für soziale Gruppen enorm wertvoll ist. Sie spüren im privaten und beruflichen Umfeld als Erste, wenn etwas nicht stimmt. Sie bemerken zwischenmenschliche Spannungen, unausgesprochene Konflikte, reagieren auf Ungerechtigkeiten und finden schneller Fehler. Deshalb kommt ihnen vielfach eine Rolle zu, die sie negativ auffallen lässt. Sie legen die Finger auf Wunden und sprechen Dinge an, über die man lieber schweigt. Wenn HSPs Veränderungsideen einbringen, stoßen sie nicht selten auf Widerstand. Viele Menschen verstecken sich hinter Mauern und möchten nichts verändern und schon gar nicht offen über Probleme reden. Aus diesen Gründen werden HSPs schnell zur Zielscheibe von Kritik, denn so lässt sich am besten die Aufmerksamkeit in eine andere Richtung lenken. Hochsensible sind geduldige, gute Zuhörer und bringen ein hohes Maß an Verständnis für ihre Gesprächspartner auf. Sie haben eine genaue Wahrnehmung für Fehler und werden deshalb vorschnell als „Besserwisser" abgestempelt. So geraten sie häufig in eine Außenseiterrolle, die ihnen gar nicht guttut. Wenn Hochsensible in Firmen in den richtigen Schlüsselpositionen eingesetzt würden, könnten sie zu einem besseren Betriebsklima und einer Optimierung der Arbeitsabläufe beitragen. Traditionelle Berufe, die HSPs in früheren Kulturen übernommen haben, waren *Heiler, Schamanen, Künstler, Geomanten, Priester* oder *Minnesänger.* Heute bekleiden HSPs ähnliche Rollen, nur in einem neuen Gewand. Hochsensible finden sich überdurchschnittlich in helfenden Berufen. Sie engagieren sich als Lehrer, Erzieher, Therapeut, Sozialarbeiter, Seelsorger oder in Pflegeberufen. Ohne HSPs wäre unser Sozialsystem schon zusammengebrochen. Heute wie damals finden wir unter Sängern, Komponisten, Instrumentalisten, Songwritern, Autoren, Malern, Fotografen usw. eine hohe Quote von Hochsensiblen. Viele ahnen nur, dass sie hochsensibel sind, und wählten intuitiv das richtige Betätigungsfeld.

Impulsfragen

1. Welche Rolle fülle ich in meiner Familie aus?
2. Welche wichtigen Signale gebe ich im Berufsleben für meine Kollegen und Vorgesetzten?
3. Werde ich für meine Beobachtungen geschätzt oder ausgegrenzt?
4. Kann ich mich selbst für meine Stärken anerkennen?
5. Von welchem archaischen Berufsbild fühle ich mich am meisten angezogen?

91. Welches Potential haben hochsensible Männer?

Hochsensible Männer werden in unserer Gesellschaft dringend gebraucht. Unsere Kultur ist aus der Balance geraten und lebt in einer Überbetonung einseitiger, männlicher Energien. Die Wirtschaft macht *Konkurrenz* und *Dominanz des Stärkeren* zu einer Art Naturgesetz und beutet auf diese Weise gnadenlos die Ressourcen unseres Planeten aus, inklusive der Menschen. Unsere Gesellschaft hat Angst, *Gefühle zu zeigen*, weil wir uns keine Schwäche leisten möchten. Viele Männer sind von ihren Gefühlen abgeschnitten und befürchten, keine Kontrolle darüber zu haben. Deshalb sind hochsensible Männer unersetzliche Impulsgeber für unsere Kultur. So „modern" sich unser Zeitgeist gibt, viele alte Probleme zwischen Frauen und Männern sind noch immer nicht gelöst. Hochsensible Männer haben eine stärkere Verbindung zu ihrem weiblichen Anteil. Der Psychologe Carl Gustav Jung sprach in diesem Zusammenhang von Anima (die weibliche Seele) und Animus (die männliche Seele).

Wenn wir es schaffen, in Einklang mit unseren männlichen und weiblichen Aspekten zu leben, kann Harmonie entstehen. HSP-Männer, die sich trauen zu weinen, Mitgefühl zu zeigen, Kinder liebevoll zu erziehen, sich emotional auf die Partnerin einzulassen, können heilsame Impulse für die Gemeinschaft geben. Alle Aspekte hochsensibler Männer, die mit Schwäche assoziiert werden, sind im Grunde genommen dringend notwendige Entwicklungsschritte, die alle Männer betreffen. Männlichkeit hat nichts mit Emotionslosigkeit und Härte zu tun, wie uns weisgemacht wird. Die Rückverbindung der männlichen Energie mit den weiblichen Qualitäten würde eine grundlegende Veränderung der menschlichen Zivilisation einleiten. Viele hochsensible Männer haben Schwierigkeiten, sich mit ihrer männlichen Rolle zu identifizieren. Und das ist verständlich. Es bedeutet viel Arbeit, ein positives Bild von Männlichkeit aufzubauen, wenn die Kindheitsprägungen durch Väter, Onkel und Lehrer überwiegend negativ besetzt waren. Doch es ist möglich. Deshalb sind hochsensible Männer für folgende Lebensbereiche wichtig und nährend:

- Entwicklung eines neuen Familienbildes
- Vorbilder für hochsensible Kinder sein
- tiefe seelische Verbindungen in einer Partnerschaft leben
- eine sensible, spirituelle, einfühlsame Sexualität leben
- Kreativität, Musikalität und Fantasie zur Entwicklung von Kunstprojekten
- Fähigkeit zu tiefen Gefühlen
- Verletzlichkeit vorleben und damit andere ermutigen
- die Welt menschlicher machen
- die Integration weiblicher Aspekte in einer männlichen Identität
- Vorbild für ein ausgeglichenes Bild von Männlichkeit sein

- HSP-Männer als Unterstützung und Stärkung von Frauen und der weiblichen Energie
- Ausgleich schaffen, Extreme abmildern
- Leichtigkeit, Humor einbringen
- innovative Trends vorantreiben
- positive männliche Energien in Frauenberufe bringen: Erzieher, Therapeut, Lehrer
- die Weitergabe von Gewalt innerhalb von Familien über Generationen unterbrechen
- philosophische Gedanken entwickeln
- Spiritualität leben und verwirklichen
- durch Verbundenheit Verantwortung für Tiere und Menschen in Not übernehmen
- dem Erwartungsdruck unserer Leistungsgesellschaft nicht entsprechen

Impulsfragen

1. Wie fühle ich mich in meiner Familie / meinem beruflichen Umfeld als hochsensibler Mann?
2. Kann ich mich selbst wertschätzen?
3. Kenne ich positive Männer als Vorbilder?
4. Für wen bin ich selbst ein positives Vorbild?
5. Habe ich mit meinem Vater Frieden geschlossen oder fühlt es sich wie ein innerer Kampf an?
6. Habe ich meine Berufung gefunden?

92. Wie kann ich die Verletzungen heilen, die ich durch meine Andersartigkeit erfahren habe?

Ganz im Sinne des Märchens *Das hässliche Entlein* von Hans Christian Andersen möchte ich Sie bitten, Ihre Vergangenheit rückblickend neu zu bewerten. In dem Märchen geht es um ein Schwanenbaby, das durch widrige Umstände im falschen Nest groß wird: bei einer Entenmutter. Das vermeintliche Entlein hört immer wieder, dass es hässlich sei und so gar nicht zu den anderen passe. Es fühlt sich elend und unverstanden. Immer wenn es Schwäne sieht, entsteht in ihm ein Gefühl von Sehnsucht, es würde am liebsten mit ihnen fliegen. Als es älter und größer wird, verlässt es den heimischen Teich und macht sich auf die Suche nach sich selbst und seiner wahren Familie. Nach einigen Wirrungen findet der heranwachsende Schwan die anderen Schwäne und erkennt, dass er selbst einer ist und zudem wunderschön! Ich lade Sie ein, die negativen Bewertungen loszulassen, die andere Menschen Ihnen in der Vergangenheit vermittelt haben. Dabei wird Ihnen folgende Tabelle helfen.

Bewertung	Umdeutung
Du hörst ja das Gras wachsen!	Ich habe eine ausgezeichnete Wahrnehmung (ein gutes Gehör, einen genauen Blick usw.).
Das bildest du dir ein!	HSPs haben feine Antennen, unausgesprochene Konflikte oder nonverbale Botschaften zu entschlüsseln. Wenn Sie sich als Erwachsener dieser Gabe bewusst werden, können Sie lernen, Ihrer Wahrnehmung wieder zu vertrauen, und werden immun gegenüber Manipulationsversuchen.
Jetzt übertreib bloß nicht!	HSPs besitzen ein großes Gerechtigkeitsempfinden. Sie fühlen mit, sind empathisch und erfassen Situationen schnell. Auf diese Weise setzen sie sich für Schwächere ein.
Sei kein Weichei!	Hochsensible verabscheuen Gewalt. Sie fühlen sich durch Gewaltszenen im Film abgeschreckt und möchten auch im Alltag damit nichts zu tun haben. Dies kann sich für Jungen besonders in der Schule als negativ herausstellen. Lösungen für Konflikte ohne Gewalt zu finden, spricht für eine hohe emotionale Reife.
Hör auf zu träumen!	HSPs verfügen über eine ausgeprägte Phantasie. Diese wird spätestens in der Schule von Lehrern und Eltern als störend bewertet. Für kreative Berufe ist diese Eigenschaft später hilfreich und wichtig.

Bewertung	Umdeutung
Denk nicht so viel nach! Mache dir nicht so einen Kopf!	Hochsensible denken schon in der Jugend über den Sinn des Lebens nach. Auf diese Weise entdecken sie verborgene Dimensionen unseres Daseins und können als Erwachsene wichtige Impulse als Philosophen, Künstler, Ratgeber oder Seelsorger geben.

Rückblickend werden Sie begreifen, dass die Sätze in der linken Spalte von Personen ausgesprochen wurden, die keine Ahnung hatten, was Hochsensibilität bedeutet. Erkennen Sie jetzt, dass Ihr negatives Selbstbild nur eine Reflexion negativer Erfahrungen ist? Kehren Sie das Ganze um, indem Sie die Ressourcen entdecken, die sich hinter diesen Themen verbergen. Schenken Sie sich bedingungslose Selbstliebe! Sie dürfen so sein, wie Sie sind, und das ist gut so.

Impulsfragen

1. Welche negativen Bewertungen habe ich als Kind erfahren, weil ich anders war?
2. Welche Umdeutung könnte mir heute helfen, mich davon zu distanzieren?
3. Welche Personen haben mich verletzt? Welche Prägungen haben sie dazu veranlasst, meine Sensibilität und meine Gefühle infrage zu stellen?
4. Bin ich in Frieden mit mir selbst?
5. Wie kann ich meine Hochsensibilität noch besser akzeptieren, anstatt dagegen zu kämpfen?
6. Gibt es Hochsensible in meiner Verwandtschaft? Wie sind sie mit ihrer Veranlagung umgegangen?

93. Wie kann ich als Hochsensibler meinen Platz in der Gesellschaft finden?

Es gibt einen ganz bestimmten Grund, warum Sie geboren wurden. Jeder Mensch trägt in sich ein schlummerndes Erbe, das er von seinen Ahnen geschenkt bekommt. Dieses tragen Sie in Form Ihrer Talente und Fähigkeiten in sich. Sobald Sie damit beginnen, Ihre Hochsensibilität als Gabe anzuerkennen, machen Sie den ersten, richtigen Schritt. Die Natur hatte einen Grund, warum sie innerhalb der Tier- und Menschenpopulation hochsensible Individuen hervorbrachte. HSPs brauchen eine ganz bestimmte Nische, in der sie glücklich und produktiv werden können. Bevor Sie diese finden, ist es notwendig, alten Ballast abzuwerfen. Durch begrenzende Prägungen der Ursprungsfamilie kann es geschehen, dass ein Hochsensibler seine Gaben nur teilweise entwickeln konnte.

Auflösung von Überanpassung

Die größte Hürde stellt die Überanpassung dar. In der Annahme, nicht in Ordnung zu sein, bemühen sich viele HSPs schon als Kinder, die Erwartungen ihres Umfeldes zu erfüllen, um niemanden zu enttäuschen. Auf diese Weise gewöhnen sie sich an, zunächst die Bedürfnisse anderer Personen zu erfüllen und die eigenen Wünsche zurückzustellen. Einer der wichtigsten Entwicklungsschritte für Hochsensible liegt in der Wiederentdeckung ihrer Bedürfnisse und der konsequenten Umsetzung eigener Ziele. Widerstehen Sie der Versuchung, es um der Harmonie willen allen recht machen zu wollen. Es geht schließlich um Ihr Leben! So finden Sie wieder Kontakt zu Ihrer inneren Stimme. Es ist nie zu spät, den eigenen Weg zu gehen. Hochsensible, die sich in der zweiten

Lebenshälfte befinden und das Gefühl haben, nicht am richtigen Platz zu sein, haben die Chance, etwas zu verändern. Gehen Sie Ihren Weg von nun an ganz bewusst. Seien Sie kristallklar in Ihren Zielen und Wünschen. Bringen Sie Ihre berufliche und private Situation in Übereinstimmung mit IHREN EIGENEN Bedürfnissen. So kommen Sie sicher an den für Sie passenden Platz.

Die Belebung Ihrer hochsensiblen Talente

Als HSP bringen Sie ganz spezifische Begabungen mit, die Ihnen dabei helfen, eine bestimmte Funktion innerhalb der Gesellschaft auszufüllen. Je genauer Sie Ihre ureigenen Talente entdecken und pflegen, umso mehr nähern Sie sich dem Platz, den das Leben für Sie vorgesehen hat. Graben Sie in Ihren Kindheitserinnerungen. Unsere stärksten Talente zeigen sich früh in der Biografie, oft schon im Vorschulalter. Verspüren Sie eine gewisse Sehnsucht in sich? Dann sind Sie auf der richtigen Spur. Erkennen Sie sich für das an, was Sie bereits geschafft haben, auch wenn noch viele Ziele offen blieben. Geben Sie sich selbst Wertschätzung für Ihre hochsensiblen Gaben.

Der Aufbau eines unterstützenden Netzwerks

Von welchen Menschen fühlen Sie sich angezogen? Welche Hobbys interessieren Sie brennend? In welchen Kreisen fühlen Sie sich wohl und haben das Gefühl, Sie selbst sein zu können? Pflegen Sie Kontakte, bauen Sie bewusst Freundschaften auf. Je mehr Sie das tun, was Sie ohnehin lieben, umso einfacher werden Sie gleichgesinnte Menschen treffen, mit denen Sie auf einer Wellenlänge sind. Trennen Sie sich von Menschen, die Ihnen nicht guttun, nur die Zeit stehlen, Sie belügen oder für eigene Zwecke missbrauchen. Stellen Sie sich nicht länger als Energietankstelle für Energiesauger zur Verfügung. Auf diese Weise lösen Sie sich aus destruktiven, kräftezehrenden Strukturen. Das frei gewordene Energiepotential steht Ihnen ab sofort zur Verfügung.

Definieren Sie Ihre ideale Berufstätigkeit
Da unser Leben zu einem großen Teil vom Arbeitsalltag geprägt ist, bestimmt unser Beruf maßgeblich, wo unser Platz im Leben ist. Je mehr Sie sich Ihrer Einzigartigkeit bewusst werden und Ihre Talente entdecken, umso spezialisierter können Sie sich einbringen. Auf diese Weise verabschieden Sie sich irgendwann von Jobs, in denen Sie austauschbar sind, weil Sie mal wieder unter Ihren Möglichkeiten geblieben sind. Definieren Sie genau, wie, wo, mit wem und unter welchen Bedingungen Sie arbeiten möchten. Je klarer Ihre Vision ist, umso wahrscheinlicher werden Sie es schaffen, den für Sie passenden Platz zu finden.

Impulsfragen

1. Habe ich mich in der Vergangenheit überangepasst?
2. Kenne ich meine Bedürfnisse als HSP?
3. Pflege ich meine Talente?
4. Kenne ich meine Berufung?
5. Welche Menschen aus meinem Umkreis tun mir gut?

Affirmationen zur Rolle von Hochsensiblen innerhalb der Gemeinschaft

- Ich habe einen wichtigen Beitrag für das Ganze zu geben.
- Meine Andersartigkeit bietet wertvolle Impulse für die Gesellschaft.
- Ich weiß, was der richtige Weg für mich ist.
- Ich höre auf, mich anpassen zu wollen, und finde zu mir selbst.
- Ich lasse meine Verletzungen los und nehme meine Hochsensibilität vollkommen an.
- Ich bin ein Experte für unausgesprochene Worte.
- Ich bin ein guter Vermittler.
- Ich bin wichtig und wertvoll für die Gesellschaft.
- Ich habe Zugang zu feinsinnigen Informationsfeldern.

HOCHSENSIBLE MYSTIKER

XII.

94. Was haben Mystiker mit Hochsensibilität zu tun?

Ein Mystiker ist ein Mensch, der die Welt mit inneren Augen betrachtet und sich nicht durch die Informationen des äußeren Auges blenden lässt. In dem Buch *Der kleine Prinz* wurde dafür bereits ein weltberühmter Satz geprägt: „Man sieht nur mit dem Herzen gut." In allen Kulturen gab und gibt es große Mystiker. Schon früh erfahren sie bewusstseinsverändernde Zustände, insbesondere in der Natur. Sie erleben sich als Teil eines größeren Ganzen, als einen Tropfen im Ozean, verbunden mit der Quelle ihrer inneren Weisheit. Mystiker fühlen eine tiefe, emotionale, teilweise telepathische Verbindung mit den Pflanzen und Tieren in ihrer Umgebung. Häufig lieben sie es, ausgedehnte Spaziergänge in den Wäldern und auf den Feldern ihrer Heimatregion zu unternehmen. Dabei sind sie aufmerksame Beobachter, denen auch kleinste Details nicht entgehen. Spiritualität erleben sie nicht als etwas, das von außen auf sie zukommt, sondern das tief aus ihrem Inneren ins Bewusstsein aufsteigt, oder in Form einer aufrichtigen Sehnsucht. Aus ihrer individuellen Spiritualität schöpfen sie Kraft,

Inspiration und Mut, um ihren einzigartigen Lebensweg zu gehen. Deshalb ist Religiosität für Mystiker eine tragende Säule in ihrem Leben. Der menschliche Körper wird nicht als leblose Materie, Maschine oder Roboter wahrgenommen, sondern als lebendiger Ausdruck einer Seele mit einem göttlichen Funken. Einseitige, materialistische Weltbilder lehnen Mystiker ab. Tief in sich spüren sie, dass es im Leben mehr Dinge gibt, als wir sehen und messen können. Ein Mystiker lässt sich nicht durch einfache Erklärungen der Schule oder der Wissenschaft zufriedenstellen. Er hinterfragt allgemeine Annahmen und Vorstellungen darüber, wie die Welt zu sein hat. Stattdessen entwickelt er ein eigenes Weltbild, das sich durchaus von dem gängigen unterscheidet. In den Momenten der innigen Verschmelzung mit der Natur erfährt der Mystiker Seinszustände von Flow bis hin zu rauschartigen, ekstatischen Phasen.

Aufgrund ihrer verfeinerten Wahrnehmungsfähigkeit und ihres Gefühls von Verbundenheit mit allem Leben sind Hochsensible in besonderer Weise dafür prädestiniert, eine mystische Weltsicht zu entwickeln. Deshalb möchte ich dieses Thema für alle interessierten Leser an dieser Stelle näher beleuchten. Es trifft nicht auf alle HSPs zu, doch nach meiner Erfahrung nimmt es für einen großen Teil von ihnen einen wichtigen Raum in ihrem Leben ein. Vielleicht würden Sie sich selbst gar nicht als Mystiker oder Mystikerin bezeichnen, weil Sie sofort an berühmte Namen wie *Hildegard von Bingen*, *Meister Eckhart*, *Teresa von Avila* oder *Franz von Assisi* denken. Diese großen und altehrwürdigen Heiligen flößen uns noch heute Respekt ein, der uns annehmen lässt, dass unser Leben nichts mit dem eines Mystikers zu tun haben könnte. Vielleicht haben wir uns da geirrt?

Hochsensible erleben bereits in der Kindheit, wie berauschend Naturerfahrungen sein können. Nichts ist für sie selbstverständlich. Schon früh stellen sie Fragen nach dem Sinn des Lebens. Dabei bringen sie die Erwachsenen in ihrem Umfeld in Erklärungsschwierigkeiten, wenn sie etwa nach dem *lieben Gott,* dem *Leben nach dem Tod, Engeln* und anderen Themen fragen. Hochsensible berichten oft über eigene mystische Erfahrungen, die bereits in der Kindheit beginnen. Viele Erwachsene versuchen, diese Schilderungen als Fantasien und Tagträume zu verharmlosen. Im späteren Lebensverlauf stellen sich diese Erlebnisse als eine reichhaltige Quelle heraus, die Sinn, Halt und Geborgenheit vermitteln kann. Die grundlegenden Fragen unserer Existenz werden durch den mystischen Zugang zum Leben für viele HSPs von innen heraus beantwortet. Deshalb sind es insbesondere Hochsensible, die Freunden und Verwandten in schwierigen Lebenssituationen beistehen, ihnen Mut zusprechen und helfen, einen tieferen Sinn dahinter zu erkennen.

Die facettenreiche Wahrnehmung der Natur mit all ihren Farben und Klängen inspirierte schon immer hochsensible Künstler mit ihrem mystischen Blick auf die Welt. Sie können sich an Farben berauschen oder werden durch Musik in höhere Bewusstseinszustände getragen. Hochsensible Mystiker wählen deshalb häufig Berufe wie Künstler, Therapeuten, spirituelle Lebensberater und Priester. Sie verspüren in sich eine tiefe Sehnsucht, ihr inneres Wissen auszudrücken und mit anderen Menschen sinnbringend zu teilen. Ihnen ist die Heiligkeit der Natur bewusst und sie verstehen sich als Teil einer großen, lebendigen Schöpfung, innerhalb derer sie eine Aufgabe haben.

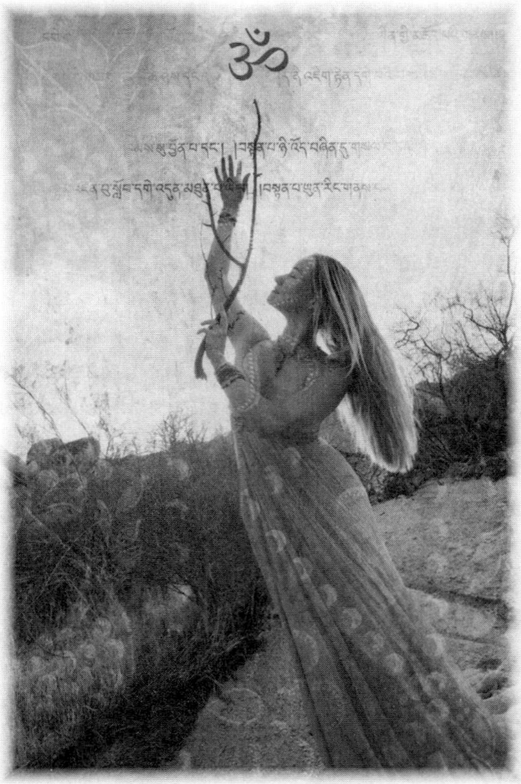

Impulsfragen

1. Habe ich bereits mystische Erfahrungen erlebt?
2. Fühle ich eine Diskrepanz zwischen meinem mystischen Naturverständnis und dem Bild, das die Wissenschaft darüber vermittelt?
3. Gibt es künstlerische Ausdrucksformen, die es mir ermöglichen, meine mystischen Empfindungen in Musik, Sprache oder Bilder umzusetzen?

95. Welche Irritationen können Hochsensible durch ihre spirituelle Veranlagung erleben?

Durch ihre intensive Verbindung mit der unsichtbaren Welt können Hochsensible regelrechte Träumer werden, die in ihrem eigenen Universum leben. Das Gefühl, *von einem anderen Stern* zu stammen, ist bei HSPs ziemlich verbreitet. Die Diskrepanz zwischen dem inneren Erleben und dem Funktionieren im Alltag könnte kaum größer sein. Deshalb kann es Lebensphasen geben, in denen Hochsensible unter einer oder mehreren Irritationen leiden, die im Zusammenhang mit dem mystischen Erleben stehen. Lesen Sie sich die folgende Liste durch und überprüfen Sie, welche Punkte Sie aus eigener Erfahrung kennen:

- sich nicht der „normalen Welt" zugehörig fühlen
- den Körper als lästige Begrenzung empfinden (im Gegensatz zur unbegrenzten Geistwelt)
- kein Gefühl für Zeit haben: Es ist anstrengend, aus dem Raum der Zeitlosigkeit in die hektische Uhr-Zeit des Alltags zu wechseln
- eine gewisse Jenseitssehnsucht (nicht zu verwechseln mit krankhaften Suizidgedanken)
- Identifikation mit vergangenen Zeiten oder Mythen (Atlantis, Avalon, Mittelalter, Zauberer, Hexen, Engel, Elfen und Feen)
- Misstrauen in die eigene, intuitive Wahrnehmung (weil sie durch das soziale Umfeld über viele Jahre angezweifelt wurde)
- Phasen von Verzweiflung über den Zustand der Welt

- Sehnsucht nach einem Leben ohne Geld, ohne physische Bedürfnisse

Diese Phänomene sind recht häufig bei HSPs anzutreffen. Die mystische Anbindung zur unsichtbaren Welt kann eine wunderbare Inspirationsquelle für hochsensible Künstler sein. Zeigt sich ein Thema aus der Liste sehr ausgeprägt, kann es für Ihren Lebensalltag hinderlich wirken. Der Schlüssel zur Auflösung solcher Ungleichgewichte liegt in der Wiederherstellung der Balance. Wenn Sie sich dabei beobachtet haben, viel Zeit in Ihrer eigenen Welt zu verbringen, versäumen Sie es nicht, wieder Kontakt mit Ihrem sozialen Umfeld zu suchen. Im Hier und Jetzt spielt sich Ihr Leben ab. In unserer Gesellschaft brauchen Sie eine Wohnung, ein geregeltes Einkommen, Nahrung und soziale Kontakte. Das macht uns alle gleich. Wir alle haben dieselben Grundbedürfnisse. Verurteilen Sie andere Menschen wegen ihrer Oberflächlichkeit, Rücksichtslosigkeit oder Selbstbezogenheit? Versuchen Sie Frieden mit ihnen zu schließen. Wir alle leben auf diesem Planeten zu dieser Zeit und bilden, ob Sie es wollen oder nicht, eine Gemeinschaft. Je mehr Sie es schaffen, Ihre Inspirationen aus der unsichtbaren Welt für sich und andere nutzbar zu machen, umso mehr Freude werden Sie daran finden, in Ihrem Körper im Hier und Jetzt zu leben. Schaffen Sie Kunst, besuchen Sie einen Malkurs. Beginnen Sie zu schreiben, zu komponieren, gehen Sie in die Natur und fotografieren die Schönheit, die nur Sie sehen können! Verstehen Sie Ihr Leben nicht als Strafe oder sonderbaren Zufall des Kosmos, sondern als eine Chance, etwas von Ihrem inneren Reichtum zu teilen. Nehmen Sie Ihren Körper liebevoll an, verwöhnen Sie ihn mit gutem Essen, Bewegung, Yoga, Sauna und Massagen, damit Sie sich in Ihrer Haut wieder wohlfühlen. Gute Möglichkeiten, sich zu erden, sind jegliche Form von Arbeit, Haus- und Gartenarbeit, Kochen, Backen, Kräutersammeln oder Sport. Finden Sie die Balance in Ihrem Leben. Das Gefühl, *von einem anderen Stern* zu sein, wird sich nach und nach verwandeln.

Impulsfragen

1. Welche der Punkte auf der Liste sprechen mich gerade am meisten an?
2. Wie kann ich mich besser erden?

96. Welche Archetypen werden besonders von hochsensiblen Mystikern verkörpert?

Der Psychologe Carl Gustav Jung beschrieb in seinen Werken erstmals die so genannten *Archetypen*, die kollektive Figuren im Bewusstsein der Menschheit darstellen. Sie werden besonders in Märchen und Mythen aller Völker der Welt beschrieben. In ihnen kristallisieren sich Schlüsselfiguren einer Gesellschaft heraus, die wertvolle Impulse für das Ganze hervorbringen. Hochsensible sind aufgrund ihrer Persönlichkeit mit ganz besonderen Archetypen verknüpft, die bei der Berufswahl und beim Lebensgefühl eine verborgene Rolle spielen können.

Der Künstler

Der erste mit hochsensiblen Mystikern verbundene Archetyp ist der Künstler. Zu allen Zeiten haben Künstler eine besondere Aufgabe in ihrer Gesellschaft erfüllt. In traditionellen Kulturen waren sie Vermittler zwischen der göttlichen Welt und der Welt der Menschen. Religiöse Darstellungen, Texte und Lieder zeigten über viele Jahrtausende die Götter. Sie wurden in Tempeln und Kirchen bewahrt, um dem einfachen Menschen eine Verbindung zu seiner göttlichen Herkunft zu ermöglichen. Mit der sich weiterentwickelnden menschlichen Gesellschaft wurden Künstler zunehmend zum Sprachrohr sich verändernder Epochen. Gesamthistorisch betrachtet tauchten erst kürzlich Künstler auf, die ihre ganz persönlichen Ideen, Melodien und Texte verwirklichten, die nicht mehr im Dienst der Götter standen, sondern im Ausdruck des eigenen Selbst. Berühmte Künstler hatten immer die Fähigkeit, mit ihren Werken eine ganze Generation zu begeistern. Darüber hinaus prägten sie ihre Zeitepochen und entwickelten neue Ausdrucksformen in der Musik, Malerei oder Literatur. Ein Hochsensibler, der mit dem Archetyp des Künstlers verbunden ist, wird nach Möglichkeiten suchen, seinen inneren Reichtum kreativ auszudrücken. Hochsensible, die sich der Malerei verschreiben, werden wahrscheinlich mystische Bilder erschaffen, in denen die Grenzen zwischen Fantasie und Wirklichkeit verschwimmen. Sie versuchen durch ihre Kunst, das Unsichtbare sichtbar werden zu lassen. Sie sind Experten für Farbpsychologie und erspüren genau, welche Farbtöne harmonisch zueinanderpassen und welche Wirkung sie auf den Betrachter ausüben. In ihrem weiteren Entwicklungsverlauf können sie sich zu abstrakten Bildern hingezogen fühlen, etwa zur Kunst der Mandalas oder geometrischen Farb- und Formkompositionen, die die Essenz bestimmter Prinzipien der Natur wiedergeben. Hochsensible Musiker sind die Herzenssänger, die ihre tiefsten Gefühle und Sehnsüchte zum Ausdruck bringen. Mit ihrer Musik öffnen sie Räume, die uns einladen, den Gefühlen freien Lauf zu lassen, und die der Sehnsucht ein Kleid aus Klang schenken. Künstler haben in jeder Kultur eine bedeutende Rolle bis zum heutigen Tag.

Der Clown

Eine besondere Stellung nimmt dabei der Clown ein. Dieser spezielle Archetyp kommt in allen Kulturen vor. Er ist vollkommen frei, sich außerhalb der Normen und Konventionen einer Gesellschaft zu bewegen. Er provoziert, übertreibt und verkörpert das innere Kind in jedem Menschen. Der Narr bringt uns auf unerwartete Weise zum Lachen. Das Clownsein erfordert eine geheilte Beziehung zur eigenen Verletzlichkeit. Diese Eigenschaft ist für Hochsensible sehr zentral. Eine authentische Offenheit ermöglicht uns den Zugang zu unseren Gefühlen, den Tränen und einfachen Freuden des Lebens. Wenn ein Clown diese authentische Verletzlichkeit auf die Bühne bringen kann, wird er heilsame Impulse für sein Publikum entfalten. Er spiegelt unsere verborgensten Anteile, die wir sonst zu schützen versuchen. Der Clown repräsentiert das innere Kind, die heitere Verspieltheit, das unschuldige Lachen, das Scheitern und die Mystik des Herzens.

Der Heiler und Schamane

Ein weiterer Archetyp ist der verwundete Heiler. Die älteste Heilkunst aller Kulturen nennt man Schamanismus. Aus der Überlieferung vieler traditioneller Völker wissen wir heute, dass Heiler durch eine Reihe von Prüfungen, Entbehrungen und Verwundungen gehen, bis sie wie ein Phönix aus der Asche emporsteigen und zu wichtigen Mitgliedern ihrer Gemeinschaft werden. Der verwundete Heiler ist kein Theoretiker, der sein Wissen auf Seminaren ansammelt, sondern der durch die tiefsten Tiefen seiner Seele geschritten ist und das Leid in sich selbst erlöst hat. Deshalb wird er zum authentischen und geduldigen Begleiter für Hilfesuchende in Not. Er hat die Landkarte seiner Seele genau aufgezeichnet und kennt sich bestens mit den inneren Welten von Licht und Schatten aus. Der Heiler hat eine natürliche Verbindung zu seiner inneren Stimme. Auf diese Weise ist er in der Lage, sich aus der Natur und aus dem Geist Hilfsmittel für Problemsituationen zu erschaffen, die er für andere Menschen nutzbar machen wird. Ähnlich wie der Clown, der seine Verletzlichkeit mit der Welt teilt, ist der verwundete Heiler ein Katalysator für seelische Entwicklungsprozesse. Viele Heiler sind gleichzeitig Künstler. Beide Archetypen gehen oft Hand in Hand und befruchten sich in ihrer Arbeit gegenseitig. Ein Heiler, der seine Wunden geheilt hat, ist in der Lage, anderen Menschen ein Lotse im Sturm ihres Lebens zu sein.

Der Eremit

Einen Teilaspekt des Archetyps des Heilers stellt der Eremit dar, der allein und zurückgezogen in der Natur lebt. Der Eremit ist ein großer Weiser und Mystiker, der sich dafür entschieden hat, in der Abgeschiedenheit der Wildnis zu leben. In vielen Kulturen wurden Eremiten als Heilige und Ratgeber verehrt, die man von Zeit zu Zeit aufsuchen konnte, um sie um Rat zu bitten. In der Einsamkeit der Natur, jenseits aller menschlichen Zivilisation, entwickelt der Eremit einen vertieften Zugang zum Universum und seinen Geheimnissen. Im heutigen Leben kann dies für Hochsensible bedeuten, dass sie sich angezogen fühlen von Reisen in ferne Länder, in denen sie allein wandern und alte Klöster besuchen möchten. Die Stille und Ruhe der Zurückgezogenheit schenkt ihnen inneren Frieden und Reichtum, der durch nichts zu ersetzen ist.

Der Mönch und die Nonne

Eng verknüpft mit dem Eremiten ist der Archetyp des Mönches bzw. der Nonne. Diese Menschen verspüren eine tiefe spirituelle Sehnsucht. Auch sie haben das Bedürfnis, sich aus der oberflächlichen Welt des Alltags zurückzuziehen und hinter schützenden Mauern einer Gemeinschaft zu leben. Dies bedeutet nicht, dass sie tatsächlich als Mönch oder Nonne leben. Vielleicht fühlen sie sich einfach zu spirituellen Lebensgemeinschaften hingezogen? Bei nicht verarbeiteten Beziehungsproblemen kann der Archetyp des Mönches in eine Sackgasse führen, die den Suchenden dazu verleitet, ein Leben ohne Partnerschaft zu führen.

Der Astrologe und Zauberer

Ein weiterer Archetyp wird durch den Zauberer oder Astrologen verkörpert. In unserem kollektiven Gedächtnis ist es der europäische Magier Merlin, der durch die Sagen um König *Artus und die Ritter der Tafelrunde* bis heute bekannt geblieben ist. In den traditionellen Kulturen waren Astrologen gleichzeitig Astronomen. Sie beobachteten die Sterne und waren die Berater der Könige. Der Archetyp des Zauberers wird von Männern bevorzugt. Er symbolisiert mystische Kraft, geheimes Wissen und magische Fähigkeiten. In der heutigen Zeit bedeutet es nicht, als Zauberer auf der Bühne aufzutreten, sondern sich mit den mystischen und scheinbar unerklärlichen Fragen des Lebens zu beschäftigen. Dieser Archetyp ist mit dem Heiler verbunden. In unsere heutige Zeit übersetzt, motiviert er beispielsweise einen hochsensiblen Heilpraktiker, sich mit modernen Möglichkeiten der Energiemedizin, des Feng Shui oder der Geistheilung zu befassen. Zu diesem Themengebiet gehört auch die Kunst der Geomantie. Ihre Experten sind für die Heilung von Gebäuden und Landschaften ausgebildet. Sie haben ein intuitives Gespür für die subtilen Räume ihrer Umgebung und beraten beim Bau eines Hauses, bei der Neugestaltung alter Häuser und Parkanlagen. In der urtraditionellen indischen Kultur nennt man diese Wissenschaft *Vastu*.

In China sind es die *Feng-Shui-Berater*, die ebenso auf viele tausend Jahre Erfahrung zurückgreifen können.

Die Priesterin von Avalon und die Hexe
Für hochsensible Frauen sind die Priesterinnen von Avalon ein starkes archetypisches Symbol, das sie mit dem tiefen, weiblichen Wissen und der Naturheilkunde verbindet. In den Mythen und Sagen um Avalon, die von den britischen Inseln kommen, finden wir einen Zugang zu den verschütteten weiblichen Mysterienschulen. Avalon war eine Insel der Frauen. Auf ihr lebten Priesterinnen, die die große Göttin anbeteten. Sie waren vertraut mit den Geheimnissen der Schöpfung, den Pflanzen, Tieren und mit verloren gegangenen spirituellen Praktiken. In unserem Kulturkreis entwickelte sich eine Angst vor der weiblichen Kraft. Deshalb wurden die weisen Frauen zu *Hexen* abgestempelt und im Mittelalter gnadenlos verfolgt. Das weibliche Wissen wurde systematisch ausgerottet. Deshalb fürchten sich noch heute viele Frauen davor, ihr mystisches Heilwissen anzunehmen. Diese tiefe Verletzung zu heilen wird noch eine geraume Zeit in Anspruch nehmen. Zum Glück finden heute immer mehr Frauen den Weg zurück zu ihren Wurzeln und vertrauen auf ihr intuitives Erbe.

Impulsfragen

1. Mit welchem Archetyp fühle ich mich am meisten verbunden?
2. Welche positiven Aspekte bewirkt dieser Archetyp in meinem Leben?
3. Welche hemmenden Auswirkungen verursacht dieser Archetyp in meinem Leben?

4. Wie kann ich die Essenz dieses Archetyps in der heutigen Zeit konstruktiv leben?

97. Haben HSPs einen Blick für Synchronizitäten?

Vielleicht haben Sie das schon einmal erlebt? Irgendwo, irgendwann trafen Sie völlig unverhofft eine Person, die in Ihrem späteren Leben eine schicksalhafte Rolle gespielt hat. Sie lernten Ihre Partnerin „zufällig" an einem bestimmten Ort kennen, wo Sie es gar nicht erwartet hatten. „Zufällig" stießen Sie in einer Buchhandlung auf ein Buch, das Ihr ganzes Leben veränderte. Synchronizitäten können wir nicht willentlich herbeiführen, sie geschehen einfach. Solche Schlüsselmomente können Ihrem Lebensweg eine völlig neue Richtung eröffnen. „Zufälle" stellen sich rückblickend oft als eine Liebeserklärung des Universums heraus. Genau das sind Synchronizitäten. Jeder Mensch erlebt im Verlauf seines Lebens diese magischen Momente, in denen scheinbar viele Zahnräder ineinandergreifen und ein sinnvolles Ergebnis produzieren. Da Hochsensible sich grundsätzlich mit dem Leben verbunden fühlen, bemessen sie Synchronizitäten eine höhere Bedeutung zu. In vielen spirituellen Schriften wird auf ihre Wichtigkeit hingewiesen. Das Universum denkt für uns mit. Sind Sie auf der Suche nach Ihrer Berufung oder Lebenspartnerschaft? Durch eine Ausrichtung auf Ihr Ziel können Sie sich in einen höheren Bewusstseinszustand versetzen, der das Auftreten von positiven Synchronizitäten wahrscheinlicher macht. Plötzlich verspüren Sie das innere Drängen, einen bestimmten Vortrag zu besuchen, und prompt treffen Sie dort auf die Antwort Ihrer brennendsten Fragen! Dieses Vorgehen erfordert, dass Sie auf Ihre innere Stimme vertrauen und lernen zu entspannen. Solange wir krampfhaft nach einem bestimmten Ziel streben, kann es sein, dass wir es abstoßen, weil wir nicht mehr im Hier und Jetzt leben, sondern komplizierten Tagträumen nachhängen.

Durch einen negativ gefärbten Bewusstseinszustand ziehen wir auch dementsprechende Erfahrungen an. Stellen Sie sich vor, Sie sind gerade extrem unter Stress und müssen ein wichtiges Dokument bei der Post abgeben. Doch Sie sind total verspätet. Nun kommen Sie bei der Filiale an. Eine freundliche Dame schließt gerade vor Ihren Augen die Türen ab und weist Sie zurück. Es ist einfach zu spät. Das innere Chaos braut sich noch stärker zusammen. Völlig konfus laufen Sie auf die Straße, rempeln einen Passanten an und treten vielleicht in einen Haufen, den gerade ein Hund auf dem Fußweg platziert hat. Diese Ereignisse signalisieren Ihnen, dass Sie gerade aus Ihrer Mitte gefallen sind.

Dennoch verbirgt sich nicht hinter jeder Begebenheit ein tieferer Sinn. Hochsensible dürfen in dieser Hinsicht ruhig mehr entspannen und die Angewohnheit loslassen, sich nach jedem Erlebnis zu fragen, was das mit ihnen zu tun haben könnte. Beginnen Sie stattdessen, diejenigen Hinweise bewusster wahrzunehmen, die Ihnen signalisieren, dass Sie auf dem richtigen Weg sind. Je mehr Sie sich entspannen, umso wahrscheinlicher können die wirklich wichtigen Dinge im Leben geschehen. Treffen Sie Ihre Entscheidungen in Zukunft bewusster und in Übereinstimmung mit Ihren Bedürfnissen! So sind Sie weniger auf Synchronizitäten angewiesen. Nun haben Sie gelernt, das Steuerrad Ihres Lebens in die passende Richtung zu lenken. Jedes Mal, wenn Sie dabei sind, über

Ihre Begrenzungen hinauszuwachsen, können wieder mehr Synchronizitäten geschehen, da Sie Hilfe brauchen, um über Ihren Schatten zu springen. Möchten Sie konstruktiv mit diesem spannenden Phänomen experimentieren? Machen Sie es sich zur Angewohnheit, die wichtigsten Synchronizitäten in einem Tagebuch aufzuschreiben. Entwickeln Sie Dankbarkeit dafür. Das Leben lässt Sie nicht im Stich. Je mehr Sie sich vertrauen und neue Wege beschreiten, umso deutlicher macht das Universum einen Schritt auf Sie zu. Doch warten Sie nicht zu lange auf ein „Zeichen von oben"! Es gibt Menschen, die diese Philosophie verwenden, um keine eigenen Entscheidungen treffen zu müssen. Auf diese Weise werden sie zum Spielball des Schicksals. Das Geheimnis liegt in der Balance: Bleiben Sie aktiv, treffen Sie bewusste Entscheidungen und überlassen Sie dem Universum den Rest. Haben Sie Vertrauen!

Impulsfragen

1. Welche positiven Synchronizitäten sind in den letzten Monaten in meinem Leben geschehen?
2. Gab es einen lebensverändernden Zufall in meiner Biografie?
3. Welche Geschichten höre ich zu diesem Thema von Freunden und Verwandten?
4. Bin ich bereit, vollkommen eigenständig Entscheidungen zu treffen, oder warte ich darauf, dass das Leben „Schicksal" für mich spielt?

98. Was bedeuten Phänomene von Intuition und Telepathie für Hochsensible?

Künstler und Erfinder sind auf eine funktionierende Intuition angewiesen, etwa wenn sie den Trend der Zeit auffangen und in Kleidung umsetzen oder für ein Problem eine neue technische Lösung suchen. Inspirationen werden von ihnen durch plötzliche Geistesblitze, Tag- oder Nachtträume empfangen. Auch im Bereich der zwischenmenschlichen Beziehungen kann sich die intuitive Wahrnehmung als nützlich erweisen, zum Beispiel wenn man Sie anlügt oder Ihnen etwas vorspielt. Mit einer erweiterten Beobachtungsgabe werden Sie einfach spüren, dass etwas nicht stimmt. Geübte Personen können diese Diskrepanzen durch eine genaue Analyse der Körpersprache ihres Gegenübers entschlüsseln. Das sieht nach außen wie Telepathie aus, ist jedoch eine erweiterte Form der visuellen und emotionalen Wahrnehmung. Viele sogenannte „Mentalmagier“ verwenden diese Strategien für ihre spektakulären Bühnenshows. Gibt es tatsächlich eine telepathische, übersinnliche Begabung, zu der Menschen fähig sind?

Frühere Laborversuche zur Telepathie

Die moderne Psychologie versucht schon seit vielen Jahrzehnten, Fragen um die Existenz einer telepathischen Wahrnehmung mit abstrakten Tests zu klären. Die meisten Studien kamen zu dem Schluss, dass die Versuchspersonen im Grunde genommen nur geraten haben können und dass es telepathische Fähigkeiten nicht gibt. All diese ernüchternden Ergebnisse haben lange Zeit den Blick auf die tiefer verborgenen Dynamiken des Lebens verschleiert. Die Wissenschaft beruhigte die Öffentlichkeit mit ihren Forschungsergebnissen. Wir durften glauben, dass Telepathie und Intuition ins Reich der Märchen und Mythen gehören.

Alltagserlebnisse mit Telepathie

Welche Aussagekraft haben diese künstlichen Untersuchungen für unser alltägliches Leben? Viele Menschen, die telepathische Erlebnisse hatten, berichten darüber, dass sie in Momenten höchster Not geschehen, zum Beispiel im Angesicht des Todes oder des Verschwindens eines Familienmitgliedes. In diesen Augenblicken kommen zwei Verstärker hinzu: ein intensives Gefühl (von Dringlichkeit, Gefahr, Liebe usw.) und eine starke Verbundenheit mit der anderen Person. Diese Situationen lassen sich nicht in künstlichen Experimenten im Labor einer Universität simulieren. Je bedeutsamer die Erlebnisse sind, umso mehr versetzen sie uns in Erstaunen. Sie vermitteln uns ein Gefühl tiefer Verbundenheit mit dem Leben und Ehrfurcht. Die lebensverändernden Erfahrungen mit Telepathie und Intuition geschehen in Schlüsselmomenten unserer Biografie. Deshalb treten sie seltener auf und können nicht willentlich herbeigeführt werden.

Telepathische Übertragungen in Therapiesituationen

Es wird Sie vielleicht erstaunen: Eine weitere, alltägliche Situation, in der sich telepathische Übertragungen zeigen, sind Therapiesitzungen. Dazu gehören zum Beispiel das holotrope Atmen, systemische Aufstellungen, Shiatsu, Craniosacral-, Gestalttherapie und Tiefenpsychologie. Bei diesen Methoden wird eine Brücke zwischen Geist, Körper, Emotionen und den dazugehörigen inneren Bildern gebaut. Durch die intensive Verknüpfung unterschiedlicher Wahrnehmungsebenen entstehen zwischen Klient und Therapeut oder mehreren

Teilnehmern einer Gruppe intensive telepathische Phänomene. Dies bedeutet, dass der Therapeut intuitiv in die Gefühlswelt des Patienten eintaucht und plötzlich Impulse verspürt, die sein Gesprächspartner später ausspricht und bestätigt. Bei Gruppentherapien können ähnliche Wechselwirkungen zwischen den einzelnen Teilnehmern beobachtet werden. Es baut sich ein intensives Energiefeld auf, das teilweise körperlich spürbar wird. Die Gefühle von Bedrückung und Trauer können von allen im Raum gespürt werden. Besonders sichtbar werden diese Übertragungsphänomene beim Familienstellen, das für so manche Teilnehmer schon mystische Dimensionen angenommen hat. Dabei können die „Stellvertreter", auch wenn sie nichts über die von ihnen dargestellte Person wissen, plötzlich leibhaftige Schmerzen (Kriegsverletzungen, Unfälle) oder intensive Emotionen erleben, die die Person in ihrer Biografie erfahren hat.

Fazit

Offensichtlich sind mehrere Faktoren notwendig, um telepathische Übertragungen erleben zu können. Zum einen sind intensive Gefühle beteiligt und eine starke Verbundenheit zwischen den Personen. Rufen Sie sich noch einmal die Eigenschaften von Hochsensiblen in Erinnerung! Die beiden Punkte sind definitiv auf der Liste der Beschreibung dabei. Sicher gehört das gesteigerte Empathievermögen von HSPs auch zu diesen Faktoren dazu. Möglicherweise ist diese Konstellation einer der Gründe, warum Hochsensible dazu neigen, telepathische Alltagsphänomene zu erleben.

Historische Zeugenberichte telepathischer Phänomene

Das Magazin *Der Spiegel* (1) berichtete 1967 in seinem Bericht „Flüchtiges Psi" ausführlich über Parapsychologie.

Dabei wurden interessante Zeugenberichte erwähnt, die historisch belegt sind. Eine der bekanntesten Begebenheiten stammt aus den 1960er Jahren in den USA. Genauer gesagt geht es um Jeane Dixon, die hellsichtig begabte Ehefrau eines Washingtoner Immobilienmaklers. Sie hatte schon mehrere Wochen vor dem Attentat auf John F. Kennedy, am 22. November 1963, eine Freundin des Präsidenten besucht und sie bekniet, Kennedy von seiner Reise abzuhalten. Wir alle wissen, wie dies ausgegangen ist. Eine ebenso höchst interessante Begebenheit ereignete sich 1959, als der italienische Geiger Mario Muselli in Rio de Janeiro ein Konzert vor 4000 Besuchern gab. Sie alle wurden Zeugen, als er mitten in der Vorstellung mehrmals zögerte, weiterzuspielen. Auf unerklärliche Weise überkam ihn der Eindruck, drei Einbrecher würden gerade den Tresor der Ersten Kreditbank in Rio knacken. Er nahm das Mikrofon in die Hand und bat die Polizei, dort nachzusehen. Am nächsten Tag berichteten die Zeitungen darüber, dass sie am Tatort tatsächlich drei Männer überraschte und festnahm.

Moderne Forschung zur Telepathie

Mittlerweile gibt es einige interessante wissenschaftliche Experimente zur Telepathie, die ich Ihnen nicht vorenthalten möchte. Der englische Biologe und Philosoph Rupert Sheldrake promovierte an der Universität Cambridge. Er revolutionierte die Naturwissenschaft durch seine Theorie der „morphischen Felder“ und fand Beweise, dass jedes Lebewesen und alle Materie durch ein Energiefeld über Raum und Zeit hinweg miteinander verbunden sind. Damit decken sich seine Ausführungen mit denen anderer Forscher, die durch das eigene Erleben oder die Analyse von Nahtoderlebnissen von einem „nonlokalen“ Bewusstsein sprechen. Die gerade beschriebenen Phänomene bei Familienaufstellungen ließen sich gut durch die Theorie von Rupert Sheldrake erklären. Offensichtlich sind Menschen in der Lage, Informationen aus diesem Bewusstseinsfeld abzurufen. Dies geschieht durch die Einbeziehung des Körper- und Gefühlsbewusstseins. 2012 veröffentlichte Rupert Sheldrake sein kritisches Buch *Der Wissenschaftswahn: Warum der Materialismus ausgedient hat* (2). Spätestens nach der Lektüre dieses Buches wird Ihnen klar sein, warum die traditionelle Wissenschaft revolutionären Ideen eher skeptisch gegenübersteht. Schon allein die Tatsache, ein Experiment zur Parapsychologie zu planen und dafür Forschungsgelder zu beantragen, löst bis heute Stürme der Empörung an vielen Forschungsinstituten aus, weil man davon ausgeht, dass diese Phänomene ohnehin nicht existieren. Unvoreingenommene Wissenschaftler wie Sheldrake durchbrechen diese Dogmen und befördern damit bemerkenswertes Material an die Oberfläche unseres gesellschaftlichen Bewusstseins.

Rupert Sheldrakes Experimente:
Angestarrt werden und Telefonanrufer erspüren

Dem Wissenschaftspionier gelang es, innerhalb empirischer Studien telepathische Alltagsphänomene in ganz konkrete Experimente umzuwandeln, etwa indem er Probanden bat zu erspüren, ob sie von hinten angestarrt wurden oder nicht (3). Ein weiteres Beispiel ist die gedankliche Verbindung mit Menschen durch Telefonanrufe. Wie oft haben Sie selbst schon einen Anruf von einem Ihnen nahestehenden Menschen erhalten, an den Sie kurz zuvor gedacht hatten? Für beide Phänomene konnte Sheldrake innerhalb seiner Untersuchungen „Trefferquoten“ mit Versuchspersonen erzielen, die deutlich über das statistisch vorhergesagte Ergebnis (Zufallstreffer) hinausgingen. Besonders wenn wir die künstlichen Rahmenbedingungen in Betracht ziehen, unter denen diese Ergebnisse erzielt wurden, dürfen wir staunen. Wie hoch wäre die „Trefferquote“, wenn diese Situationen im realen Leben in Verbindung mit starken Gefühlen stattgefunden hätten?

Abgrenzung zu Krankheitsbildern

Berater, Coachs und Psychologen stehen häufig vor dem Problem, einschätzen zu müssen, ob ihr Klient erkrankt ist und seine vermeintlich paranormalen Erlebnisse im Rahmen einer psychischen Störung auftreten. Ernste Warnhinweise für psychische Erkrankungen in diesem Zusammenhang sind: Weltretterfantasien, Größenwahn (Psychose), destruktive Impulse durch innere Stimmen (Schizophrenie), ausgeprägte Stimmungsschwankungen zwischen *Ich kann hellsehen und die Welt retten* und auf der anderen Seite *Ich bin ein Nichts, klein, unwürdig, unfähig* (bipolare Störung, Manie oder Formen von Persönlichkeitsstörungen).

Übung zur Telepathie und Intuition im alltäglichen Leben

Angesichts unseres eigenen Alltagswissens und der zunehmend interessanter werdenden Studien zur Telepathie wäre es für Hochsensible förderlich, zunächst von einer natürlichen Begabung auszugehen. Viele Hochsensible erleben unwillkürlich Phänomene von Telepathie und Intuition. Ich möchte Sie einladen, durch Beobachtung Ihre innere Stimme zu schulen. Beginnen Sie selbst ein Experiment! Nehmen Sie sich am Abend kurz Zeit, um über wichtige Schlüsselmomente während des Tagesverlaufs nachzudenken. Wann verspürten Sie ein warnendes Gefühl? Hat sich dies später bestätigt? In welchen Momenten haben Sie besonders an einen lieben Menschen gedacht? Hat er sich im Verlauf des Tages noch bei Ihnen gemeldet? Wie haben Sie Entscheidungen getroffen? Fühlten Sie sich beobachtet und haben Sie sich umgedreht? Wen haben Sie dabei ertappt? Je zusammenhängender die Aufzeichnungen sind, umso einfacher lassen sich diese Gefühle und Impulse später bewerten, nachdem sich gezeigt hat, ob Sie richtig lagen! Natürlich werden Sie sich auch irren. Dies ist wichtig festzuhalten. So können Sie sich besser kennenlernen und entgehen der Gefahr, sich zu überschätzen. Durch die genaue Beobachtung Ihres Innenlebens und die sorgfältige Dokumentation Ihres Alltags können Sie mit der Zeit Ihre eigene Statistik erstellen. Doch es geht hierbei nicht wirklich um Zahlen. Das Ziel dieser Übung liegt vielmehr darin, sich bewusst zu werden, wann Ihr Bauchgefühl richtig liegt und wann die Intuition zu Ihnen spricht. Diese Form der Selbstbeobachtung sollte in keinem Fall Druck erzeugen. Es geht nicht darum, etwas zu beweisen oder perfekt zu sein. Nehmen Sie das Ganze spielerisch und sportlich!

Impulsfragen

1. Habe ich bereits telepathische Phänomene in meiner Familie erlebt?
2. Kenne ich telepathische Übertragungen aus Therapiesitzungen?
3. Vertraue ich meiner Intuition?
4. Gab es Situationen in meiner Biografie, in denen ich nicht auf mein Bauchgefühl gehört habe und es später bereute?
5. Wie kann ich intuitive Vorahnungen von Ängsten unterscheiden lernen?
6. Brauche ich eine Psychotherapie?

99. Können Hochsensible glücklich werden, wenn sie ihr Ego überwinden?

Im Verlauf meiner Beratungspraxis wurde ich immer wieder mit diesem Thema konfrontiert. Da sich HSPs gern mit spirituellen Schriften beschäftigen, stoßen sie früher oder später auf das Konzept des „Egos" und Wege zur Befreiung von diesem. Mir sind einige Stolperfallen auf dem spirituellen Entwicklungspfad bewusst geworden, die damit im Zusammenhang stehen. Ich möchte auf diese Frage mit meinen persönlichen Schlussfolgerungen antworten und bin mir bewusst, dass einige Leser zunächst irritiert darauf reagieren werden. Nehmen Sie sich die Zeit, um alles gründlich zu durchdenken. Vielleicht kommen Sie auf neue Erkenntnisse. In vielen Weisheitslehren wird vermittelt, dass der wichtigste Durchbruch innerhalb der spirituellen Entwicklung in der Überwindung des Egos liege. Was ist das Ego? Es wird berichtet, dass es eine künstliche Instanz sei, die von unserer Biologie (dem Gehirn) erschaffen wird, um auf der Erde zu überleben. Es entwickle sich ein Ich-Bewusstsein, das sich als vom Kosmos getrennte Wesenheit wahrnimmt. Aus dem Zustand der Trennung entstehe Leid, Angst und Gewalt.

Das Ego ist nicht dasselbe wie das Ich-Bewusstsein

Genau an diesem Punkt möchte ich schon *Einspruch* erheben. Aus meiner Sicht ist die Gleichsetzung von *Ego* und *Ich-Bewusstsein* eine Sackgasse, die uns nicht weiterbringt. In den letzten Jahren habe ich durch meine Beratungsgespräche mit Hochsensiblen deutlich erkannt, dass sie ein zu schwaches bzw. entgrenztes Ich-Bewusstsein besitzen. Viele von ihnen haben sogar Angst, *zu egoistisch* zu werden, wenn ich sie darin unterstützen möchte, mehr Eigenmächtigkeit zu entwickeln. Diese Verwirrung entsteht aus der Verwechslung zwischen *„Ego“* und *„Ich“*. Das *„entgrenzte Ich“* von Hochsensiblen macht zum einen empfänglicher für transpersonale Erfahrungen, erweiterte Bewusstseinszustände und Inspirationen. Auf der anderen Seite verursacht es Schwierigkeiten, sich abzugrenzen. Oftmals fehlt Hochsensiblen eine gewisse Durchsetzungskraft, wenn es um die eigenen Interessen geht. Sie werden anfällig dafür, von anderen Personen oder Gruppen für deren Zwecke ausgenutzt zu werden.

Das Ego als Reaktionsprogramm zum Überleben

Ich persönlich definiere das Ego lieber als die Summe von Programmierungen, die Menschen in einem beschränkten Bewusstsein halten. Alle Glaubenssätze, die uns annehmen lassen, dass wir *nicht liebenswert*, *schwach* und *ohne Talent* seien, dass wir *nichts einfordern* und *nicht Nein sagen dürfen*, sind Ausdruck des Egos. Das Ego ist die Persona, die Maske, die wir annehmen, um in dieser Welt zurechtzukommen. Ebenso gehören emotionale Reaktionen wie Wut, Angst, Eifersucht und Aggression zu unserem biologischen Überlebenspaket. Solange wir programmiert auf unsere Umwelt mit Wut oder Angst reagieren, werden unsere Handlungen vom Ego diktiert. Diese emotionalen Reflexe sind an sich hilfreiche Überlebensmechanismen, um sich bei Gefahr durch Kampf oder Flucht zu retten. Leider aktiviert unser Nervensystem durch frühe Prägungen wie Gewalt, Bestrafung oder Unterdrückung auch als Erwachsener diese Reaktionsschemata. Viele Menschen befinden sich geradezu in einem Hamsterrad solcher Muster. In diesem Sinne könnte man natürlich vom Ego sprechen.

*Selbst*lose Menschen und ihr getarntes Ego

Achtung, auch ein scheinbar nicht vorhandenes Ego kann getarnt agieren. Ich spreche von jenen Menschen, die durch massive Unterdrückung in der eigenen Familie auf die Entwicklung eines starken Willens verzichten mussten. Das Überlebensmuster (Ego) ist in diesem Fall der Verzicht auf das eigene Ich. Menschen mit dieser Prägung haben unbewusste Glaubenssätze wie: *„Ich bin nicht so wichtig.“ „Ich darf nicht existieren.“ „Ich bin nicht liebenswert.“ „Ich habe nur eine Existenzberechtigung, wenn ich anderen helfe.“ „Ich darf keine eigenen Bedürfnisse haben.“* In ihrem Überlebenskampf haben sie gelernt, sich selbst vollkommen auszublenden und nicht mehr zu spüren. Dadurch werden sie „selbstlos“. Sie benehmen sich hilfsbereit, zuvorkommend und spielen oft den Retter. Vielfach werden sie von ihrem Umfeld ausgenutzt. Sie haben Schwierigkeiten, Ziele zu definieren oder eigene Wünsche durchzusetzen. Im Begriff „selbstlos“ finden wir bereits die Antwort auf das tieferliegende Problem. Selbstlose Menschen konnten noch kein eigenes Selbst entwickeln! Sie wirken vom Ego befreit. Häufig opfern sie sich in sozialen Berufen auf. Sie können nicht „Nein“ sagen, ohne ein schlechtes Gewissen zu haben. Stattdessen nehmen sie sich zurück, legen ihr Schicksal in *„Gottes Hand“* und wirken teilweise wie Heilige. Sie verzichten darauf, eigenmächtig ihr Leben zu gestalten. *„Alles wird von oben geleitet“*, sagen sie und vermeiden es, eigene Entscheidungen zu treffen. Hinter diesem Muster versteckt sich ein Überlebensmechanismus, der verhindert, dass das wahre *Selbst* zum Vorschein kommen kann.

Die Auflösung von Überlebensmustern und die Entwicklung des wahren Ichs

Unsere Gesellschaft ermutigt nicht gerade die Entwicklung

von authentischen Individuen. Schon von Geburt an versucht man, uns zu vereinheitlichen und mit dem Durchschnitt (der Norm) zu vergleichen und letztendlich gleich zu machen. Linkshänder wurden beispielsweise jahrzehntelang in den Schulen zu Rechtshändern umerzogen. (Hoch-)Begabte werden noch heute zu wenig erkannt oder gefördert. Jungen und Mädchen werden in verschiedene Rollenschemata gepresst. Wenn wir später in der Biografie durch liebevolle Bewusstseinsarbeit oder Therapie diese einschränkenden Programme aus unserem Unterbewusstsein entlassen, entsteht am Ende kein Bewusstsein ohne eigenes Ich! Stattdessen erhalten wir zum ersten Mal die Möglichkeit herauszufinden, wer wir wirklich sind. Einige Zeit nach dem Loslassen alter Glaubensmuster kann sich die Identität zunächst wie ein Vakuum anfühlen. Die seelischen Selbstheilungskräfte werden dafür sorgen, dass sich dieses wieder mit Leben füllt.

Das geheilte Ich-Bewusstsein und seine Verbindung mit dem höheren Selbst

Sobald wir mit den Herzensqualitäten von Liebe, Dankbarkeit, Vergebung und Verbundenheit in Kontakt sind, können wir eine authentische Selbstliebe entwickeln. Wir fühlen uns nicht länger minderwertig, sondern erleben uns als einen bewussten Ausdruck der Schöpfung. Und dieser ist äußerst individuell. Jeder Mensch ist einzigartig. Selbst eineiige Zwillinge unterscheiden sich in ihrer Persönlichkeit. Die Überwindung des Egos hat in meinen Augen absolut gar nichts mit einer Überwindung des Ich-Bewusstseins zu tun, sondern mit dem Durchlichten der menschlichen Identität von höheren Qualitäten. Statt Angst, Trennung und Aggression dürfen sich Liebe, Vertrauen und Verbundenheit in uns einstellen. In diesem neuen Licht erwacht das Ich erst zu seiner gesunden Funktion. Es ermöglicht den Ausdruck des individuellen Potentials eines Menschen. Für Hochsensible ist deshalb zunächst einmal die Stärkung des wahren Ichs im Vordergrund zu sehen. Andere Autoren nennen diese Instanz das *„wahre Selbst“*. Viele HSPs haben zu durchlässige oder geschwächte Ich-Strukturen. Erst durch die Stärkung des *wahren Ichs* sind sie in der Lage, ein erfülltes Leben zu führen, weil sie endlich beginnen, ihre eigenen Bedürfnisse ernst zu nehmen. Einheits- und Gipfelerlebnisse können uns für kurze Zeit aus dem Gefängnis unserer alltäglichen Wahrnehmung befreien und uns mit dem höheren Selbst verbinden. Diese veränderten Bewusstseinszustände können durch Meditation, Gesang, Naturerlebnisse oder bewusstseinsverändernde Techniken erzeugt werden. In diesen Momenten erheben wir uns aus der Beengung unseres Wahrnehmungsfilters. Nach den Ausflügen in erweiterte Bewusstseinszustände sinkt das Gewahrsein wieder ins Ich-Bewusstsein zurück. Wäre es nicht schön, wenn dieses Ich-Bewusstsein mit Liebe verbunden ist? Wäre es nicht eine Erleichterung, wenn dieses Ich seinen Körper, sein Leben und Menschlichkeit annehmen und wertschätzen könnte? Wenn dies geschafft ist, wird das Ich-Bewusstsein uns helfen, ein mit dem Kosmos verbundenes Leben zu führen.

Impulsfragen

1. Was ist mein Konzept vom Ego?
2. Fühle ich mich in meinem Ego gefangen?
3. Habe ich verborgene Strukturen in meiner Persönlichkeit, die sich durch den Verzicht auf meinen eigenen Willen kennzeichnen?
4. Habe ich ein Gefühl für mein wahres Selbst entwickelt?

5. Habe ich in der Vergangenheit versucht, mein „Ego“ zu bekämpfen und mir damit selbst geschadet?
6. Welche religiösen Traditionen haben mich in meinem Weltbild zu diesem Thema geprägt?
7. Welche Tätigkeiten stärken das Gefühl für mein wahres Selbst / mein wahres Ich?
8. Kenne ich meine ureigenen Wünsche und Bedürfnisse?

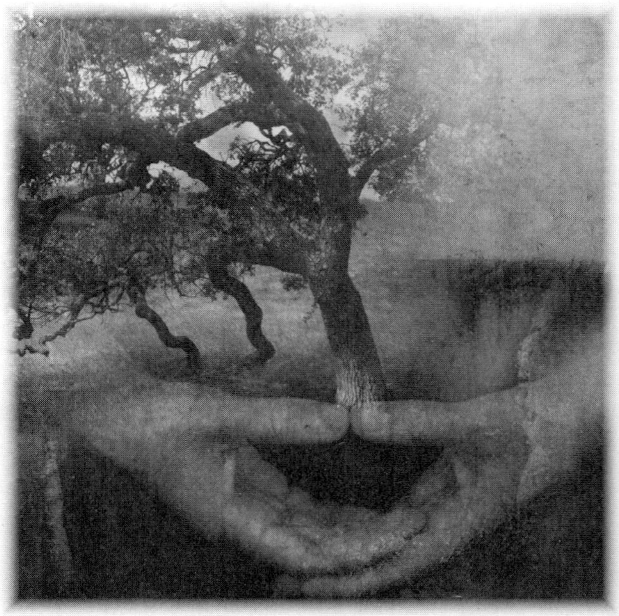

100. Wie gehen Hochsensible mit Phasen von Weltschmerz um?

Empathie für andere Lebewesen

Fast jeder Hochsensible erlebt in seiner Biografie Momente von Verzweiflung und Trauer über den Zustand unserer Welt. Tatsächlich ist der Begriff „Weltschmerz" an dieser Stelle angebracht. Die Ursachen liegen auf der Hand. HSPs fühlen sich aufgrund ihrer Verbundenheit und der verstärkten Empathie unmittelbar von den Ereignissen des Weltgeschehens betroffen. Durch das Nachrichtensystem der Neuzeit werden wir ständig und brandaktuell über alle Katastrophen rund um den Globus informiert. Wir schalten den Fernseher ein und bleiben bei einer Dokumentation über die Abholzung des Regenwalds in Brasilien hängen. Die Nachrichten am Abend versorgen uns mit verstörenden Bildern aus Kriegsgebieten und schüren Zukunftsängste. Sobald wir die Zeitung aufblättern, springen uns erneut die negativen Schlagzeilen an. Die Hiobsbotschaften nehmen kein Ende. In immer kürzeren Abständen werden wir durch Bilder und Videos mit dem Leid von Mensch und Natur konfrontiert. Menschen mit einer hohen Empathie können angesichts der Notstände unserer Welt gar nicht anders, als Weltschmerz zu fühlen. Jeder, der diese Phänomene kennt, ist ehrlich am Wohl anderer interessiert. Im Grunde genommen ließe sich Weltschmerz sogar als *gesunde Reaktion* auf *eine erkrankte Welt* interpretieren. Angesichts des weit verbreiteten Leids von Milliarden Menschen zeugt Weltschmerz von einem erweiterten, globalen Bewusstsein, das nicht mehr länger nur auf die eigenen Vorteile und Bedürfnisse fixiert ist, sondern das Wohlbefinden anderer Lebewesen mit einbezieht. Denken Sie zum Beispiel an die Videos *Earth Song* und *They don't care about us* von Michael Jackson. In dramatischen, emotionalen Bildern macht er uns auf den Raubbau der Natur und das Aussterben von Tieren, Pflanzen und indigenen Völkern aufmerksam. Am Ende sehnt er eine Lösung für diese Zerstörung herbei, indem die Regeneration der Natur gezeigt wird. In seinem Video über die Straßenkinder von Rio de Janeiro leiht er ihnen seine Stimme und vermittelt ihnen mediale Aufmerksamkeit. Diese Songs öffneten vielen Menschen die Augen. Hochsensible wünschen sich nichts mehr, als dass Heilung für diesen Planeten geschehen kann.

Lähmung und Depression

Treffen Sie auf andere Personen, die längere Zeit im Opferbewusstsein und Jammermodus gelebt haben? Schützen Sie sich davor! Diese Bewusstseinszustände können auf Sie abfärben. Es bleibt ein Gefühl der Lähmung und Schwere angesichts des Chaos in der Welt. Sollte sich dieser Zustand bei Ihnen selbst länger einnisten, wird er zu einer depressiven Verstimmung und Hilflosigkeit führen. In diesem Fall wäre eine Psychotherapie ratsam.

Philosophieren über globale Entwicklungen

Eine weitere, typische Reaktion ist das unaufhörliche Sammeln von Informationen und Hintergrundberichten. In diesem Bewusstsein kann der Betroffene nicht aufhören, sich mit den schrecklichen Dingen zu beschäftigen, die gerade auf diesem Planeten geschehen. Er analysiert bis ins Detail die Ursachen dieser Probleme, entwickelt jedoch keinen Einfluss auf das große Ganze. Diese Philosophen bleiben in der Analyse des Weltgeschehens gefangen und lassen sich vollkommen davon absorbieren. Darüber verlieren sie ihre eigenen Handlungsmöglichkeiten aus den Augen.

Jenseitssehnsucht

Weltschmerz kann sich in eine Sehnsucht nach dem Jenseits kanalisieren. In diesem Bewusstsein dürstet der Hochsensible nach Freiheit, Licht, Losgelöstheit und Körperlosigkeit. Er möchte dem emotionalen Schmerz und der irdischen Begrenzung entfliehen. Oftmals sind es die wichtigsten Bezugspartner, wie Kinder, Eltern oder Ehepartner, die das letzte Band darstellen, das die betroffene Person in der Materie hält. In einigen Fällen ist eine psychotherapeutische Begleitung ratsam. Im Grunde genommen liegt die Lösung darin, den emotionalen Schmerz zu erlösen, der durch Einsamkeit und das Gefühl, nicht verstanden zu werden, entsteht. Das Trennungsbewusstsein, das uns vorgaukelt, diese Welt sei von Gott verlassen, möchte aufgelöst werden. Wenn wir im Außen nur noch Leid sehen, haben wir den Blick für die Schönheit des Lebens verloren. Es gibt immer zwei Seiten der Medaille. Wo es Licht gibt, gibt es Schatten und umgekehrt. Wir dürfen uns wieder für die lebensbejahenden und lebensfrohen Kräfte in uns selbst öffnen. Auf diese Weise entdecken wir auch die positiven Entwicklungen auf diesem Planeten.

Heilsamer Kontakt mit liebevollen Menschen als Lösung

Vielfach ergibt sich aus tiefen Gesprächen mit anderen Hochsensiblen oder einem Therapeuten erstmals das Gefühl, endlich verstanden und angenommen zu werden. Auf diese Weise kann sich die Sehnsucht, verschwinden zu wollen, auflösen. Das Gefühl von Zugehörigkeit erdet uns und schenkt uns emotionale Sicherheit. Wenn dieses Grundbedürfnis erfüllt wird, fühlen wir uns wieder geborgen in dieser Welt. Der Mensch ist ein „Herdentier“ und braucht die Gewissheit, einen anerkannten Platz in der Gruppe (Sippe, Gesellschaft) zu haben. Besonders spirituell veranlagte Hochsensible sollten sich in Phasen von Jenseitssehnsucht bewusst werden, dass sie auf der Erde gebraucht werden und dass es kein Zufall ist, dass sie leben.

Aktivismus

Eine andere Reaktionsmöglichkeit ist die Rebellion. Um das Gefühl der Hilflosigkeit zu bekämpfen, werden HSPs aktiv. Sie gründen beispielsweise eine Tierschutzorganisation, halten Vorträge oder schreiben Bücher. Sie möchten von Herzen ihre Mitmenschen wachrütteln, informieren und zum Handeln aufrufen. Auf diese Weise können sie wieder einen Sinn in ihrem Leben spüren, der im Zustand der Lähmung fast abhandengekommen schien. So können sich HSPs aus dem Weltschmerz befreien. Kreativ zu werden ist für die persönliche Weiterentwicklung sehr fruchtbar. Ein engagierter Mensch mit klarer Vision kann tiefgreifende Veränderungen im Ganzen bewirken. Aus diesem inneren Streben erwachsen große Organisationen, Bücher, Erfindungen und soziale Netzwerke, die sich für den Schutz von Kindern, Tieren, der Natur und Menschen engagieren. Die Umwandlung von Leid in eine Lösung ist ein schöpferischer Akt. Hier beginnt die wahre Heldenreise eines Menschen.

Rückbesinnung auf das eigene Ich

Durch ihr entgrenztes Ich ist es für HSPs besonders in der heutigen Zeit eine Herausforderung, den Fokus zurück auf sich selbst zu lenken. Nicht immer liegt die Lösung darin, die Probleme der Welt zu bekämpfen. Oft projizieren wir dabei einen verletzten Teil unseres Selbst nach außen. Was hier manchem Leser vielleicht als Provokation erscheint, ist jedoch ernst gemeint. Sobald wir HSPs es schaffen, uns auf unsere eigenen Bedürfnisse zurückzubesinnen und unseren

Träumen wieder Beachtung zu schenken, können sich Phasen von Weltschmerz auflösen oder reduzieren.

Rückbesinnung auf etwas Größeres

Ich möchte Sie, lieber Leser, liebe Leserin, zum Ende dieses Buches einladen, eine noch größere Perspektive für den Umgang mit Weltschmerz zu finden. Das aufrichtige Mitgefühl für Menschen und Tiere in Not kann zu einem Wendepunkt in unserem Leben werden. Auch das eigene Leid kann uns an den Rand des Erträglichen führen. Aus den Überlieferungen zum Leben Buddhas kennen wir die Geschichte, die seine Suche nach Erleuchtung anheizte. Der behütete Königssohn entfloh der Langeweile und dem Luxus des Palastlebens und mischte sich unter die normale Bevölkerung. Zum ersten Mal war er konfrontiert mit Leid, Tod und Schmerz. Dieser existentielle Schock bewog ihn, nach dem tieferen Sinn des Lebens zu suchen und eine Antwort auf das schier unerträgliche Leiden der menschlichen Existenz zu finden. Eine Zeit lang versuchte er seinen körperlichen Bedürfnissen zu entsagen und lebte in Askese, bis er völlig abgemagert war. Später erkannte er, dass nicht der Körper sein Feind, sondern dass sein Trennungsbewusstsein das eigentliche Problem war. Jede Epoche hatte ihre Katastrophen und Herausforderungen. Unsere heutige Zeit bildet da keine Ausnahme. Wenn Sie sich ans Herz fassen und beginnen, hinter die Kulissen der alltäglichen Nachrichten zu schauen, werden Sie möglicherweise mit einer höheren Wahrheit in Kontakt kommen. Sobald Sie in Verbindung mit der Weisheit gelangen, die aus Ihrem Herzen entsteht, finden Sie Wege, um sich mit der Welt und Ihrer menschlichen Existenz zu versöhnen. Bleiben Sie offen für das Geheimnis des Lebens und das Wunder, das sich darin offenbart.

Impulsfragen

1. Wann habe ich zuletzt eine Weltschmerzphase erlebt?
2. Wie bin ich damit umgegangen?
3. Kann ich mit anderen Menschen über meine Verzweiflung sprechen?
4. Wer versteht mich und gibt mir wieder Kraft?
5. Welche Aktivitäten bringen mich aus dem Zustand von „Lähmung" wieder heraus?
6. Wie kann ich mich wieder in spirituelle Verbindung mit dem Kosmos bringen und mein Gefühl von Trennung auflösen?

Affirmationen für Herzensqualitäten

- Ich vergebe mir selbst für meine Fehlannahme, getrennt von Gott / vom Leben / vom Universum zu sein.
- Ich vergebe allen Menschen, die mir im Trennungsbewusstsein Schaden zugefügt haben.
- Ich vergebe meinen Eltern, dass sie mir verzerrte Bilder von Gott und Spiritualität vermittelt haben.
- Ich versöhne mich mit dem Leben.
- Ich bin dankbar für meine Lebendigkeit.
- Ich bin dankbar für meine Einzigartigkeit.
- Ich bin dankbar für meinen physischen Körper.
- Ich bin dankbar, dass mein physischer Körper meiner Seele Ausdruck verleiht.
- Ich bin dankbar für meine hochsensiblen Gaben.

- Ich vertraue dem Leben.
- Ich vertraue auf die Weisheit meiner inneren Stimme.
- Ich vertraue auf die Führung durch meine Seele.
- Ich erkenne meine Verbundenheit mit allem Leben an.
- Ich verbinde mich mit meinem höchsten Potential und bin bereit, dieses zum Ausdruck zu bringen.
- Ich verbinde mich mit der Weisheit meiner Ahnen.
- Ich bin ein funkelnder Kristall, der sein Licht in alle Richtungen verströmt.

QUELLENANGABEN UND WEITERFÜHRENDE LITERATURHINWEISE

Frage Nr. 1

1. Aron, Elaine: *Sensitive: The Untold Story*. USA: Dokumentarfilm, 2015.

Frage Nr. 2

1. Harke, Sylvia: *Hochsensibel – Was tun? Der innere Kompass zu Wohlbefinden und Glück*. Petersberg: Via Nova, 2014.
2. Die HSP-Skala (in Englisch) von Elaine Aron ist zu finden unter: www.hsperson.com/test/highly-sensitive-test

Frage Nr. 10

1. Radmayr, Christine: Beseelte Medizin für jedes Temperament. *natur & heilen*, Heft 10, 2014.
2. Steinmetz, Karl-Heinz: *Medizin der 4 Temperamente: Typgerechte Anwendungen aus der Klosterheilkunde*. München: Gräfe und Unzer, 2012.

Frage Nr. 11

1. Aron, Elaine: Hochsensibilität ist keine Krankheit. *Die Welt*, Interview vom 1. März 2015.

2. Reinhardt, Susie: Feinfühlig. *Psychologie Heute*, Heft 9, 2015.
3. Schöne, Lajos: Hochsensibilität – Fakt oder übertriebener Hype? *Die Welt*, 21. Oktober 2015.

Frage Nr. 15

1. Csikszentmihalyi, Mihaly: *Flow: Das Geheimnis des Glücks*. Stuttgart: Klett-Cotta, 2013.

Frage Nr. 16

1. Hawking, Stephen: Aggression could destroy us. *The Independent*, 19. Februar 2015.
2. Hausmann, Randi: Wenn man alles fühlt: Das Leben als hochempathischer Mensch. https://www.regenbogenkreis.de/blog/inspiration/wenn-man-alles-fuehlt-das-leben-als-hochempathischer-mensch

Frage Nr. 17

1. Merzeder, Christine: *Wie schleichendes Gift: Narzisstischen Missbrauch in Beziehungen überleben und heilen*. München: Scorpio, 2015.
2. Navarro, Joe: *Die Psychopathen unter uns: Der FBI-Agent erklärt, wie Sie gefährliche Menschen im Alltag erkennen und sich vor ihnen schützen*. München: mvg, 2014.

Frage Nr. 18

1. Duffy, Patricia: *Jeder blaue Buchstabe duftet nach Zimt: Wie Synästhetiker die Welt erleben*. München: Goldmann, 2003.

Frage Nr. 27

1. Nussbaum, Cordula: *Organisieren Sie noch oder leben Sie schon? Zeitmanagement für kreative Chaoten.* Frankfurt: Campus, 2012.
2. Laszlo, Ervin: *Der Akasha-Code: Wie das kosmische Bewusstseinsfeld uns beeinflusst.* Petersberg: Via Nova, 2010.
3. Alexander, Eben: *Blick in die Ewigkeit: Die faszinierende Nahtoderfahrung eines Neurochirurgen.* München: Ansata, 2013.

Frage Nr. 31

1. Dabrowski, Kazimierz: *Personality-shaping through positive disintegration.* Otto, NC: Red Pill Press, 2015.

Frage Nr. 34

1. Hill, Julia Butterfly: *Die Botschaft der Baumfrau.* München: Riemann, 2000.

Frage Nr. 40

1. Cameron, Julia: *Der Weg des Künstlers: Ein spiritueller Pfad zur Aktivierung unserer Kreativität.* München: Knaur, 2009.

Frage Nr. 45, 47, 48, 54, 59, 60, 69, 76

1. Aron, Elaine: *Hochsensible Menschen in der Psychotherapie.* Paderborn: Junfermann, 2014.

Frage Nr. 58

1. Eichinger, Uschi; Hoffmann, Kyra: *Der Burnout Irrtum: Ausgebrannt durch Vitalstoffmangel – Burnout fängt in der Körperzelle an.* Lünen: Systemed, 2012.

Frage Nr. 61, 70

1. Reinhardt, Susie: Feinfühlig. *Psychologie Heute*, Heft 9, 2015.

Frage Nr. 62

1. Parlow, Georg: *Zart besaitet: Selbstverständnis, Selbstachtung und Selbsthilfe für hochsensible Menschen.* Wien: Festland, 2006.

Frage Nr. 73

1. Willson, Rob: *Kognitive Verhaltenstherapie für Dummies.* Weinheim: Wiley-VCH, 2012 (2., überarbeitete und erweiterte Auflage).
2. Kornbichler, Thomas: *Die tiefenpsychologisch fundierte Psychotherapie: Eine praktische Orientierungshilfe.* Stuttgart: Kreuz, 2006.
3. Mertens, Wolfgang: *Psychoanalyse: Geschichte und Methoden.* München: Beck, 2008 (4., aktualisierte Auflage).
4. Young, Jeffrey E.: *Schematherapie: Ein praxisorientiertes Handbuch.* Paderborn: Junfermann, 2005.
5. Perls, Fritz: *Grundlagen der Gestalt-Therapie: Einführung und Sitzungsprotokolle.* Stuttgart: Klett-Cotta, 2007 (12. Auflage).
6. Rogers, Carl R.: *Die klientenzentrierte Gesprächspsychotherapie: Client-Centered Therapy.* Frankfurt am Main: Fischer, 2012 (22. Auflage).
7. Berne, Eric: *Spiele der Erwachsenen: Psychologie der menschlichen Beziehungen.* Reinbek bei Hamburg: Rowohlt, 2002.
8. Lowen, Alexander: *Bioenergetik: Therapie der Seele durch Arbeit mit dem Körper.* Reinbek bei Hamburg: Rowohlt, 2008.

9. Kabat-Zinn, Jon: *Gesund durch Meditation: Das große Buch der Selbstheilung mit MBSR*. München: Knaur, 2013.
10. Satir, Virginia; Baldwin, Michele: *Familientherapie in Aktion: Die Konzepte von Virginia Satir in Theorie und Praxis*. Paderborn: Junfermann, 2004 (6. Auflage).
11. Leutkart, Christine (Hrsg.): *Kunsttherapie aus der Praxis für die Praxis: Materialien, Methoden, Übungsverläufe*. Dortmund: Modernes Lernen, 2010.
12. Decker-Voigt, Hans-Helmut: *Aus der Seele gespielt: Eine Einführung in die Musiktherapie*. München: Goldmann, 1991.
13. Mindell, Arnold: *Der Leib und die Träume: Prozessorientierte Psychologie in der Praxis*. Paderborn: Junfermann, 2005 (7. Auflage).
14. Assagioli, Roberto: *Handbuch der Psychosynthese: Grundlagen, Methoden und Techniken*. Rümlang: Nawo, 2004.
15. Grof, Stanislav: *Holotropes Atmen: Eine neue Methode der Selbsterforschung und Therapie*. Solothurn: Nachtschatten, 2014.
16. Newton, Michael: *Die Reisen der Seele: Karmische Fallstudien*. Wettswil: Edition Astrodata, 2013 (12. Auflage).

Frage Nr. 77

1. Shapiro, Francine: *EMDR – Grundlagen & Praxis*. Paderborn: Junfermann, 1998.
2. Reddemann, Luise; Dehner-Rau, Cornelia: *Trauma: Folgen erkennen, überwinden und an ihnen wachsen*. Stuttgart: Trias, 2004.
3. Stone, Tom: *Emotional Mastery: So meistern Sie belastende Emotionen*. Kirchzarten: VAK, 2014.

4. Levine, Peter: *Trauma-Heilung: Das Erwachen des Tigers*. Essen: Synthesis, 1998.
5. Heller, Laurence: *Entwicklungstrauma heilen: Alte Überlebensstrategien lösen, Selbstregulierung und Beziehungsfähigkeit stärken*. München: Kösel, 2013.
6. Fritzsche, Kai; Hartman, Woltemade: *Einführung in die Ego-State-Therapie*. Heidelberg: Carl Auer, 2010.
7. Peichl, Jochen: *Jedes Ich ist viele Teile: Die inneren Selbst-Anteile als Ressource nutzen*. München: Kösel, 2010.
8. Young, Jeffrey E.: *Sein Leben neu erfinden: Wie Sie Lebensfallen meistern*. Paderborn: Junfermann, 2006.

Frage Nr. 80

1. Hoffmann, Christiane; Schmelcher, Antje: Ritalin gegen ADHS: Wo die wilden Kerle wohnten. *Frankfurter Allgemeine Zeitung*, 16. Februar 2012.

Frage Nr. 89

1. Aron, Elaine: *Das hochsensible Kind: Wie Sie auf die besonderen Schwächen und Bedürfnisse Ihres Kindes eingehen*. München: mvg, 2008.

Frage Nr. 98

1. Flüchtiges Psi. *Der Spiegel*, 19. Februar 1967.
2. Sheldrake, Rupert: *Der Wissenschaftswahn: Warum der Materialismus ausgedient hat*. München: Barth, 2012.
3. Sheldrake, Rupert: *Der siebte Sinn des Menschen: Gedankenübertragung, Vorahnungen und andere unerklärliche Fähigkeiten*. Frankfurt am Main: Fischer, 2012.

Bildverzeichnis:

S. 68, 79, 132, 146: © Sylvia Harke
S. 160: Nr. 283764746 © carballo, shutterstock.com
S. 192: Nr. 130665191 © solominviktor, shutterstock.com
S. 222: Nr. 328094573 © Belight, shutterstock.com
S. 288: Nr. 316372475 © Monkey Business Images, shutterstock.com
S. 340: Nr. 65850268 © Elena Ray, shutterstock.com
S. 364: Nr. 34345963 © Elena Ray, shutterstock.com

Weitere Titel aus dem Verlag Via Nova:

Hochsensibel – Was tun?

Der innere Kompass zu Wohlbefinden und Glück
Mit grundlegenden Infos und zahlreichen Übungen
Sylvia Harke

10. Auflage

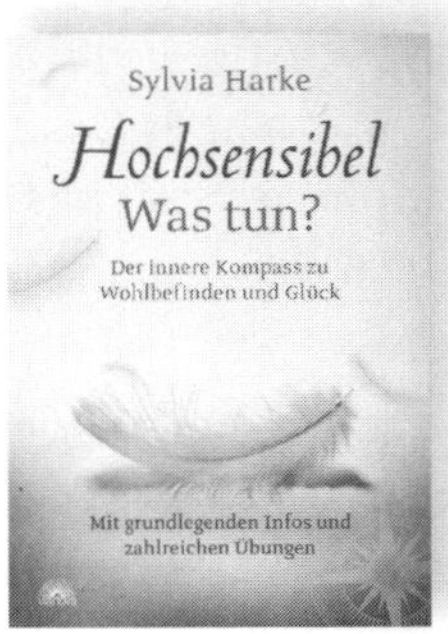

Paperback, 352 Seiten, ISBN 978-3-86616-281-5

Fühlen Sie sich auch manchmal wie von einem anderen Stern? Einfach nicht gemacht für diese Welt? Dann gehören Sie vielleicht auch zu der Gruppe der hochsensiblen Menschen und dieses Buch kann für Sie zu einer wahren Offenbarung werden. Autorin und Therapeutin Sylvia Harke – selbst eine so genannte „HSP" (Highly Sensitive Person) – hat dieses Phänomen sehr einfühlsam und tiefgründig erforscht und gibt ganz praktische, konkrete Hilfen für den Alltag. Untermauert mit zahlreichen eindrucksvollen Interviews und Fallbeispielen kann dieses Buch für jeden hochsensiblen Menschen zu einer wertvollen Lebenshilfe werden und gänzlich neue Perspektiven für die eigene Lebensgestaltung eröffnen.

Hochsensibel - Was tun?

Set mit 52 Mandalakarten und Begleitheft
Sylvia Harke

2. Auflage mit neuer Ausstattung

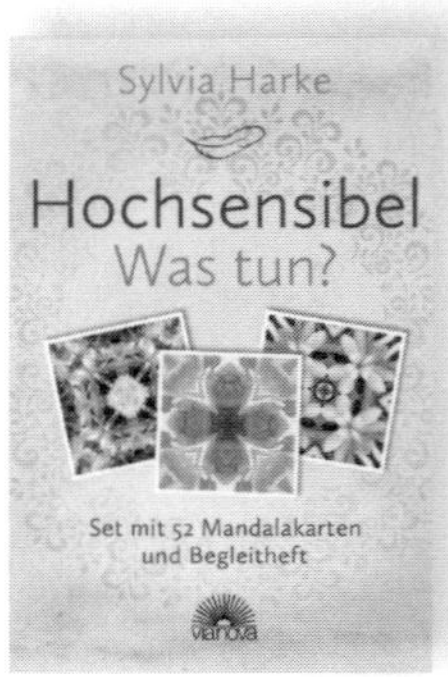

Paperback, 76 Seiten,
ISBN 978-3-86616-528-1

Mit ihrem Bestseller *Hochsensibel – Was tun?* hat Sylvia Harke zahllosen hochsensiblen Menschen die Augen für das wahre Wesen ihrer außergewöhnlichen Feinfühligkeit und Begabung geöffnet. Das vorliegende Kartenset, das speziell auf die Bedürfnisse hochsensibler Menschen abgestimmt ist, kann dabei eine anregende Unterstützung sein. 52 Karten mit positiven Affirmationen sowie hilfreichen Übungen im exklusiven Begleitheft. Eine wunderbare Inspirationsquelle, die allen feinfühligen Seelen kostbare Impulse und hilfreiche Strategien vermittelt, um ihre Hochsensibilität zu bejahen und ein Leben zu führen, das ihren ureigensten Bedürfnissen entspricht.

Gelassen leben mit Hochsensibilität

Selbstbewusst abgrenzen im Alltag, Zeit für mehr innere Ruhe

Sylvia Harke

2. Auflage

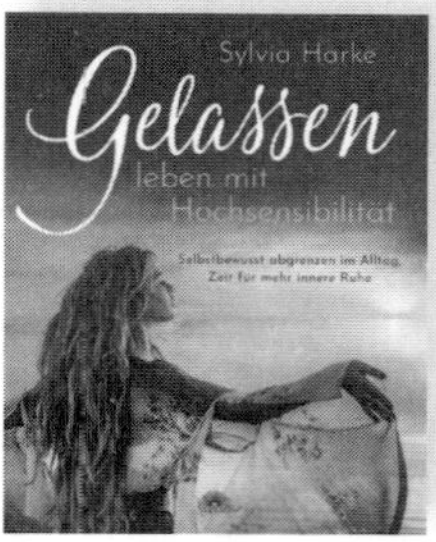

Klappenbroschur, 144 Seiten, ISBN 978-3-86616-468-0

Durch mangelnde Selbstannahme, hohe berufliche und familiäre Anforderungen verlieren viele Hochsensible leicht die eigenen Bedürfnisse aus den Augen. Mit diesem Praxisbuch erhalten hochsensible, hochsensitive und empathische Menschen eine Fülle von praktischen Übungen und heilsamen Ritualen, die ihnen helfen, ihren eigenen Standpunkt im Leben zu finden. Die Bestsellerautorin und Psychologin Sylvia Harke vermittelt praxiserprobte Methoden, um das Selbstvertrauen und die Ich-Kraft zu stärken. Die Leser lernen, mit Stress besser umzugehen, sich abzugrenzen und die eigene Feinfühligkeit als wertvolles Talent zu entdecken. Ein großartiges, mit Liebe gestaltetes Selbsthilfebuch, das als kreativer Alltagsbegleiter allen feinfühligen Wesen den Weg in ein selbstbestimmtes und befreites Leben bereiten kann.

Hochsensibilität leben

Mit geführten Meditationen zur eigenen Mitte finden

Sylvia Harke

Von der Autorin des ersten deutschsprachigen Selbsthilfebuchs für Hochsensible

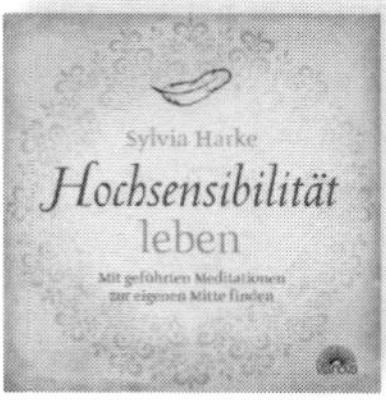

Doppel CD, Laufzeit: 120 Minuten, ISBN 978-3-86616-348-5

Hochsensible Menschen erleben aufgrund ihrer Empfindsamkeit die Welt anders und sehen sich im Alltag vor besondere Herausforderungen gestellt. Sylvia Harke, Dipl.-Psychologin und Autorin des ersten deutschsprachigen Selbsthilfebuchs für HSPs, hat nun erstmals speziell geführte Meditationen entwickelt, um hochsensible Menschen gezielt im Alltag zu unterstützen. Sehr einfühlsame Übungen fördern die Fähigkeit, sich effektiv abzugrenzen, die innere Mitte zu finden und sich bewusst zu erden. Sie sind eine großartige Hilfestellung, um dem Lebensalltag mit Selbstsicherheit und Gelassenheit zu begegnen, sich bewusst zu schützen und immer wieder innere Ruhe zu finden.

Empathie – Ich fühle, was du fühlst

Bin ich ein Empath? So lerne ich meine empathischen Fähigkeiten anzunehmen und in Balance zu leben

Dr. Stephanie Red Feather

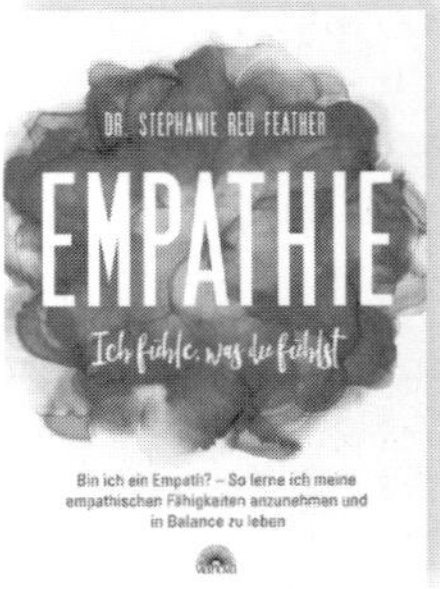

Klappenbroschur, 320 Seiten, ISBN 978-3-86616-484-0
E-Book: 978-3-86616-494-9

Kennen Sie das? Oft werden Sie von dem, was Sie wahrnehmen, spüren, empfinden und fühlen, vollkommen überwältigt. Und manchmal wissen Sie nicht, ob Sie sich selbst oder andere Menschen fühlen. Wenn Ihnen das vertraut vorkommt, sind Sie wahrscheinlich ein Empath! Extrem sensibel und empfänglich für subtile Energien, Emotionen und Schwingungen. Die Schamanin und Empathin Stephanie Red Feather hat ein halbes Leben gebraucht, um dieses Phänomen bei sich zu erforschen und herauszufinden, welch riesiges Potenzial Empathen in sich tragen. Daraus ist dieses Buch entstanden. Ein grandioser Leitfaden mit wertvollem Wissen sowie vielen Techniken und praktischen Übungen, die Empathen befähigen, in ihre Kraft und Mitte zu kommen und bewusst ihre Gaben und Herzqualitäten für sich und andere einzusetzen.

Die Stille im Chaos

Über die Freude wahrer Meditation

Jeff Foster

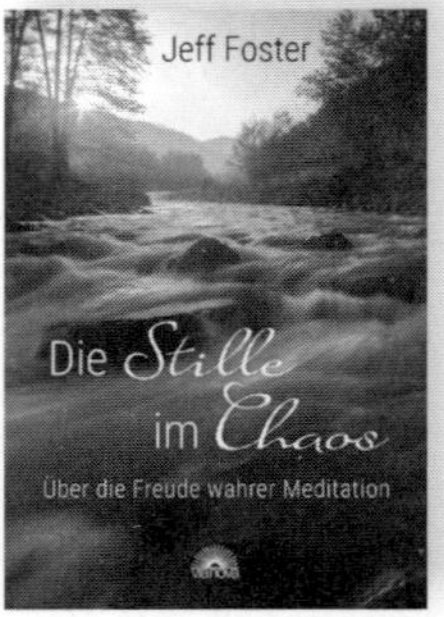

Klappenbroschur, 160 Seiten, ISBN 978-3-86616-502-1

Der bekannte spirituelle Lehrer Jeff Foster lädt uns in seinem neuen Buch ein, den inneren Zufluchtsort wahrer Meditation zu entdecken. Für ihn ist die Meditation ein unermesslich großes, nichtduales Feld der Präsenz, das für jeden von uns in jedem Augenblick zugänglich ist, ein Ort der Mühelosigkeit, an dem wir authentisch sein können – mit all unseren Unvollkommenheiten, unserer Erschöpfung, unseren Zweifeln und Ängsten. Meditation dient nicht dazu, dem Leben und seinen unangenehmen Seiten zu entfliehen, sondern fordert uns vielmehr auf, mit Neugierde und kindlichem Staunen in das „heilige Chaos des gegenwärtigen Augenblicks" einzutauchen, unsere tiefsten Verletzungen in liebende Bewusstheit zu hüllen und Licht in unser Dunkel zu bringen. Wahre Meditation lässt uns erkennen, dass wir vollkommen sind – genau so, wie wir sind. Inspirierende Botschaften, poetische Betrachtungen und ganz persönliche Geschichten machen dieses Buch zu einer wunderbaren Kraftquelle, aus der wir immer wieder neu schöpfen können!

Empathie und Hilfsbereitschaft

Die heilenden Prinzipien der Hochsensibilität
Chuck Spezzano

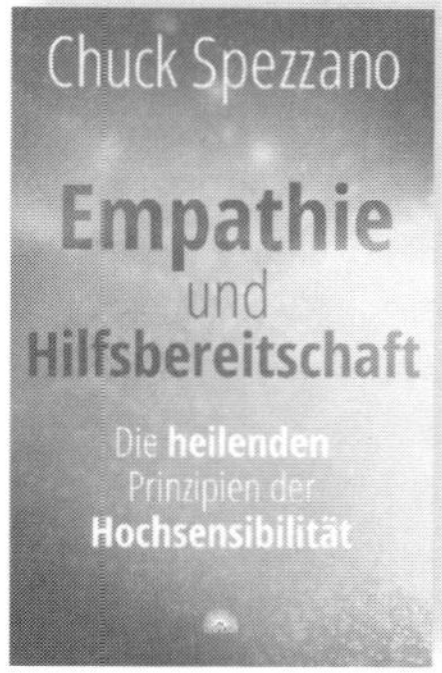

Taschenbuch, 176 Seiten, ISBN 978-3-86616-522-9

So wie es ist, kann es nicht bleiben. Das ist inzwischen wohl fast jedem von uns klar geworden, aber gerade hochsensible Menschen besitzen eine angeborene Zartheit, die erkennt, dass es einen besseren Weg gibt, und die sie befähigt, zur Weiterentwicklung und Heilung der Welt beizutragen. Das Mitgefühl, das ihrer Hochsensibilität entspringt, weckt ihre Hilfsbereitschaft, und Menschen, die sich dem Wohl der Welt verschrieben haben, werden dringend gebraucht, um der Erde einen leichten Übergang auf neue und höhere Ebenen zu ermöglichen. Der international bekannte Lebenslehrer und Visionär Chuck Spezzano widmet sich in diesem Buch den heilenden Aspekten der Hochsensibilität und erläutert, wie hochsensible Menschen auch durch ihre eigene Heilung einen enorm wichtigen Beitrag zur Heilung der Welt leisten können.

Verbindung wirkt Wunder

Wie eine glückliche Familie gelingen kann
Mit einem Vorwort von Chuck Spezzano
Gründer der Psychology of Vision
Susanne Ernst

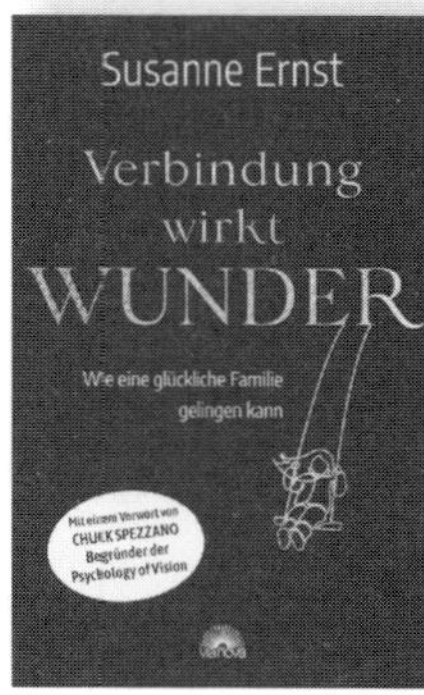

Klappenbroschur, 176 Seiten, ISBN 978-3-86616-524-3

Wie meistern wir die Aufgabe, gute Eltern zu sein? Wodurch können wir Kinder bestärken, ihrem eigenen guten Weg zu folgen? Wie festigen wir unsere Paarbeziehung, obwohl sich alles nur noch um die Kinder dreht? Wie erfüllen wir unseren Kinderwunsch? In diesem Buch spricht die erfolgreiche Schweizer Seminarleiterin und Coachin Susanne Ernst auf eine völlig neue Art über Erziehung und Beziehung, Autorität und Vertrauen, Streit und Versöhnung, Träume und Glück. Basierend auf den psychologischen Methoden von Chuck und Lency Spezzano zeigt die Autorin, wie Erziehungs- und Beziehungsprobleme zur Chance werden können, mehr Liebe und Verbundenheit in unsere Partnerschaft und unsere Familie zu bringen.